U0190271

青岛市居民健康状况与健康危险因素

（2019—2020）

高汝钦　段海平　张　华　**主编**

中国海洋大学出版社

· 青岛 ·

图书在版编目（CIP）数据

青岛市居民健康状况与健康危险因素：2019－2020／高汝钦，段海平，张华主编 . — 青岛：中国海洋大学出版社，2024.1

ISBN 978-7-5670-3705-2

Ⅰ.①青…　Ⅱ.①高…②段…③张…　Ⅲ.①居民－健康状况－调查报告－青岛－ 2019-2020　Ⅳ.① R194.3

中国国家版本馆 CIP 数据核字（2023）第 227066 号

青岛市居民健康状况与健康危险因素（2019—2020）

QINGDAO SHI JUMIN JIANKANG ZHUANGKUANG YU JIANKANG
WEIXIAN YINSU(2019–2020)

出版发行	中国海洋大学出版社
社　　址　青岛市香港东路 23 号	邮政编码　266071
出 版 人	刘文菁
网　　址	http://pub.ouc.edu.cn
订购电话	0532－82032573（传真）
责任编辑　王　慧	电　　话　0532－85901092
电子邮箱	shirley_0325@163.com
印　　制	日照日报印务中心
版　　次	2024 年 1 月第 1 版
印　　次	2024 年 1 月第 1 次印刷
成品尺寸	210 mm × 285 mm
印　　张	13
字　　数	300 千
印　　数	1—1 000
定　　价	50.00 元

发现印装质量问题，请致电 0633-2298958，由印刷厂负责调换。

编 委 会

前言
PREFACE

随着社会经济的发展、人们生活方式的改变以及城市化、老龄化进程的加快，以心脑血管疾病、癌症、糖尿病等疾病为主的慢性非传染性疾病（以下简称"慢性病"）已成为威胁青岛市居民健康的主要公共卫生问题，慢性病死亡人数占总死亡人数的比例持续上升，由2010年的86.94%上升至2020年的91.14%。既往研究证实，慢性病的发生、发展与不良生活方式（吸烟、酗酒、不合理膳食、身体活动不足等）密切相关。开展居民健康状况与健康危险因素调查工作，可掌握居民健康状况、主要慢性病患病情况和健康危险因素，对于政府制定慢性病防治相关政策和干预策略，为采取针对性的防治措施提供科学依据有重要意义。

2002年，青岛市开展了首次居民健康状况调查，基本摸清了青岛市居民健康状况、主要慢性病患病情况和健康危险因素，为政府制定慢性病防控政策和采取健康干预措施提供了科学依据。为掌握2002—2020年青岛市居民健康状况的变化趋势，2019—2020年，由青岛市卫生健康委员会牵头，青岛市疾病预防控制中心组织，在全市10个区（市）随机抽取6 240名18岁及以上的常住居民作为调查对象，开展了青岛市第二次居民健康状况与健康危险因素调查。本书对2019—2020年青岛市居民体格与营养状况，吸烟、饮酒、饮食、身体活动、超重和肥胖等慢性病相关危险因素，以及高血压、糖尿病、血脂异常、高尿酸血症等慢性病的流行状况进行了分析，并与2002年的第一次调查结果进行比较，以分析其变化规律。其他内容将以专题报告或者论文的形式陆续公布。

本次调查得到了青岛市卫生健康委员会、各区（市）卫生健康局的大力支持，10个区（市）的疾病预防控制中心、乡镇卫生院、社区卫生服务中心工作人员参与了现场调查工作，在此表示衷心的感谢！

由于编者水平有限，书中难免存在不足之处，敬请读者批评指正。

高汝钦

2023年8月

目 录
CONTENTS

报告一
概　述

一、调查背景

国民健康与营养状况是反映一个国家或地区社会与经济发展、卫生保健水平和人口素质的重要指标。2002 年,原青岛市卫生局组织实施了青岛市首次全市居民营养与健康状况调查。2002 年的调查结果是近 10 年青岛市政府制定公共卫生相关政策和采取干预措施的依据。当前,青岛市的社会、经济、生活方式等发生了巨大变化,原有数据已失去时效性。为了更好地了解青岛市居民的健康情况,迫切需要进行新一轮的调查,以掌握青岛市居民的营养状况、主要慢性病情况和健康危险因素,为今后政府制定慢性病防控与营养改善政策提供科学依据。根据青岛市卫生健康委员会工作安排,2019—2020 年进行了第二次青岛市居民健康状况与健康危险因素调查,青岛市 10 个区(市)均参与本项调查。为方便表达,以下把 2019—2020 年简述为 2020 年。

二、调查目的

(1)掌握青岛市成人总体健康水平、主要慢性病及其相关因素、膳食营养状况、体质状况与营养相关疾病的流行现状及变化趋势。

(2)建立相关数据共享平台与机制,加强数据分析与利用,发布权威信息,为政府制定慢性病防控与营养改善政策提供科学依据。

(3)提高区(市)疾病预防控制机构与慢性病防控专业技术人员的业务能力。

三、调查对象、方式与内容

(一)调查对象

调查对象为青岛市常住(调查前 12 个月内在青岛市居住 6 个月以上)且年龄大于或等于 18 岁的居民。孕妇、存在认知障碍者、有严重疾病者或残疾人等可能影响调查情况的居民不纳入调查。

(二)调查方式

采用集中调查和入户调查相结合的方式。现场调查时间为 2019 年 6 月—2020 年 9 月,问卷调查以调查员面对面询问的方式收集调查信息,体格测量和血样采集采取集中调查的方式,膳食调查由经过培训的调查员进行入户访问调查。

(三)调查内容

调查内容包括问卷调查、体格测量、实验室检测和膳食调查。

1. 问卷调查

经过统一培训的调查员以面对面询问的方式进行问卷调查。

问卷主要内容包括个人基本信息（年龄、性别、文化程度、职业等），健康危险因素（吸烟、过量饮酒、不合理膳食、身体活动不足等）流行状况，体重、血压、血糖、血脂等信息及健康状况。

进行连续3天（包含一个休息日，周六或周日）24小时膳食调查的调查对象还需填写膳食调查问卷，问卷主要内容包括3天家庭食用油和调味品称重登记表、3天家庭烹调用餐人次数登记表和24小时膳食回顾询问表。

2. 体格测量

体格测量包括身高、体重、腰围、臀围、血压和心率的测量。体重和腰围的测量在调查对象清晨空腹状态下进行，每种身体测量项目由两名测量员共同完成。

3. 实验室检测

实验室检测包括血红蛋白、空腹血糖、糖化血红蛋白、血脂四项、血尿酸等指标的检测。

4. 膳食调查

膳食调查由经过培训的调查员进行入户访问调查。对参加膳食调查的家庭成员实施3天家庭食用油和调味品称重调查以及连续3天24小时膳食回顾调查。

四、抽样设计

（一）抽样原则

（1）保证调查样本具有全市代表性，使社会经济发展状况、人口年龄和性别构成与全市情况尽可能一致，兼顾地理分布的均衡性。

（2）考虑经济有效的原则以及抽样方案的可行性，采用多阶段整群随机抽样的方法。

（二）抽样方法

（1）调查地区：根据青岛市10个区（市）的历史和现状，综合考虑地理位置、经济发展状况等因素，确定市南区、市北区、李沧区、崂山区和城阳区为城市地区，西海岸新区、即墨区、胶州市、莱西市和平度市为农村地区。

（2）抽样方法及样本量计算：本次调查采用多阶段分层整群随机抽样的方法，单层样本量的计算公式为：

$$N = \text{deff} \frac{u^2 p (1 - p)}{d^2} \tag{1-1}$$

式中，置信水平取95%（双侧），相应的 $u = 1.96$；p 表示患病率，取10.9%（2013年全国慢性病及其危险因素监测抽样调查中的糖尿病患病率）；设计效应 deff 取值为2；容许误差 $d = 0.15p$。

根据以上参数取值，计算得到单层样本量为2 791人。考虑到存在城、乡2层，并考虑无应答率10%，最终确定全市的样本量为6 240人。

（3）抽样步骤：采用多阶段分层抽样的方法选择调查对象，各阶段抽样方法如下。

第一阶段抽样：在全市范围内，采用人口规模排序的系统抽样，随机抽取40个街道（乡镇），其中城市地区13个街道，农村地区27个街道（乡镇）。

第二阶段抽样：在每个抽中的街道（乡镇）内，采用人口规模排序的系统抽样，随机抽取3个居委会（村）。

第三阶段抽样：在每个抽中的居委会（村）内，随机抽取 50 人进行居民健康状况与健康危险因素个人问卷调查和身体测量，采集空腹血样，对无糖尿病病史的居民采集空腹血样后，让其口服 75 g 无水葡萄糖，并采集服糖后 2 小时血样，采集晨尿 5 mL。从抽中的 50 人所在的家庭户中随机抽取 10 户开展膳食调查。抽样方法见表 1-1。

表 1-1　调查样本的抽样方法

抽样阶段	样本分配	抽样方法
第一阶段	随机抽取 40 个街道（乡镇）	人口规模排序的系统抽样
第二阶段	随机抽取 3 个居委会（村）	人口规模排序的系统抽样
第三阶段	随机抽取 50 人作为本次调查对象	简单随机抽样

五、统计分析方法

由于本调查采用了复杂抽样方法，需对样本进行抽样加权。由于抽样造成的误差导致某些指标与青岛市总体分布上有偏差（主要为性别、年龄差异），需要对样本的年龄、性别构成进行事后分层调整。

（1）抽样权重：按照本次调查的抽样设计，样本个体的抽样权重 W_s 如下。

$$W_s = W_{s1} \times W_{s2} \times W_{s3} \tag{1-2}$$

式中，W_{s1} 为样本乡镇（街道）抽样权重，W_{s2} 为样本行政村（居委会）抽样权重，W_{s3} 为样本人员抽样权重，各阶段的权重计算方法见表 1-2。

表 1-2　基础入样权重的构建

抽样阶段	抽样权重
第一阶段	$W_{s1} = \dfrac{\text{样本个体所在调查点乡镇（街道）总数}}{40}$
第二阶段	$W_{s2} = \dfrac{\text{样本个体所在乡镇（街道）的行政村（居委会）总数}}{3}$
第三阶段	$W_{s3} = \dfrac{\text{样本个体所在行政村（居委会）人口总数}}{50}$

（2）事后分层权重：考虑的分层因素为性别 2 层、年龄组 14 层（18～<20 岁、20～<25 岁、25～<30 岁、30～<35 岁、35～<40 岁、40～<45 岁、45～<50 岁、50～<55 岁、55～<60 岁、60～<65 岁、65～<70 岁、70～<75 岁、75～<80 岁、80 岁及以上），采用 2020 年青岛市 18 岁及以上常住人口数进行调整。调整方法见表 1-3。

表 1-3　人口学调整权重的构建

性别	年龄分组				
	18～<20 岁	20～<25 岁	……	75～<80 岁	≥80 岁
男	$N_{11}/\sum_{i=1}^{n_{11}} w_i$	$N_{12}/\sum_{i=1}^{n_{12}} w_i$	……	$N_{1(c-1)}/\sum_{i=1}^{n_{1(c-1)}} w_i$	$N_{1c}/\sum_{i=1}^{n_{1c}} w_i$
女	$N_{21}/\sum_{i=1}^{n_{21}} w_i$	$N_{22}/\sum_{i=1}^{n_{22}} w_i$	……	$N_{2(c-1)}/\sum_{i=1}^{n_{2(c-1)}} w_i$	$N_{rc}/\sum_{i=1}^{n_{rc}} w_i$

$$w_{adj} = \frac{N_{rc}}{\sum_{i=1}^{n_{rc}} w_i}$$ （1-3）

式中，N_{rc} 为2020年青岛市全部样本人群落在第 r 行、第 c 列格子的人数，$\sum_{i=1}^{n_{rc}} w_i$ 为全部样本人群落在第 r 行、第 c 列格子抽样权重之和。

（3）样本个体的最终权重 $W = W_s \times W_{adj}$。

六、质量控制与评价

（一）现场调查前期的质量控制

1. 调查方案及问卷论证

青岛市疾控中心组成调查方案及问卷修订小组，负责组织开展方案及问卷的修订；同时组成方案及问卷修订专家咨询组，为方案及问卷的制订提供技术支持。

2. 现场工作人员要求

所有参加本次调查的工作人员，必须经过培训并且考核合格。各调查区（市）成立现场调查工作队，调查队设负责人、质量控制员、问卷调查员、体测员及实验室工作人员。明确各类人员的分工、职责和要求，让他们各司其职，确保现场调查工作的质量。

3. 技术资料及调查工具准备

统一调查所需技术资料、调查工具、实验室检测方法及耗材由青岛市疾控中心提供，调查问卷、工作手册以及培训资料等技术资料由青岛市疾控中心慢病科编制并统一印刷，再发放给各区（市）。本次调查所需要的调查工具由青岛市疾控中心统一招标采购，再发放给各区（市）。

4. 人员培训

青岛市疾控中心对各区（市）调查人员进行统一培训及考核。

5. 生化检测机构的性能验证

检测开始前对所有检测项目建立标准操作流程，完成所有项目的性能验证，确保检测的准确性。

6. 抽样

抽样方案由青岛市疾控中心制订，抽样工作由青岛市疾控中心和区（市）疾控中心共同负责。抽样人员必须严格按照抽样方案进行抽样。

（二）现场调查阶段的质量控制

1. 现场准备

为保证调查工作的顺利进行，各区（市）积极开展宣传动员工作，争取居委会（村）的理解与支持。对抽中的每个调查对象，进行耐心、反复的沟通，争取他们的配合。

现场调查前参照现场调查物资清单，清点调查工具和资料，设专人负责调查物资的管理、调试及校准工作。

2. 现场调查总体质量控制

（1）集中调查质量控制措施：保证调查工作开展所必需的工作场所、人员、设备等条件，在调查场所设置登记区、询问调查区、身体测量区和血样采集及处理区，以避免相互干扰，保护被调查者的隐私。

血压测量全部在单独房间进行。

（2）现场调查督导：要求各区（市）级疾控中心对各调查点进行督导，市疾控中心对第一个启动的区（市）调查点进行督导和技术指导，其他区（市）的技术骨干进行观摩学习。

（3）询问调查：要求市疾控中心对各区（市）调查点都进行问卷复核工作，复核比例不低于10%。

（4）身体测量：要求身高、体重、腰围、臀围和血压的测量均由2名测量员完成。市级督导员抽取5%的调查对象进行血压的复核，以督导员的测量结果为标准，与测量员的测量结果进行比对，若发现问题，及时纠正。

（5）血样采集、处理、运输与保存：市疾控中心和实验室对调查现场血样采集与处理的场所、操作流程、保存条件等严格要求，并统一提供采血工具。市疾控中心现场督导时，检查血样离心、分装、保存和血糖检测环节，若发现问题，及时纠正。

（三）现场调查后期的质量控制

1. 问卷收集保存

在调查点设专人负责问卷的收集，按照方案要求将应上报的资料及时上交给市疾控中心进行保存。

2. 数据录入与清理处理环节

调查点使用统一的在线数据录入与管理系统进行数据录入和管理，对所有问卷要求两次平行录入，将问卷审核后及时上报市疾控中心。

报告二
一般情况

一、调查对象的性别、年龄分布

本次调查有效样本量为6 040人,其中城市1 950人,农村4 090人,男性为3 011人,女性为3 029人。调查样本 18~<30 岁、30~<40 岁、40~<50 岁、50~<60 岁、60~<70 岁、70 岁及以上年龄组人口分别占调查总样本的 13.6%、22.5%、20.6%、21.2%、13.0%、9.1%(表 2-1)。

表 2-1 调查对象按年龄组分布特征

年龄组/岁	合计						城市居民						农村居民					
	小计		男性		女性		小计		男性		女性		小计		男性		女性	
	N	占比/%	N	占比/%	N	占比/%	N	占比/%	N	占比/%	N	占比/%	N	占比/%	N	占比/%	N	占比/%
18~<30	823	13.6	414	6.9	409	6.8	266	4.4	135	2.2	131	2.2	557	9.2	279	4.6	278	4.6
30~<40	1 357	22.5	679	11.2	678	11.2	452	7.5	226	3.7	226	3.7	905	15.0	453	7.5	452	7.5
40~<50	1 243	20.6	642	10.6	601	10.0	370	6.1	194	3.2	176	2.9	873	14.5	448	7.4	425	7.0
50~<60	1 282	21.2	644	10.7	638	10.6	405	6.7	200	3.3	205	3.4	877	14.5	444	7.4	433	7.2
60~<70	788	13.0	394	6.5	394	6.5	277	4.6	138	2.3	139	2.3	511	8.5	256	4.2	255	4.2
≥70	547	9.1	238	3.9	309	5.1	180	3.0	83	1.4	97	1.6	367	6.1	155	2.6	212	3.5
合计	6 040	100.0	3 011	49.9	3 029	50.1	1 950	32.3	976	16.2	974	16.1	4 090	67.7	2 035	33.7	2 055	34.0

注:N 表示样本量,下同。

二、调查对象的教育水平

调查样本中,文化程度为文盲/半文盲、小学、初中、高中/中专、大专及以上者所占的比例分别为 9.3%、10.6%、35.0%、22.8%、22.4%;小学文化程度及以下者中女性比例高于同文化程度男性比例,初中及以上文化程度者中男性比例均高于同文化程度女性比例,高中/中专及以下学历者中农村居民比例高于城市居民比例,大专及以上学历者中城市居民比例高于农村居民比例(表 2-2)。

三、调查对象的婚姻状况

调查样本中,未婚者占11.9%,已婚/同居者占84.3%,丧偶/离婚/分居者占3.7%。男性未婚者比例(6.6%)高于女性未婚者比例(5.3%),男性已婚者比例(42.1%)略低于女性已婚者比例(42.3%)(表 2-3)。

表 2-2　调查对象按文化程度分布特征

文化程度	合计						城市居民						农村居民					
	小计		男性		女性		小计		男性		女性		小计		男性		女性	
	N	占比/%	N	占比/%	N	占比/%	N	占比/%	N	占比/%	N	占比/%	N	占比/%	N	占比/%	N	占比/%
文盲/半文盲	560	9.3	144	2.4	416	6.9	112	1.9	30	0.5	82	1.4	448	7.4	114	1.9	334	5.5
小学	638	10.6	280	4.6	358	5.9	149	2.5	69	1.1	80	1.3	489	8.1	211	3.5	278	4.6
初中	2 114	35.0	1 115	18.5	999	16.5	513	8.5	266	4.4	247	4.1	1 601	26.5	849	14.1	752	12.5
高中/中专	1 375	22.8	777	12.9	598	9.9	472	7.8	246	4.1	226	3.7	903	15.0	531	8.8	372	6.2
大专及以上	1 353	22.4	695	11.5	658	10.9	704	11.7	365	6.0	339	5.6	649	10.7	330	5.5	319	5.3

表 2-3　调查对象按婚姻状况分布特征

婚姻状况	合计						城市居民						农村居民					
	小计		男性		女性		小计		男性		女性		小计		男性		女性	
	N	占比/%	N	占比/%	N	占比/%	N	占比/%	N	占比/%	N	占比/%	N	占比/%	N	占比/%	N	占比/%
未婚	720	11.9	401	6.6	319	5.3	260	4.3	140	2.3	120	2.0	460	7.6	261	4.3	199	3.3
已婚/同居	5 094	84.3	2 540	42.1	2 554	42.3	1 630	27.0	812	13.4	818	13.5	3 464	57.4	1 728	28.6	1 736	28.7
离婚/丧偶/分居	226	3.7	70	1.2	156	2.6	60	1.0	24	0.4	36	0.6	166	2.7	46	0.8	120	2.0

四、调查对象的职业分布

调查样本中,农林牧渔水利从业人员占15.4%,生产运输从业人员占5.3%,商业服务从业人员占10.4%,行政干部占6.1%,办事人员占4.6%,技术人员占9.0%,军人占0.1%,其他劳动者占18.7%,在校学生占4.3%,未就业者占6.7%,家务劳动者占9.8%,离退休人员占9.7%(表2-4)。

表 2-4　调查对象按职业分布特征

职业	合计						城市居民						农村居民					
	小计		男性		女性		小计		男性		女性		小计		男性		女性	
	N	占比/%	N	占比/%	N	占比/%	N	占比/%	N	占比/%	N	占比/%	N	占比/%	N	占比/%	N	占比/%
农林牧渔水利	929	15.4	513	8.5	416	6.9	48	0.8	34	0.6	14	0.2	881	14.6	479	7.9	402	6.7
生产运输	321	5.3	233	3.9	88	1.5	86	1.4	66	1.1	20	0.3	235	3.9	167	2.8	68	1.1
商业服务	627	10.4	321	5.3	306	5.1	244	4.0	111	1.8	133	2.2	383	6.3	210	3.5	173	2.9
行政干部	366	6.1	212	3.5	154	2.5	180	3.0	109	1.8	71	1.2	186	3.1	103	1.7	83	1.4
办事人员	275	4.6	126	2.1	149	2.5	168	2.8	70	1.2	98	1.6	107	1.8	56	0.9	51	0.8
技术人员	545	9.0	348	5.8	197	3.3	199	3.3	132	2.2	67	1.1	346	5.7	216	3.6	130	2.2
军人	6	0.1	5	0.1	1	0.0	2	0.0	2	0.0	0	0.0	4	0.1	3	0.0	1	0.0
其他劳动者	1 132	18.7	630	10.4	502	8.3	345	5.7	212	3.5	133	2.2	787	13.0	418	6.9	369	6.1
在校学生	260	4.3	123	2.0	137	2.3	53	0.9	27	0.4	26	0.4	207	3.4	96	1.6	111	1.8
未就业者	402	6.7	154	2.5	248	4.1	92	1.5	40	0.7	52	0.9	310	5.1	114	1.9	196	3.2

| 职业 | 合计 | | | | | | 城市居民 | | | | | | 农村居民 | | | | | |
| | 小计 | | 男性 | | 女性 | | 小计 | | 男性 | | 女性 | | 小计 | | 男性 | | 女性 | |
	N	占比/%	N	占比/%	N	占比/%	N	占比/%	N	占比/%	N	占比/%	N	占比/%	N	占比/%	N	占比/%
家务劳动者	592	9.8	102	1.7	490	8.1	161	2.7	30	0.5	131	2.2	431	7.1	72	1.2	359	5.9
离退休人员	585	9.7	244	4.0	341	5.6	372	6.2	143	2.4	229	3.8	213	3.5	101	1.7	112	1.9

五、调查对象的收入情况

按调查样本家庭人均年收入计算，低收入（≤ 25 000 元/年）者占 17.0%，中等收入（> 25 000 元且≤ 50 000 元/年）者占 27.6%，高收入（> 50 000 元/年）者占 55.4%（表 2-5）。

表 2-5　调查对象按收入分布特征

| 收入情况 | 合计 | | | | | | 城市居民 | | | | | | 农村居民 | | | | | |
| | 小计 | | 男性 | | 女性 | | 小计 | | 男性 | | 女性 | | 小计 | | 男性 | | 女性 | |
	N	占比/%	N	占比/%	N	占比/%	N	占比/%	N	占比/%	N	占比/%	N	占比/%	N	占比/%	N	占比/%
低收入	538	17.0	284	8.9	254	8.0	150	4.7	75	2.4	75	2.4	388	12.2	209	6.6	179	5.6
中等收入	877	27.6	452	14.2	425	13.4	297	9.4	146	4.6	151	4.8	580	18.3	306	9.6	274	8.6
高收入	1 759	55.4	963	30.3	796	25.1	844	26.6	441	13.9	403	12.7	915	28.8	522	16.4	393	12.4

注：2 866 人拒绝回答家庭收入，占 47.45%。

报告三
吸烟行为

一、相关定义

（1）吸烟者：调查时吸烟的人和曾经吸烟的人。

（2）现在吸烟者：调查时吸烟的人。

（3）戒烟者：曾经吸烟，调查时已经不吸烟的人。

（4）戒烟成功者：戒烟者中，最后一次戒烟时间与调查时间相隔2年及以上的人。

（5）二手烟暴露：不吸烟者中，吸入吸烟者呼出的烟雾的人。

（6）吸烟率：吸烟者在总人群中所占的比例。

（7）现在吸烟率：现在吸烟者在总人群中所占的比例。

（8）戒烟率：戒烟者在吸烟者中所占的比例。

（9）成功戒烟率：成功戒烟者在吸烟者中所占的比例。

二、吸烟情况

（一）吸烟水平

1. 吸烟率

青岛市18岁及以上居民吸烟率为28.7%，男性吸烟率为56.1%，女性吸烟率为1.5%；城市居民吸烟率为27.8%，农村居民吸烟率为29.1%。其中18～<30岁年龄组吸烟率（20.8%）最低，60～<70岁年龄组吸烟率（34.0%）最高。男性中60～<70岁年龄组吸烟率（66.8%）最高，女性中70岁及以上年龄组吸烟率（5.5%）最高；城市与农村60～<70岁年龄组吸烟率均最高，分别为33.2%、34.4%（表3-1）。

表3-1　2020年不同年龄组、性别青岛市居民吸烟率

年龄组/岁	合计/%			城市居民吸烟率/%			农村居民吸烟率/%		
	小计	男性	女性	小计	男性	女性	小计	男性	女性
18～<30	20.8	41.1	0.2	23.3	45.9	0.0	19.6	38.7	0.4
30～<40	29.0	56.7	1.2	27.9	54.9	0.9	29.5	57.6	1.3
40～<50	27.9	53.1	1.0	26.2	48.5	1.7	28.6	55.1	0.7
50～<60	31.9	62.4	1.1	29.1	58.5	0.5	33.2	64.2	1.4
60～<70	34.0	66.8	1.3	33.2	66.7	0.0	34.4	66.8	2.0

年龄组/岁	合计/%			城市居民吸烟率/%			农村居民吸烟率/%		
	小计	男性	女性	小计	男性	女性	小计	男性	女性
≥70	26.3	53.4	5.5	26.1	53.0	3.1	26.4	53.5	6.6
合计	28.7	56.1	1.5	27.8	54.6	0.9	29.1	56.8	1.7

初中文化程度者吸烟率（32.7%）最高，文盲/半文盲吸烟率（17.1%）最低。男性中初中文化者吸烟率最高，为61.1%；大专及以上文化程度者吸烟率最低，为45.0%。女性中小学文化程度者吸烟率最高，为3.1%；大专及以上文化程度者吸烟率最低，为0.6%（表3-2）。

表3-2　2020年不同文化程度、性别青岛市居民吸烟率

文化程度	合计/%			城市居民吸烟率/%			农村居民吸烟率/%		
	小计	男性	女性	小计	男性	女性	小计	男性	女性
文盲/半文盲	17.1	58.3	2.9	17.9	63.3	1.2	17.0	57.0	3.3
小学	28.2	60.4	3.1	26.8	53.6	3.8	28.6	62.6	2.9
初中	32.7	61.1	1.0	32.6	62.8	0.0	32.7	60.5	1.3
高中/中专	32.6	56.8	1.2	31.6	59.8	0.9	33.1	55.4	6.2
大专及以上	23.4	45.0	0.6	23.6	44.7	0.9	23.3	45.5	0.3

已婚/同居者吸烟率最高，为29.9%，离婚/丧偶/分居者吸烟率最低，为19.9%。男性中已婚/同居者吸烟率（58.7%）最高，未婚者吸烟率（40.1%）最低；女性中离婚/丧偶/分居者吸烟率（5.1%）最高，未婚者吸烟率（0.3%）最低（表3-3）。

表3-3　2020年不同婚姻状况、性别青岛市居民吸烟率

婚姻状况	合计/%			城市居民吸烟率/%			农村居民吸烟率/%		
	小计	男性	女性	小计	男性	女性	小计	男性	女性
未婚	22.5	40.1	0.3	23.1	42.1	0.8	22.2	39.1	0.0
已婚/同居	29.9	58.7	1.4	28.6	56.5	0.9	30.6	59.7	1.6
离婚/丧偶/分居	19.9	52.9	5.1	26.7	62.5	2.8	17.5	47.8	5.8

从事生产运输者吸烟率最高，为43.0%。男性与女性从事农林牧渔水利者吸烟率均为最高，分别为63.0%、3.6%。城市居民中，男性从事农林牧渔水利者、女性从事生产运输者吸烟率最高，分别为79.4%、5.0%；农村居民中，男性离退休人员、女性从事农林牧渔水利者吸烟率最高，分别为66.3%、3.7%（表3-4）。

表3-4　2020年不同职业、性别青岛市居民吸烟率

职业	合计/%			城市居民吸烟率/%			农村居民吸烟率/%		
	小计	男性	女性	小计	男性	女性	小计	男性	女性
农林牧渔水利	36.4	63.0	3.6	56.3	79.4	0.0	35.3	61.8	3.7
生产运输	43.0	58.8	1.1	38.4	48.5	5.0	44.7	62.9	0.0
商业服务	30.5	58.3	1.3	26.6	56.8	1.5	32.9	59.0	1.2

续表

职业	合计/%			城市居民吸烟率/%			农村居民吸烟率/%		
	小计	男性	女性	小计	男性	女性	小计	男性	女性
行政干部	26.5	45.8	0.0	26.7	44.0	0.0	26.3	47.6	0.0
办事人员	22.2	47.6	0.7	19.6	45.7	1.0	26.2	50.0	0.0
技术人员	32.8	50.6	1.5	33.7	50.8	0.0	32.4	50.5	2.3
其他劳动者	31.2	60.6	0.2	37.7	60.8	0.8	32.1	60.5	0.0
在校学生	10.0	21.1	0.0	13.2	25.9	0.0	9.2	19.8	0.0
未就业者	22.4	55.2	2.0	25.0	55.0	1.9	21.6	55.3	2.0
家务劳动者	11.3	54.9	2.2	9.9	53.3	0.0	11.8	55.6	3.1
离退休人员	27.2	4.0	0.9	24.7	62.2	1.3	31.5	66.3	0.0

低收入者吸烟率最高,为 33.1%。中等收入者吸烟率最低,为 30.6%。不同收入水平的农村居民吸烟率均高于同等收入情况的城市居民吸烟率(表 3-5)。

表 3-5　2020 年不同收入、性别青岛市居民吸烟率

收入情况	合计/%			城市居民吸烟率/%			农村居民吸烟率/%		
	小计	男性	女性	小计	男性	女性	小计	男性	女性
低收入	33.1	61.3	1.6	32.0	64.0	0.0	33.5	60.3	2.2
中等收入	30.6	58.4	0.9	28.6	57.5	0.7	31.6	58.8	1.1
高收入	31.1	56.1	0.9	28.4	53.7	0.7	33.6	58.0	1.0

2. 现在吸烟率

青岛市 18 岁及以上居民现在吸烟率为 23.5%。男性现在吸烟率为 46.0%,女性现在吸烟率为 1.1%。城市居民现在吸烟率为 21.2%,农村居民现在吸烟率为 24.5%。其中 70 岁及以上年龄组现在吸烟率(14.8%)最低,30～<40 岁年龄组现在吸烟率(26.4%)最高。男性 30～<40 岁年龄组现在吸烟率最高,为 52.0%。女性 70 岁及以上年龄组现在吸烟率最高,为 3.9%。城市居民与农村居民 30～<40 岁年龄组现在吸烟率均为最高,分别为 24.3% 和 27.4%(表 3-6)。

表 3-6　2020 年不同年龄组、性别青岛市居民现在吸烟率

年龄组/岁	合计/%			城市居民现在吸烟率/%			农村居民现在吸烟率/%		
	小计	男性	女性	小计	男性	女性	小计	男性	女性
18～<30	19.2	37.9	0.2	22.2	43.7	0.0	17.8	35.1	0.4
30～<40	26.4	52.0	0.7	24.3	48.2	0.4	27.4	53.9	0.9
40～<50	20.6	45.3	1.0	20.8	38.1	1.7	25.2	48.4	0.7
50～<60	23.9	50.0	0.9	22.2	44.5	0.5	27.1	52.5	1.2
60～<70	24.9	49.0	0.8	22.0	44.2	0.0	26.4	51.6	1.2
≥70	14.8	29.0	3.9	9.4	20.5	0.0	17.4	33.5	5.7
合计	23.5	46.0	1.1	21.2	41.9	0.5	24.5	48.0	1.4

初中文化程度者现在吸烟率(27.2%)最高,文盲/半文盲现在吸烟率(13.4%)最低。男性中初中

文化程度者现在吸烟率最高，为50.9%；大专及以上者现在吸烟率最低，为37.8%。女性中文盲/半文盲现在吸烟率最高，为2.4%；大专及以上文化程度者现在吸烟率最低，为0.5%；大专及以下文化程度者中农村居民现在吸烟率均高于城市居民现在吸烟率（表3-7）。

表3-7　2020年不同文化程度、性别青岛市居民现在吸烟率

文化程度	合计/%			城市居民现在吸烟率/%			农村居民现在吸烟率/%		
	小计	男性	女性	小计	男性	女性	小计	男性	女性
文盲/半文盲	13.4	45.1	2.4	12.5	46.7	0.0	13.6	44.7	3.0
小学	21.6	46.8	2.0	16.1	33.3	1.3	23.3	51.2	2.2
初中	27.2	50.9	0.8	24.6	47.4	0.0	28.1	52.1	1.1
高中/中专	26.4	46.1	0.8	25.2	47.6	0.9	27.0	45.4	0.8
大专及以上	19.7	37.8	0.5	18.6	35.3	0.6	20.8	40.6	0.3

已婚/同居者现在吸烟率最高，为24.3%。男性中已婚/同居者现在吸烟率最高，为47.6%；女性中离婚/丧偶/分居者现在吸烟率最高，为3.2%。已婚/同居者中农村居民现在吸烟率高于城市居民现在吸烟率（表3-8）。

表3-8　2020年不同婚姻状况、性别青岛市居民现在吸烟率

婚姻状况	合计/%			城市居民现在吸烟率/%			农村居民现在吸烟率/%		
	小计	男性	女性	小计	男性	女性	小计	男性	女性
未婚	20.4	36.4	0.3	21.9	40.0	0.8	19.6	34.5	0.0
已婚/同居	24.3	47.6	1.1	21.2	42.0	0.5	25.7	50.2	1.3
离婚/丧偶/分居	15.5	42.9	3.2	20.0	50.0	0.0	13.9	39.1	4.2

从事生产运输者现在吸烟率最高，为36.8%。男性从事其他劳动者、女性从事农林牧渔水利者现在吸烟率最高，分别为53.3%、2.4%；城市居民中，男性从事农林牧渔水利者、女性未就业者现在吸烟率最高，分别为55.9%、1.9%；农村居民中，男性从事生产运输者、女性从事家务劳动者现在吸烟率最高，分别为55.7%、2.8%（表3-9）。

表3-9　2020年不同职业、性别青岛市居民现在吸烟率

职业	合计/%			城市居民现在吸烟率/%			农村居民现在吸烟率/%		
	小计	男性	女性	小计	男性	女性	小计	男性	女性
农林牧渔水利	29.4	51.3	2.4	39.6	55.9	0.0	28.8	50.9	2.5
生产运输	36.8	50.6	0.0	29.1	37.9	0.0	39.6	55.7	0.0
商业服务	25.5	49.2	0.7	22.1	47.7	0.8	27.7	50.0	0.6
行政干部	23.5	40.6	0.0	23.9	39.4	0.0	23.1	41.7	0.0
办事人员	16.0	34.1	0.7	12.5	28.6	1.0	21.5	41.1	0.0
技术人员	28.1	43.1	1.5	26.6	40.2	0.0	28.9	44.9	2.3
其他劳动者	29.8	53.3	0.2	31.9	51.4	0.8	28.8	54.3	0.0
在校学生	0.9	19.5	0.0	13.2	25.9	0.0	8.2	17.7	0.0
未就业者	17.7	42.9	2.0	21.7	47.5	1.9	16.5	41.2	2.0

续表

职业	合计/%			城市居民现在吸烟率/%			农村居民现在吸烟率/%		
	小计	男性	女性	小计	男性	女性	小计	男性	女性
家务劳动者	9.6	46.1	2.0	8.1	43.3	0.0	10.2	46.2	2.8
离退休人员	15.7	37.3	0.3	12.9	32.9	0.4	20.7	43.6	0.0

低收入者现在吸烟率最高,为 26.4%;中等收入者现在吸烟率最低,为 25.0%;不同收入水平农村居民现在吸烟率均高于同等收入情况城市居民现在吸烟率(表 3-10)。

表 3-10　2020 年不同收入、性别青岛市居民现在吸烟率

收入情况	合计/%			城市居民现在吸烟率/%			农村居民现在吸烟率/%		
	小计	男性	女性	小计	男性	女性	小计	男性	女性
低收入	26.4	8.9	0.8	25.3	2.4	0.0	26.8	48.8	1.1
中等收入	25.0	14.2	0.7	21.2	4.6	0.0	26.9	50.0	1.1
高收入	25.1	30.3	0.6	21.2	13.9	0.2	28.6	49.4	1.0

3. 日均吸烟量

青岛市 18 岁及以上居民现在每日吸烟者日均吸烟量为 17.2 支,男性居民日均吸烟量(17.3 支)高于女性居民日均吸烟量(12.4 支);城市居民日均吸烟量低于农村居民日均吸烟量,城市居民日均吸烟量为 15.7 支,农村居民日均吸烟量为 17.8 支(表 3-11)。

日均吸烟量呈现随年龄增长而先升高后降低的趋势,18~<30 岁年龄组居民日均吸烟量(13.0 支)最低,50~<60 岁年龄组居民日均吸烟量(19.9 支)最高。男性 50~<60 岁年龄组居民日均吸烟量(20.1 支)最高,女性 30~<40 岁年龄组居民日均吸烟量(23.8 支)最高。城市居民与农村居民 50~<60 岁年龄组居民日均吸烟量均为最高,分别为 19.0 支、20.2 支(表 3-11)。

表 3-11　2020 年不同年龄组、性别青岛市居民中每日吸烟者日均吸烟量

年龄组/岁	合计/支			城市/支			农村/支		
	小计	男性	女性	小计	男性	女性	小计	男性	女性
18~<30	13.0	13.0	0.0	11.6	11.6	0.0	13.8	13.8	0.0
30~<40	15.8	15.7	23.8	14.1	14.2	5.0	16.5	16.3	30.0
40~<50	18.7	18.7	17.5	17.1	17.2	15.0	19.2	19.2	18.3
50~<60	19.9	20.1	8.0	19.0	19.0	0.0	20.2	20.5	8.0
60~<70	17.1	17.1	20.0	14.7	14.7	0.0	18.3	18.3	20.0
≥70	14.7	15.9	7.6	16.6	16.6	0.0	14.2	15.6	7.6
合计	17.2	17.3	12.4	15.7	15.7	10.0	17.8	18.0	12.6

初中文化程度者日均吸烟量(18.6 支)最高,高中/中专文化者日均吸烟量(16.0 支)最低。男性日均吸烟量随文化程度升高呈现波动趋势,初中文化程度者日均吸烟量(18.7 支)最高,高中/中专文化程度者日均吸烟量(16.9 支)最低。女性日均吸烟量则呈现先升高后降低的趋势,小学文化程度者日均吸烟量(15.8 支)最高,大专及以上文化程度者日均吸烟量(7.5 支)最低。除高中/中专文化程度者中城市居民与农村居民日均吸烟量相同,小学及以上文化程度者中农村居民日均吸烟量均高于城市居民

日均吸烟量(表 3-12)。

表 3-12　2020 年不同文化程度、性别青岛市居民中每日吸烟者日均吸烟量

文化程度	合计/支			城市居民中每日吸烟者日均吸烟量/支			农村居民中每日吸烟者日均吸烟量/支		
	小计	男性	女性	小计	男性	女性	小计	男性	女性
文盲/半文盲	16.4	17.7	7.7	21.5	21.5	0.0	14.1	15.3	7.7
小学	18.5	18.6	15.8	16.1	15.9	20.0	19.0	19.2	14.8
初中	18.6	18.7	10.0	9.1	9.1	0.0	21.3	21.5	10.0
高中/中专	16.0	16.9	10.0	16.9	16.9	0.0	16.9	17.0	10.0
大专及以上	17.2	17.3	7.5	10.2	10.2	5.0	23.1	23.2	10.0

离婚/丧偶/分居者日均吸烟量最高,为 17.6 支;未婚者日均吸烟量最低,为 13.3 支。男性、女性居民中离婚/丧偶/分居者日均吸烟量最高,分别为 18.0 支和 13.3 支;未婚、已婚/同居和离婚/丧偶/分居者中农村居民日均吸烟量均高于城市居民日均吸烟量(表 3-13)。

表 3-13　2020 年不同婚姻状况、性别青岛市居民中每日吸烟者日均吸烟量

婚姻状况	合计/支			城市居民中每日吸烟者日均吸烟量/支			农村居民中每日吸烟者日均吸烟量/支		
	小计	男性	女性	小计	男性	女性	小计	男性	女性
未婚	13.3	13.3	0.0	11.3	11.3	0.0	14.4	14.4	0.0
已婚/同居	16.8	17.0	11.4	15.8	15.8	17.5	17.2	17.4	10.8
离婚/丧偶/分居	17.6	18.0	13.3	16.6	16.6	0.0	18.1	18.9	13.3

从事其他劳动者日均吸烟量最高,为 18.7 支;男性从事其他劳动者、女性未就业者日均吸烟量最高,分别为 18.8 支、15.0 支;城市居民中男性未就业者、女性未就业者日均吸烟量均为最高,分别为 20.3 支和 20.0 支;农村居民中男性从事其他劳动者、女性未就业者日均吸烟量最高,分别为 19.5 支、13.8 支(表 3-14)。

表 3-14　2020 年不同职业、性别青岛市居民中每日吸烟者日均吸烟量

职业	合计/支			城市居民中每日吸烟者日均吸烟量/支			农村居民中每日吸烟者日均吸烟量/支		
	小计	男性	女性	小计	男性	女性	小计	男性	女性
农林牧渔水利	17.6	17.7	12.0	18.5	18.5	0.0	17.5	17.7	12.0
生产运输	16.6	16.6	0.0	17.7	17.7	0.0	16.4	16.4	0.0
商业服务	15.2	15.2	0.0	15.2	15.2	0.0	15.2	15.2	0.0
行政干部	15.9	15.9	0.0	13.9	13.9	0.0	12.4	12.4	0.0
办事人员	15.0	15.0	0.0	16.1	16.1	0.0	14.0	14.0	0.0
技术人员	16.0	16.0	13.3	13.2	13.2	0.0	17.3	17.4	13.3
其他劳动者	18.7	18.8	5.0	17.1	17.1	5.0	19.5	19.5	0.0
在校学生	11.1	11.1	0.0	8.5	8.5	0.0	12.3	12.3	0.0
未就业者	18.0	18.2	15.0	20.3	20.3	20.0	17.0	17.3	13.8
家务劳动者	15.9	17.3	7.9	15.8	15.8	0.0	16.0	17.9	7.9
离退休人员	16.3	16.3	0.0	14.2	14.2	0.0	18.5	18.5	0.0

中等收入者日均吸烟量最高,为 18.3 支;高收入者日均吸烟量最低,为 16.5 支。男性居民中低收入者日均吸烟量(18.8 支)最高,高收入者日均吸烟量(16.4 支)最低;女性居民中高收入者日均吸烟量(22.5 支)最高,中等收入者日均吸烟量(5.0 支)最低;不同收入水平者中农村居民日均吸烟量均高于同等收入情况城市居民日均吸烟量(表 3-15)。

表 3-15　2020 年不同收入、性别青岛市居民中每日吸烟者日均吸烟量

收入情况	合计/支			城市居民中每日吸烟者日均吸烟量/支			农村居民中每日吸烟者日均吸烟量/支		
	小计	男性	女性	小计	男性	女性	小计	男性	女性
低收入	18.0	18.8	11.0	16.8	16.8	0.0	19.4	19.6	11.0
中等收入	18.3	18.4	5.0	17.2	17.2	0.0	18.8	19.0	5.0
高收入	16.5	16.4	22.5	15.0	14.9	20.0	17.4	17.3	23.3

(二)开始每日吸烟年龄

现在吸烟者开始每日吸烟的平均年龄为 19.8 岁,其中男性现在吸烟者开始每日吸烟年龄为 19.7 岁,女性现在吸烟者开始每日吸烟年龄为 25.8 岁,城市现在吸烟者开始每日吸烟年龄为 20.4 岁,农村现在吸烟者开始每日吸烟年龄为 19.5 岁。从年龄组分布来看,男性开始每日吸烟的年龄趋于年轻化。城市男性、农村男性 18～<30 岁年龄组现在吸烟者开始每日吸烟年龄均为各年龄组最低值,分别为 16.6 岁和 16.9 岁(表 3-16)。

表 3-16　2020 年不同年龄组、性别青岛市居民平均开始每日吸烟年龄

年龄组/岁	合计/岁			城市居民平均开始每日吸烟年龄/岁			农村居民平均开始每日吸烟年龄/岁		
	小计	男性	女性	小计	男性	女性	小计	男性	女性
18～<30	16.8	16.8	0.0	16.6	16.6	0.0	16.9	16.9	0.0
30～<40	19.4	19.3	20.0	20.4	20.3	35.0	18.9	19.0	15.0
40～<50	19.7	19.3	25.0	18.7	18.6	20.0	20.0	19.9	27.7
50～<60	19.6	19.5	29.2	20.2	20.2	0.0	19.4	19.2	29.2
60～<70	21.1	21.1	20.0	24.8	24.8	0.0	19.4	19.4	20.0
≥70	24.6	24.2	26.8	22.9	22.9	0.0	25.1	24.7	26.8
合计	19.8	19.7	25.8	20.4	20.3	27.5	19.5	19.4	25.6

三、二手烟暴露

青岛市 18 岁及以上居民二手烟暴露率为 42.4%,其中男性居民二手烟暴露率为 39.4%,女性居民二手烟暴露率为 43.7%。城市居民二手烟暴露率为 42.8%,农村居民二手烟暴露率为 42.2%(表 3-17)。

70 岁以下居民二手烟暴露率随年龄增长呈现波动趋势,70 岁以上年龄组居民二手烟暴露率(23.1%)最低,30～<40 岁年龄组居民二手烟暴露率(47.3%)最高。男性 30～<40 岁年龄组居民二手烟暴露率最高,为 48.0%;女性 50～<60 岁年龄组居民二手烟暴露率最高,为 48.7%。城市居民与农村居民 30～<40 岁年龄组居民二手烟暴露率均为最高,分别为 46.6%、47.6%(表 3-17)。

表 3-17　2020 年不同年龄组、性别青岛市居民二手烟暴露率

年龄组/岁	合计/%			城市居民二手烟暴露率/%			农村居民二手烟暴露率/%		
	小计	男性	女性	小计	男性	女性	小计	男性	女性
18~<30	43.5	43.4	40.7	43.1	45.2	42.0	41.1	42.7	40.1
30~<40	47.3	48.0	47.0	46.6	51.0	44.6	47.6	46.4	48.2
40~<50	44.9	42.5	46.1	46.5	50.0	44.5	44.1	38.8	46.7
50~<60	45.9	38.8	48.7	46.0	48.2	45.1	45.9	34.0	50.4
60~<70	38.7	22.1	44.2	39.5	28.3	43.1	38.2	18.8	44.8
≥70	23.1	20.7	24.0	22.6	30.8	19.1	23.3	15.3	26.3
合计	42.4	39.4	43.7	42.8	45.1	41.7	42.2	36.5	44.7

　　男性高中/中专文化程度者二手烟暴露率最高，为 48.5%；小学文化程度者二手烟暴露率最低，为 21.6%。女性小学文化程度者二手烟暴露率最高，为 46.1%；文盲/半文盲二手烟暴露率最低，为 38.1%（表 3-18）。

表 3-18　2020 年不同文化程度、性别青岛市居民二手烟暴露率

文化程度	合计/%			城市居民二手烟暴露率/%			农村居民二手烟暴露率/%		
	小计	男性	女性	小计	男性	女性	小计	男性	女性
文盲/半文盲	36.4	25.0	38.1	37.0	36.4	37.0	36.3	22.4	38.3
小学	40.2	21.6	46.1	35.8	21.9	41.6	41.5	21.5	47.4
初中	42.9	35.9	46.0	43.6	48.5	41.7	42.7	32.2	47.4
高中/中专	46.7	48.5	45.7	45.5	49.5	43.8	47.4	48.1	46.9
大专及以上	41.3	42.7	40.5	42.9	45.5	41.4	39.6	39.4	39.6

　　男性未婚者、女性已婚/同居者二手烟暴露率最高，分别为 42.9%、45.4%。已婚/同居和离婚/丧偶/分居者中农村居民二手烟暴露率均高于城市居民二手烟暴露率（表 3-19）。

表 3-19　2020 年不同婚姻状况、性别青岛市居民二手烟暴露率

婚姻状况	合计/%			城市居民二手烟暴露率/%			农村居民二手烟暴露率/%		
	小计	男性	女性	小计	男性	女性	小计	男性	女性
未婚	41.4	42.9	40.3	45.5	44.4	46.2	39.1	42.1	36.7
已婚/同居	43.6	39.3	45.4	43.2	46.2	41.9	43.8	35.9	47.1
离婚/丧偶/分居	20.4	15.2	21.6	18.2	11.1	20.0	21.2	16.7	22.1

　　在校学生二手烟暴露率最低，为 34.6%；行政干部二手烟暴露率最高，为 50.6%。男性行政干部、女性办事人员二手烟暴露率最高，分别为 58.3%、51.4%（表 3-20）。

表 3-20　2020 年不同职业、性别青岛市居民二手烟暴露率

职业	合计/%			城市居民二手烟暴露率/%			农村居民二手烟暴露率/%		
	小计	男性	女性	小计	男性	女性	小计	男性	女性
农林牧渔水利	40.1	31.6	44.1	42.9	28.6	50.0	40.0	31.7	43.9
生产运输	43.7	40.6	47.1	39.6	32.4	52.6	45.4	45.2	45.6

职业	合计/%			城市居民二手烟暴露率/%			农村居民二手烟暴露率/%		
	小计	男性	女性	小计	男性	女性	小计	男性	女性
商业服务	46.8	48.5	46.0	46.4	60.4	41.2	47.1	41.9	49.7
行政干部	50.6	58.3	44.8	50.8	57.4	45.1	50.4	59.3	44.6
办事人员	49.5	45.5	51.4	50.4	52.6	49.5	48.1	35.7	54.9
技术人员	41.0	44.8	37.6	40.9	44.6	37.3	41.0	44.9	37.8
其他劳动者	46.5	39.9	49.7	48.8	53.0	46.2	45.5	33.3	50.9
在校学生	34.6	35.1	34.3	32.6	25.0	38.5	35.1	37.7	33.3
未就业者	39.4	27.5	42.8	39.1	38.9	39.2	39.5	23.5	43.8
家务劳动者	39.6	19.6	41.5	38.6	28.6	39.7	40.0	15.6	42.2
离退休人员	35.4	25.0	38.2	34.6	25.9	36.7	37.0	23.5	41.1

二手烟暴露率呈现随收入上升而先升高后降低的趋势,低收入者二手烟暴露率(36.9%)最低,中等收入者二手烟暴露率(50.6%)最高,不同收入水平城市居民二手烟暴露率均高于同等收入情况农村居民二手烟暴露率(表3-21)。

表3-21 2020年不同收入、性别青岛市居民二手烟暴露率

收入情况	合计/%			城市居民二手烟暴露率/%			农村居民二手烟暴露率/%		
	小计	男性	女性	小计	男性	女性	小计	男性	女性
低收入	36.9	29.1	29.1	42.2	44.4	41.3	34.9	24.1	40.0
中等收入	50.6	48.9	48.9	57.1	58.1	56.7	47.1	44.4	48.3
高收入	46.0	47.8	47.8	46.4	51.0	44.0	45.6	44.7	46.0

四、戒烟情况

(一)戒烟率

青岛市18岁及以上居民的戒烟率为18.1%,其中男性居民戒烟率为18.0%,女性居民戒烟率为25.0%,城市居民戒烟率为23.6%,农村居民戒烟率为15.6%(表3-22)。

戒烟率呈现随年龄增长而升高趋势,18~<30岁年龄组戒烟率(7.6%)最低,70岁及以上年龄组居民戒烟率(43.8%)最高。男性戒烟率变化趋势同全人群一致,18~<30岁年龄组居民戒烟率(7.6%)最低,70岁及以上年龄组居民戒烟率(45.7%)最高;女性60~<70岁年龄组居民戒烟率最高,为40.0%。城市居民与农村居民中70岁及以上年龄组戒烟率均为最高,分别为63.8%、34.0%(表3-22)。

表3-22 2020年不同年龄组、性别青岛市居民戒烟率

年龄组/岁	合计/%			城市居民戒烟率/%			农村居民戒烟率/%		
	小计	男性	女性	小计	男性	女性	小计	男性	女性
18~<30	7.6	7.6	0.0	4.8	4.8	0.0	9.2	9.3	0.0
30~<40	8.9	8.3	37.5	12.7	12.1	50.0	7.3	6.5	33.3
40~<50	14.4	14.7	0.0	20.6	21.3	0.0	12.0	12.1	0.0
50~<60	19.8	19.9	14.3	23.7	23.9	0.0	18.2	18.2	16.7

年龄组/岁	合计/%			城市居民戒烟率/%			农村居民戒烟率/%		
	小计	男性	女性	小计	男性	女性	小计	男性	女性
60～<70	26.9	26.6	40.0	33.7	33.7	0.0	23.3	22.8	40.0
≥70	43.8	45.7	29.4	63.8	61.4	100.0	34.0	37.3	14.3
合计	18.1	18.0	25.0	23.6	23.3	44.4	15.6	15.5	20.0

小学文化程度者戒烟率最高，为23.3%；大专及以上文化程度者戒烟率最低，为16.1%。男性中文盲/半文盲戒烟率最高，为22.6%；大专及以上文化程度者戒烟率最低，为16.0%。女性中小学文化程度者戒烟率最高，为36.4%；文盲/半文盲戒烟率最低，为16.7%（表3-23）。

表3-23　2020年不同文化程度、性别青岛市居民戒烟率

文化程度	合计/%			城市居民戒烟率/%			农村居民戒烟率/%		
	小计	男性	女性	小计	男性	女性	小计	男性	女性
文盲/半文盲	21.9	22.6	16.7	30.0	26.3	100.0	19.7	21.5	9.1
小学	23.3	22.5	36.4	40.0	37.8	66.7	18.6	18.2	25.0
初中	16.6	16.6	20.0	24.6	24.6	0.0	14.1	14.0	20.0
高中/中专	19.0	18.8	28.6	20.1	20.4	0.0	18.4	18.0	40.0
大专及以上	16.1	16.0	25.0	21.1	20.9	33.3	10.6	10.7	0.0

离婚/丧偶/分居者戒烟率最高，为22.2%；男性中已婚/同居和离婚/丧偶/分居者戒烟率最高，均为18.9%；女性中离婚/丧偶/分居者戒烟率最高，为37.5%（表3-24）。

表3-24　2020年不同婚姻状况、性别青岛市居民戒烟率

婚姻状况	合计/%			城市居民戒烟率/%			农村居民戒烟率/%		
	小计	男性	女性	小计	男性	女性	小计	男性	女性
未婚	9.3	9.3	0.0	5.0	5.1	0.0	11.8	11.8	0.0
已婚/同居	19.0	18.9	22.9	26.0	25.7	42.9	15.9	15.8	17.9
离婚/丧偶/分居	22.2	18.9	37.5	25.0	20.0	100.0	20.7	18.2	28.6

离退休人员戒烟率最高，为42.1%；男性离退休人员、女性从事生产运输人员戒烟率最高，分别为41.7%、100%。城市居民与农村居民中离退休人员戒烟率均为最高，分别为47.8%、34.3%（表3-25）。

表3-25　2020年不同职业、性别青岛市居民戒烟率

职业	合计/%			城市居民戒烟率/%			农村居民戒烟率/%		
	小计	男性	女性	小计	男性	女性	小计	男性	女性
农林牧渔水利	19.2	18.6	33.3	29.6	29.6	0.0	18.3	17.6	33.3
生产运输	14.5	13.9	100.0	24.2	21.9	100.0	11.4	11.4	0.0
商业服务	16.2	15.5	50.0	16.9	15.9	50.0	15.9	15.3	50.0
行政干部	11.3	11.3	0.0	10.4	10.4	0.0	12.2	12.2	0.0
办事人员	27.9	28.3	0.0	36.4	37.5	0.0	17.9	17.9	0.0
技术人员	14.5	14.8	0.0	20.9	20.9	0.0	10.7	11.0	0.0

职业	合计/%			城市居民戒烟率/%			农村居民戒烟率/%		
	小计	男性	女性	小计	男性	女性	小计	男性	女性
其他劳动者	12.0	12.0	0.0	15.4	15.5	0.0	10.3	10.3	0.0
在校学生	7.7	7.7	0.0	0.0	0.0	0.0	10.5	10.5	0.0
未就业者	21.1	22.4	0.0	13.0	13.0	0.0	23.9	25.4	0.0
家务劳动者	14.9	16.1	9.1	18.8	18.8	0.0	13.7	15.0	9.1
离退休人员	42.1	41.7	66.7	47.8	47.2	66.7	34.3	34.3	0.0

低收入者戒烟率最高,为20.2%;中等收入者戒烟率最低,为18.3%。不同收入水平城市居民戒烟率均高于同等收入情况农村居民戒烟率(表3-26)。

表3-26 2020年不同收入、性别青岛市居民戒烟率

收入情况	合计/%			城市居民戒烟率/%			农村居民戒烟率/%		
	小计	男性	女性	小计	男性	女性	小计	男性	女性
低收入	20.2	19.5	50.0	20.8	20.8	0.0	20.0	19.0	50.0
中等收入	18.3	18.2	25.0	25.9	25.9	100.0	14.8	15.0	0.0
高收入	19.4	19.3	28.6	25.4	24.9	33.3	14.7	14.9	0.0

(二)成功戒烟率

青岛市18岁及以上居民成功戒烟率为13.9%,其中男性居民成功戒烟率为13.7%,女性居民成功戒烟率为22.7%。城市居民成功戒烟率为19.6%,农村居民成功戒烟率为11.3%(表3-27)。

成功戒烟率呈现随年龄增长而升高的趋势,18~<30岁年龄组居民成功戒烟率(1.8%)最低,70岁以上年龄组居民成功戒烟率(37.5%)最高。男性70岁及以上年龄组居民成功戒烟率最高,为38.6%;女性60~<70岁年龄组居民成功戒烟率最高,为40.0%。城市居民与农村居民中70岁及以上年龄组成功戒烟率均为最高,分别为53.2%、29.9%(表3-27)。

表3-27 2020年不同年龄组、性别青岛市居民成功戒烟率

年龄组/岁	合计/%			城市居民成功戒烟率/%			农村居民成功戒烟率/%		
	小计	男性	女性	小计	男性	女性	小计	男性	女性
18~<30	1.8	1.8	0.0	0.0	0.0	0.0	2.8	2.8	0.0
30~<40	6.9	6.5	25.0	10.3	9.7	50.0	5.2	5.0	6.7
40~<50	11.0	11.1	0.0	18.6	19.1	0.0	8.0	8.1	0.0
50~<60	14.7	14.7	14.3	18.6	18.8	0.0	13.1	13.0	16.7
60~<70	22.0	21.7	40.0	30.4	30.4	0.0	17.6	17.0	40.0
≥70	37.5	38.6	29.4	53.2	50.0	100.0	29.9	32.5	14.3
合计	13.9	13.7	22.7	19.6	19.1	44.4	11.3	11.2	17.1

男性中文盲/半文盲成功戒烟率最高,为19.0%;大专及以上文化程度者成功戒烟率最低,为11.5%。女性中小学文化程度者成功戒烟率最高,为36.4%;初中文化程度者成功戒烟率最低,为10.0%(表3-28)。

表 3-28　2020 年不同文化程度、性别青岛市居民成功戒烟率

文化程度	合计/%			城市居民成功戒烟率/%			农村居民成功戒烟率/%		
	小计	男性	女性	小计	男性	女性	小计	男性	女性
文盲/半文盲	18.8	19.0	16.7	30.0	26.3	100.0	15.8	16.9	9.1
小学	17.2	16.0	36.4	35.0	32.4	66.7	12.1	11.4	25.0
初中	13.3	13.4	10.0	19.8	19.8	0.0	11.3	11.3	10.0
高中/中专	14.1	13.8	28.6	16.8	17.0	0.0	12.7	12.2	40.0
大专及以上	11.7	11.5	25.0	16.9	16.6	33.3	6.0	6.0	0.0

离婚/丧偶/分居者成功戒烟率最高，为 22.2%；未婚者成功戒烟率最低，为 2.5%。男性和女性中离婚/丧偶/分居者成功戒烟率均最高，分别为 18.9%、37.5%（表 3-29）。

表 3-29　2020 年不同婚姻状况、性别青岛市居民成功戒烟率

婚姻状况	合计/%			城市居民成功戒烟率/%			农村居民成功戒烟率/%		
	小计	男性	女性	小计	男性	女性	小计	男性	女性
未婚	2.5	2.5	0.0	1.7	1.7	0.0	2.9	2.9	0.0
已婚/同居	14.9	14.8	20.0	21.7	21.4	42.9	11.9	11.8	14.3
离婚/丧偶/分居	22.2	18.9	37.5	25.0	20.0	100.0	20.7	18.2	28.6

离退休人员成功戒烟率最高，为 36.5%；男性离退休人员成功戒烟率最高，为 35.9%；女性生产运输人员成功戒烟率最高，为 100.0%。城市居民与农村居民中离退休人员成功戒烟率均为最高，分别为 42.4%、28.4%（表 3-30）。

表 3-30　2020 年不同职业、年龄青岛市居民成功戒烟率

职业	合计/%			城市居民成功戒烟率/%			农村居民成功戒烟率/%		
	小计	男性	女性	小计	男性	女性	小计	男性	女性
农林牧渔水利	13.0	12.4	26.7	25.9	25.9	0.0	11.9	11.1	26.7
生产运输	12.3	11.7	100.0	21.2	18.8	100.0	9.5	9.5	0.0
商业服务	11.5	10.7	50.0	10.8	9.5	50.0	11.9	11.3	50.0
行政干部	9.3	9.3	0.0	10.4	10.4	0.0	8.2	8.2	0.0
办事人员	23.0	23.3	0.0	30.3	31.3	0.0	14.3	14.3	0.0
技术人员	11.2	11.4	0.0	16.4	16.4	0.0	8.0	8.3	0.0
其他劳动者	9.4	9.4	0.0	8.7	12.4	0.0	7.9	7.9	0.0
在校学生	0.0	0.0	0.0	0.0	0.0	0.0	0.0	0.0	0.0
未就业者	14.4	15.3	0.0	8.7	9.1	0.0	16.4	17.5	0.0
家务劳动者	11.9	12.5	9.1	12.5	12.5	0.0	11.8	12.5	9.1
离退休人员	36.5	35.9	66.7	42.4	41.6	66.7	28.4	28.4	0.0

低收入者成功戒烟率（17.4%）最高，中等收入者成功戒烟率（13.8%）最低。男性人群和女性人群成功戒烟率变化趋势与全人群相同（表 3-31）。

表 3-31　2020 年不同收入、性别青岛市居民成功戒烟率

收入情况	合计 /%			城市居民成功戒烟率 /%			农村居民成功戒烟率 /%		
	小计	男性	女性	小计	男性	女性	小计	男性	女性
低收入	17.4	16.7	50.0	18.8	18.8	0.0	16.9	15.9	50.0
中等收入	13.8	13.6	25.0	16.5	15.5	100.0	12.6	12.8	0.0
高收入	14.8	14.6	28.6	21.7	21.1	66.7	9.4	9.6	0.0

五、与历史数据比较

2020 年,青岛市 18 岁及以上居民吸烟率为 28.7%,比 2018 年山东省 18 岁及以上居民吸烟率 (29.0%)低 0.3 个百分点,比 2015 年山东省 18 岁及以上居民吸烟率(30.4%)低 1.7 个百分点,比 2010 年山东省 18 岁及以上居民吸烟率(28.4%)高 0.3 个百分点,较 2002 年青岛市 18 岁及以上居民 吸烟率(25.8%)上升了 2.9 个百分点,其中,男性、城市、农村居民吸烟率较 2002 年青岛市相应指标皆 有所升高,男性吸烟率(56.1%)较 2002 年青岛市男性吸烟率(24.4%)有明显升高,18 岁及以上女性居 民吸烟率(1.5%)较 2002 年(26.9%)下降明显(表 3-32)。

表 3-32　2002 年与 2020 年青岛市 18 岁及以上居民吸烟情况主要指标的比较

指标	城乡合计		性别				城乡			
			男性		女性		城市		农村	
	2020 年	2002 年	2020 年	2002 年	2020 年	2002 年	2020 年	2002 年	2020 年	2002 年
吸烟率 /%	28.7	25.8	56.1	24.4	1.5	26.9	27.8	21.7	29.1	28.5
每周吸烟量 / 支	120.4	89.2	121.1	90.6	86.8	68.1	109.9	105.1	124.4	83.4

2020 年,青岛市 18 岁及以上居民现在吸烟率为 23.5%,比 2018 年山东省 18 岁及以上居民现在 吸烟率(22.6%)高 0.9 个百分点,低于 2013 年全国水平(27.3%),比山东省 2015 年 18 岁及以上居民 现在吸烟率(23.7%)低 0.2 个百分点。

2020 年,青岛市 18 岁及以上居民每日吸烟者日均吸烟量为 17.2 支,与 2018 年山东省居民每日吸 烟者日均吸烟量(17.2 支)持平,比 2013 年全国每日吸烟者日均吸烟量(16.7 支)高 0.5 支,比 2015 年 山东省每日吸烟者日均吸烟量(16.4 支)高 0.8 支,较 2002 年青岛市(12.7 支)上升了 4.5 支,其中男 性居民每日吸烟者日均吸烟量增加了 4.4 支,女性居民每日吸烟者日均吸烟量增加了 2.7 支。城市吸 烟者日均吸烟量总体变化不大,农村吸烟者日均吸烟量较 2002 年青岛市居民每日吸烟者日均吸烟量 (11.9 支)增加了 5.9 支。

2020 年,青岛市 18 岁及以上居民二手烟暴露率为 42.4%,比 2018 年山东省居民二手烟暴露率 (54.0%)低 11.6 个百分点,比 2015 年山东省居民二手烟暴露率(59.9%)低 17.5 个百分点,其中男性、 女性居民二手烟暴露率分别低 25.5 个百分点和 16.5 个百分点,城市、农村居民二手烟暴露率分别低 14.8 个百分点和 20.0 个百分点。

2020 年,青岛市 18 岁及以上居民戒烟率为 18.1%,比 2018 年山东省居民戒烟率(22.0%)低 3.9 个百分点,比 2015 年山东省(21.9%)低 3.8 个百分点,较 2013 年全国水平(14.7%)高了 3.4 个百分点。

2020 年青岛市 18 岁及以上居民成功戒烟率为 13.9%,比 2018 年山东省居民成功戒烟率(17.6%) 低 3.7 个百分点,比 2015 年山东省居民成功戒烟率(16.8%)低 2.9 个百分点,比 2013 年全国吸烟者 成功戒烟率(10.4%)高 3.5 个百分点。

报告四

饮酒行为

一、相关定义

1. 饮酒

饮酒指饮用过购买或自制的各类含有乙醇成分的饮料,包括啤酒、果酒、白酒、黄酒、糯米酒等。

2. 各类酒含有酒精的换算方法

高度白酒:假设 1 g 高度白酒体积为 1 mL,其酒精度为 52%,则 1 g 高度白酒中纯酒精量 = $1 \times 0.52 \times 0.8 = 0.416$ g。

低度白酒:假设 1 g 低度白酒体积为 1 mL,其酒精度为 38%,则 1 g 低度白酒中纯酒精量 = $1 \times 0.38 \times 0.8 = 0.304$ g。

啤酒:假设饮用啤酒体积为 520 mL(一瓶),其酒精度为 4.5%,则 1 瓶啤酒中纯酒精量 = $520 \times 0.045 \times 0.8 = 18.72$ g,即 0.036 g/mL。

黄酒:假设 1 g 黄酒体积为 1 mL,其酒精度为 18%,则 1 g 黄酒中纯酒精量 = $1 \times 0.18 \times 0.8 = 0.144$ g。

米酒:假设 1 g 米酒体积为 1 mL,其酒精度为 18%,则 1 g 米酒中纯酒精量 = $1 \times 0.18 \times 0.8 = 0.144$ g。

葡萄酒:假设 1 g 葡萄酒体积为 1 mL,其酒精度为 10%,则 1 g 葡萄酒中纯酒精量 = $1 \times 0.1 \times 0.8 = 0.08$ g。

3. 人均每日酒精摄入量

其指对于整个人群来说,平均每天消费的纯酒精量(g)。

4. 饮酒者日均酒精摄入量

其指饮酒者平均每天所摄入的纯酒精量(g)。

5. 危险饮酒

危险饮酒指男性饮酒者日均酒精摄入量大于等于 41 g 并且小于 61 g 的饮酒行为、女性饮酒者日均酒精摄入量大于等于 21 g 并且小于 41 g 的饮酒行为。

6. 有害饮酒

有害饮酒指男性饮酒者日均酒精摄入量在 61 g 及以上的饮酒行为、女性饮酒者日均酒精摄入量在

41 g 及以上的饮酒行为。

7. 过去 30 天内饮酒率

其为过去 30 天内有饮酒行为者在总人群中所占的比例。

8. 过去 12 个月内饮酒率

其为过去 12 个月内有饮酒行为者在总人群中所占的比例。

9. 危险饮酒率

其为具有危险饮酒行为者占饮酒者人群的比例。

10. 有害饮酒率

其为具有有害饮酒行为者占饮酒者人群的比例。

二、饮酒水平

(一)过去 30 天内饮酒率

青岛市 18 岁及以上居民过去 30 天内饮酒率为 28.4%。男性、女性居民过去 30 天内饮酒率差别较大,男性居民过去 30 天内饮酒率为 49.4%,女性居民过去 30 天内饮酒率为 7.6%。城市居民过去 30 天内饮酒率为 32.5%,高于农村居民的 26.5%(表 4-1)。

过去 30 天内饮酒率呈现随年龄增长先升高后降低的趋势。40～<50 岁年龄组过去 30 天内饮酒率最高,为 32.2%;70 岁及以上年龄组居民过去 30 天内饮酒率最低,为 20.3%。男性居民中 40～<50 岁年龄组过去 30 天内饮酒率最高,为 54.8%;女性居民中 30～<40 岁年龄组过去 30 天内饮酒率最高,为 8.8%。城市居民 30～<40 岁年龄组过去 30 天内饮酒率最高,为 36.7%;农村居民 40～<50 岁年龄组过去 30 天内饮酒率最高,为 31.5%(表 4-1)。

表 4-1 2020 年不同年龄组、性别青岛市居民过去 30 天内饮酒率

年龄组/岁	合计/%			城市居民过去 30 天内饮酒率/%			农村居民过去 30 天内饮酒率/%		
	小计	男性	女性	小计	男性	女性	小计	男性	女性
18～<30	25.6	42.5	8.6	29.3	47.4	10.7	23.9	40.1	7.6
30～<40	29.5	50.1	8.8	36.7	58.4	15.0	25.9	45.9	5.8
40～<50	32.2	54.8	8.0	33.8	53.6	11.9	31.5	55.4	6.4
50～<60	29.8	52.2	7.2	34.1	57.5	11.2	27.8	49.8	5.3
60～<70	27.0	47.5	6.6	30.7	48.6	12.9	25.0	46.9	3.1
≥70	20.3	39.9	5.2	22.8	43.4	5.2	19.1	38.1	5.2
合计	28.4	49.4	7.6	32.5	53.1	11.8	26.5	47.6	5.6

人群中过去 30 天内饮酒率呈现随文化水平升高而升高的趋势。大专及以上文化程度者过去 30 天内饮酒率(32.4%)最高,文盲/半文盲过去 30 天内饮酒率(12.1%)最低。男性、女性中大专及以上文化程度者过去 30 天内饮酒率均为最高,分别为 51.2%、12.6%;男性、女性中文盲/半文盲过去 30 天内均为最低,分别为 37.5%、3.4%。农民居民中仅高中/中专文化程度者过去 30 天内饮酒率高于同等文化程度城市居民过去 30 天内饮酒率(表 4-2)。

表4-2 2020年不同文化程度、性别青岛市居民过去30天内饮酒率

文化程度	合计/%			城市居民过去30天内饮酒率/%			农村居民过去30天内饮酒率/%		
	小计	男性	女性	小计	男性	女性	小计	男性	女性
文盲/半文盲	12.1	37.5	3.4	14.3	43.3	3.7	11.6	36.0	3.3
小学	23.0	46.1	5.0	28.2	50.7	8.8	21.5	44.5	4.0
初中	29.3	50.8	5.4	31.6	53.8	7.7	28.6	49.8	4.7
高中/中专	32.2	49.0	10.4	30.5	49.2	10.2	33.1	49.0	10.5
大专及以上	32.4	51.2	12.6	38.2	56.4	18.6	26.2	45.5	6.3

已婚/同居者过去30天内饮酒率最高，为29.2%；离婚/丧偶/分居者过去30天内饮酒率最低，为17.7%。男性中已婚/同居者过去30天内饮酒率最高，为50.9%；女性中未婚者过去30天内饮酒率最高，为9.1%。不同婚姻状况城市居民过去30天内饮酒率均高于相同婚姻状况的农村居民过去30天内饮酒率（表4-3）。

表4-3 2020年不同婚姻状况、性别青岛市居民过去30天内饮酒率

婚姻状况	合计/%			城市居民过去30天内饮酒率/%			农村居民过去30天内饮酒率/%		
	小计	男性	女性	小计	男性	女性	小计	男性	女性
未婚	26.5	40.4	9.1	31.2	46.4	13.3	23.9	37.2	6.5
已婚/同居	29.2	50.9	7.5	33.1	54.7	11.7	27.3	49.2	5.5
离婚/丧偶/分居	17.7	42.9	6.4	20.0	37.5	8.3	16.9	45.7	5.8

人群中从事生产运输者及行政干部过去30天内饮酒率最高，均为40.2%。男性中行政干部过去30天内饮酒率最高，为58.5%；女性中办事人员过去30天内饮酒率最高，为20.1%。城市居民中从事农林牧渔水利者过去30天内饮酒率最高，为50.0%；农村居民中生产运输人员过去30天内饮酒率最高，为38.7%（表4-4）。

表4-4 2020年不同职业、性别青岛市居民过去30天内饮酒率

职业	合计/%			城市居民过去30天内饮酒率/%			农村居民过去30天内饮酒率/%		
	小计	男性	女性	小计	男性	女性	小计	男性	女性
农林牧渔水利	28.0	46.8	4.8	50.0	55.9	35.7	26.8	46.1	3.7
生产运输	40.2	53.2	5.7	44.2	53.0	15.0	38.7	53.3	2.9
商业服务	32.7	54.8	9.5	29.5	53.2	9.8	34.7	55.7	9.2
行政干部	40.2	58.5	14.9	43.9	60.6	18.3	36.6	56.3	12.0
办事人员	31.3	44.4	20.1	34.5	45.7	26.5	26.2	42.9	7.8
技术人员	34.7	50.0	7.6	37.7	53.0	7.5	32.9	48.1	7.7
其他劳动者	31.7	51.4	7.0	38.8	55.7	12.0	28.6	49.3	5.1
在校学生	20.8	37.4	5.8	28.3	48.1	7.7	18.8	34.4	5.4
未就业者	16.7	36.4	4.4	21.7	40.0	7.7	15.2	35.1	3.6
家务劳动者	12.5	47.1	5.3	8.7	40.0	1.5	13.9	50.0	6.7
离退休人员	24.6	47.1	8.5	27.4	53.1	11.4	19.7	38.6	2.7

过去 30 天内饮酒率呈现随收入上升而升高的趋势,低收入者过去 30 天内饮酒率(26.4%)最低,高收入者过去 30 天内饮酒率(34.7%)最高。男性中等收入者过去 30 天内饮酒率(54.2%)最高,女性高收入者过去 30 天内饮酒率(11.4%)最高。中等收入农村居民过去 30 天内饮酒率高于中等收入城市居民过去 30 天内饮酒率(表 4-5)。

表 4-5 2020 年不同收入、性别青岛市居民过去 30 天内饮酒率

收入情况	合计 /%			城市居民过去 30 天内饮酒率 /%			农村居民过去 30 天内饮酒率 /%		
	小计	男性	女性	小计	男性	女性	小计	男性	女性
低收入	26.4	45.1	5.5	29.3	54.7	4.0	25.3	41.6	6.1
中等收入	30.3	54.2	4.9	29.3	55.5	4.0	30.9	53.6	5.5
高收入	34.7	53.9	11.4	37.4	56.0	17.1	32.1	52.1	5.6

(二)过去 12 个月内饮酒率

青岛市 18 岁及以上居民过去 12 个月内饮酒率为 37.2%。男性、女性过去 12 个月内饮酒率差别较大,男性过去 12 个月内饮酒率为 61.4%,女性过去 12 个月内饮酒率为 13.1%。城市居民过去 12 个月内饮酒率为 43.2%,农村居民过去 12 个月内饮酒率为 34.3%(表 4-6)。

过去 12 个月内饮酒率呈现随年龄增长先升高后降低的趋势,40～<50 岁年龄组过去 12 个月内饮酒率(40.1%)最高,70 岁及以上年龄组过去 12 个月内饮酒率(25.8%)最低。男性过去 12 个月饮酒率变化趋势和全人群相同,40～<50 岁年龄组过去 12 个月内饮酒率(65.3%)最高;女性中 18～<30 岁年龄组过去 12 个月内饮酒率最高,为 16.9%。城市居民中 30～<40 岁年龄组过去 12 个月内饮酒率最高,为 45.8%;农村居民中 40～<50 岁年龄组过去 12 个月内饮酒率最高,为 37.9%(表 4-6)。

表 4-6 2020 年不同年龄组、性别青岛市居民过去 12 个月内饮酒率

年龄组 /岁	合计 /%			城市居民过去 12 个月内饮酒率 /%			农村居民过去 12 个月内饮酒率 /%		
	小计	男性	女性	小计	男性	女性	小计	男性	女性
18～<30	37.1	57.0	16.9	42.5	57.8	26.7	34.5	56.6	12.2
30～<40	39.7	64.1	15.3	45.8	69.5	22.1	36.7	61.4	11.9
40～<50	40.1	65.3	13.3	45.4	68.0	20.5	37.9	64.1	10.4
50～<60	38.0	64.0	11.8	44.7	71.0	19.0	34.9	60.8	8.3
60～<70	35.0	59.4	10.7	43.0	63.0	23.0	30.7	57.4	3.9
≥70	25.8	47.9	8.7	30.6	54.2	10.3	23.4	44.5	8.0
合计	37.2	61.4	13.1	43.2	65.7	20.7	34.3	59.4	9.5

过去 12 个月内饮酒率呈现随文化水平上升而升高的趋势,男性和女性过去 12 个月内饮酒率的变化趋势和全人群相同。大专及以上文化程度者过去 12 个月内饮酒率均为最高,分别为 65.3%、21.7%;文盲/半文盲过去 12 个月内饮酒率最低,分别为 47.9%、5.8%。高中/中专学历农村居民过去 12 个月内饮酒率高于同等文化程度城市居民过去 12 个月内饮酒率(表 4-7)。

男性中已婚/同居者过去 12 个月内饮酒率最高,为 63.0%;女性中未婚者过去 12 个月内饮酒率最高,为 17.2%。不同婚姻状况城市居民过去 12 个月内饮酒率均高于相同婚姻状况的农村居民过去 12 个月内饮酒率(表 4-8)。

表4-7　2020年不同文化程度、性别青岛市居民过去12个月内饮酒率

文化程度	合计/%			城市居民过去12个月内饮酒率/%			农村居民过去12个月内饮酒率/%		
	小计	男性	女性	小计	男性	女性	小计	男性	女性
文盲/半文盲	16.6	47.9	5.8	20.5	60.0	6.1	15.6	44.7	5.7
小学	29.0	56.1	7.8	34.9	62.3	11.3	27.2	54.0	6.8
初中	37.0	61.4	9.8	41.7	67.3	14.2	35.5	59.6	8.4
高中/中专	42.8	62.4	17.4	42.8	61.4	22.6	42.9	62.9	14.2
大专及以上	44.1	65.3	21.7	50.0	68.5	30.1	37.8	61.8	12.9

表4-8　2020年不同婚姻状况、性别青岛市居民过去12个月内饮酒率

婚姻状况	合计/%			城市居民过去12个月内饮酒率/%			农村居民过去12个月内饮酒率/%		
	小计	男性	女性	小计	男性	女性	小计	男性	女性
未婚	37.4	53.4	17.2	43.5	56.4	28.3	33.9	51.7	10.6
已婚/同居	37.8	63.0	12.7	43.9	8.0	19.9	34.9	60.6	9.3
离婚/丧偶/分居	23.9	51.4	11.5	25.0	41.7	13.9	23.5	56.5	10.8

行政干部过去12个月内饮酒率最高，为51.1%。男性中行政干部过去12个月内饮酒率最高，为72.2%；女性中办事人员过去12个月内饮酒率最高，为32.9%。城市从事农林牧渔水利人员过去12个月内饮酒率最高，为66.7%；农村生产运输人员过去12个月内饮酒率最高，为47.7%（表4-9）。

表4-9　2020年不同职业、性别青岛市居民过去12个月内饮酒率

职业	合计/%			城市居民过去12个月内饮酒率/%			农村居民过去12个月内饮酒率/%		
	小计	男性	女性	小计	男性	女性	小计	男性	女性
农林牧渔水利	35.1	56.5	8.7	66.7	76.5	42.9	33.4	55.1	7.5
生产运输	48.9	63.1	11.4	52.3	63.6	15.0	47.7	62.9	10.3
商业服务	43.7	69.8	16.3	38.1	64.0	16.5	47.3	72.9	16.2
行政干部	51.1	72.2	22.1	57.2	74.3	31.0	45.2	69.2	14.5
办事人员	43.3	55.6	32.9	48.8	60.0	40.8	34.6	50.0	17.6
技术人员	47.0	64.1	16.8	51.3	67.4	19.4	44.5	62.0	15.4
其他劳动者	39.8	63.0	10.6	49.6	67.0	21.8	35.5	61.0	6.5
在校学生	30.4	52.0	10.9	32.1	51.9	11.5	30.0	52.1	10.8
未就业者	22.6	46.1	8.1	27.2	47.5	11.5	21.3	45.6	7.1
家务劳动者	17.6	62.7	8.2	16.8	70.0	4.6	17.9	59.7	9.5
离退休人员	34.4	59.0	16.7	38.7	64.3	22.7	26.8	51.5	4.5

过去12个月内饮酒率呈现随收入上升而升高的趋势，低收入者过去12个月内饮酒率最低，为34.8%，高收入者过去12个月内饮酒率最高，为45.8%。男性和女性过去12个月内饮酒率变化趋势和全人群相同。各收入群体中城市居民过去12个月内饮酒率均高于农村居民过去12个月内饮酒率（表4-10）。

表 4-10 2020 年不同收入、性别青岛市居民过去 12 个月内饮酒率

收入情况	合计/%			城市居民过去 12 个月内饮酒率/%			农村居民过去 12 个月内饮酒率/%		
	小计	男性	女性	小计	男性	女性	小计	男性	女性
低收入	34.8	57.0	9.8	36.0	62.7	9.3	34.3	55.0	10.1
中等收入	39.9	65.3	12.9	40.7	66.4	15.9	39.5	64.7	11.3
高收入	45.8	68.3	18.5	50.2	71.0	27.5	41.6	66.1	9.2

(三)人均每日酒精摄入量

青岛市 18 岁及以上居民人均每日酒精摄入量为 25.9 g。男性人均每日酒精摄入量为 29.8 g,女性人均每日酒精摄入量为 4.8 g。城市居民人均每日酒精摄入量为 28.5 g,农村居民人均每日酒精摄入量为 24.3 g(表 4-11)。

全人群 60～<70 岁年龄组人均每日酒精摄入量最高,为 26.3 g,70 岁及以上年龄组人均每日酒精摄入量最低,为 19.0 g。男性中 60～<70 岁年龄组人均每日酒精摄入量(34.8 g)最高,女性中 40～<50 岁年龄组人均每日酒精摄入量(8.5 g)最高。城市居民中 40～<50 岁年龄组人均每日酒精摄入量(33.2 g)最高,农村居民中 60～<70 岁年龄组人均每日酒精摄入量(29.2 g)最高(表 4-11)。

表 4-11 2020 年不同年龄组、性别青岛市居民人均每日酒精摄入量

年龄组/岁	合计/g			城市居民人均每日酒精摄入量/g			农村居民人均每日酒精摄入量/g		
	小计	男性	女性	小计	男性	女性	小计	男性	女性
18～<30	20.1	24.8	2.5	18.3	23.2	7.3	22.9	27.8	0.3
30～<40	22.2	27.3	2.8	24.7	32.0	1.7	20.5	23.9	3.1
40～<50	26.1	33.5	8.5	33.2	41.9	1.2	25.2	27.7	8.8
50～<60	26.0	34.1	3.8	30.3	37.0	6.1	28.5	32.1	1.2
60～<70	26.3	34.8	2.0	30.1	41.2	0.1	29.2	31.0	2.5
≥70	19.0	26.7	5.3	23.6	27.1	7.9	21.7	26.2	3.2
合计	25.9	29.8	4.8	28.5	36.0	4.8	24.3	27.4	4.9

男性中文盲/半文盲人均每日酒精摄入量最高,为 27.3 g,初中文化程度者人均每日酒精摄入量最低,为 21.4 g。女性中高中/中专文化程度者人均每日酒精摄入量最高,为 6.9 g,初中文化程度者人均每日酒精摄入量最低,为 0.8 g。农村居民中小学及初中文化程度者人均每日酒精摄入量高于同等文化程度城市居民人均每日酒精摄入量(表 4-12)。

表 4-12 2020 年不同文化程度、性别青岛市居民人均每日酒精摄入量

文化程度	合计/g			城市居民人均每日酒精摄入量/g			农村居民人均每日酒精摄入量/g		
	小计	男性	女性	小计	男性	女性	小计	男性	女性
文盲/半文盲	25.8	27.3	4.2	26.5	30.2	5.7	17.7	20.6	2.6
小学	23.6	24.9	6.1	20.8	22.1	0.2	25.2	27.9	8.8
初中	18.9	21.4	0.8	18.6	20.4	0.1	19.6	22.6	1.1
高中/中专	23.5	26.3	6.9	25.5	29.0	9.0	20.1	22.8	3.3
大专及以上	16.5	22.2	2.6	19.3	26.4	0.6	15.2	17.7	2.8

男性、女性中已婚/同居者人均每日酒精摄入量均为最高，分别为33.8 g、5.2 g。城市居民人均每日酒精摄入量均高于相同婚姻状况的农村居民人均每日酒精摄入量（表4-13）。

表4-13　2020年不同婚姻状况、性别青岛市居民人均每日酒精摄入量

婚姻状况	合计/g			城市居民人均每日酒精摄入量/g			农村居民人均每日酒精摄入量/g		
	小计	男性	女性	小计	男性	女性	小计	男性	女性
未婚	16.2	19.7	0.5	17.1	23.1	0.7	15.3	17.6	0.2
已婚/同居	29.1	33.8	5.2	31.0	37.0	5.2	26.4	28.5	5.2
离婚/丧偶/分居	17.7	28.0	3.0	27.4	32.4	1.7	15.5	21.4	3.6

在校学生人均每日酒精摄入量最低，为7.2 g，未就业者人均每日酒精摄入量最高，为28.9 g。男性中未就业者人均每日酒精摄入量最高，为36.4 g，女性中从事家务劳动者人均每日酒精摄入量最高，为6.3 g。城市居民中行政干部人均每日酒精摄入量最高，为40.0 g，农村居民中从事其他劳动者人均每日酒精摄入量最高，为30.9 g（表4-14）。

表4-14　2020年不同职业、性别青岛市居民人均每日酒精摄入量

职业	合计/g			城市居民人均每日酒精摄入量/g			农村居民人均每日酒精摄入量/g		
	小计	男性	女性	小计	男性	女性	小计	男性	女性
农林牧渔水利	27.8	35.6	4.2	32.3	42.5	6.0	26.0	28.9	0.8
生产运输	16.7	17.5	0.2	19.4	19.8	0.1	15.2	16.2	0.2
商业服务	21.9	27.7	6.2	28.2	36.2	9.2	18.8	21.6	3.4
行政干部	26.0	33.6	2.0	40.0	49.6	3.0	19.7	22.8	1.4
办事人员	25.5	34.0	3.9	30.7	44.9	0.8	14.7	16.9	7.7
技术人员	20.0	24.4	4.0	19.9	26.3	0.9	21.1	23.6	4.1
其他劳动者	25.5	32.8	1.4	22.1	26.5	0.8	30.9	33.5	1.3
在校学生	7.2	10.0	0.1	0.9	1.2	0.1	9.1	11.2	0.1
未就业者	28.9	36.4	1.2	32.5	46.7	0.9	26.5	33.2	1.7
家务劳动者	18.6	26.9	6.3	19.2	28.2	4.9	17.3	24.1	8.6
离退休人员	22.3	29.2	0.1	21.8	32.4	0.1	22.6	24.8	0.0

人均每日酒精摄入量呈现随收入上升而降低的趋势，高收入者人均每日酒精摄入量最低，为21.9 g，低收入者人均每日酒精摄入量最高，为31.0 g（表4-15）。

表4-15　2020年不同收入、性别青岛市居民人均每日酒精摄入量

收入情况	合计/g			城市居民人均每日酒精摄入量/g			农村居民人均每日酒精摄入量/g		
	小计	男性	女性	小计	男性	女性	小计	男性	女性
低收入	31.0	39.5	3.9	37.8	48.5	4.8	23.6	27.0	1.6
中等收入	28.6	35.0	5.6	28.0	35.5	8.1	29.8	34.3	1.0
高收入	21.9	27.8	4.6	25.3	33.4	4.9	18.6	20.1	4.1

三、过量饮酒

（一）危险饮酒

青岛市 18 岁及以上居民危险饮酒率为 7.2%，男性、女性危险饮酒率差别较大，男性危险饮酒率为 8.9%，女性危险饮酒率为 1.3%。城市居民危险饮酒率为 7.4%，农村居民危险饮酒率为 6.9%（表4-16）。

危险饮酒率基本呈现随年龄增长而逐渐升高的趋势，70 岁及以上年龄组危险饮酒率最高，为 9.1%，18～<30 岁年龄组危险饮酒率最低，为 3.0%。男性中 70 岁及以上年龄组危险饮酒率最高，为 11.3%，女性中 60～<70 岁年龄组危险饮酒率最高，为 3.8%。城市居民中 60～<70 岁年龄组危险饮酒率最高，为 11.2%，农村居民中 50～<60 岁年龄组危险饮酒率最高，为 11.4%（表4-16）。

表 4-16　2020 年不同年龄组、性别青岛市居民危险饮酒率

年龄组/岁	合计/%			城市居民危险饮酒率/%			农村居民危险饮酒率/%		
	小计	男性	女性	小计	男性	女性	小计	男性	女性
18～<30	3.0	3.9	0.0	4.3	6.2	0.0	1.2	1.3	0.0
30～<40	4.7	5.8	0.0	6.6	8.7	0.0	3.9	4.7	0.0
40～<50	6.6	7.6	1.2	6.5	7.5	2.9	6.9	7.8	0.6
50～<60	8.6	9.7	2.7	7.2	8.3	3.4	11.4	12.8	1.2
60～<70	8.5	9.5	3.8	11.2	14.5	2.3	6.5	6.9	4.2
≥70	9.1	11.3	0.0	8.5	10.4	0.0	11.0	13.7	0.0
合计	7.2	8.9	1.3	7.4	9.3	1.4	6.9	7.9	0.6

危险饮酒率呈现随文化程度升高而先上升后下降的趋势，初中文化程度者危险饮酒率（16.2%）最高，大专及以上文化程度者危险饮酒率（8.7%）最低。男性危险饮酒率变化趋势与全人群相同。女性危险饮酒率则呈现随文化程度升高而降低的趋势。其中：文盲/半文盲危险饮酒率最高，为 5.9%；高中/中专、大专及以上文化程度者危险饮酒率最低，均为 0.0%（表4-17）。

表 4-17　2020 年不同文化程度、性别青岛市居民危险饮酒率

文化程度	合计/%			城市居民危险饮酒率/%			农村居民危险饮酒率/%		
	小计	男性	女性	小计	男性	女性	小计	男性	女性
文盲/半文盲	10.7	12.4	5.9	10.2	12.2	3.2	11.0	12.7	6.5
小学	12.7	14.6	2.3	16.1	19.1	1.7	12.0	13.5	2.9
初中	16.2	18.5	0.5	15.4	18.4	0.3	16.6	18.6	0.8
高中/中专	10.6	12.9	0.0	7.3	9.7	0.0	11.8	13.7	0.0
大专及以上	8.7	11.5	0.0	7.7	10.8	0.0	10.4	12.5	0.0

男性、女性中离婚/丧偶/分居者危险饮酒率均为最高，分别为 11.5%、1.0%，离婚/丧偶/分居者中农村居民危险饮酒率高于城市居民危险饮酒率（表4-18）。

其他劳动者危险饮酒率最高，为 10.7%，在校学生危险饮酒率最低，为 0.0%。男性中从事农林牧渔水利者危险饮酒率最高，为 12.5%，女性中未就业者危险饮酒率最高，为 11.1%。城市居民中其他劳动者危险饮酒率最高，为 11.6%，农村居民中农林牧渔水利从业者危险饮酒率最高，为 12.6%（表4-19）。

表4-18　2020年不同婚姻状况、性别青岛市居民危险饮酒率

婚姻状况	合计/%			城市居民危险饮酒率/%			农村居民危险饮酒率/%		
	小计	男性	女性	小计	男性	女性	小计	男性	女性
未婚	3.7	4.6	0.0	5.8	8.3	0.0	0.5	0.6	0.0
已婚/同居	7.8	9.2	0.8	8.8	11.4	0.2	7.6	8.6	1.3
离婚/丧偶/分居	8.7	11.5	1.0	6.4	9.4	0.5	9.4	12.8	2.6

表4-19　2020年不同职业、性别青岛市居民危险饮酒率

职业	合计/%			城市居民危险饮酒率/%			农村居民危险饮酒率/%		
	小计	男性	女性	小计	男性	女性	小计	男性	女性
农林牧渔水利	10.4	12.5	0.2	9.4	11.6	0.0	12.6	13.9	0.7
生产运输	8.1	8.7	0.0	8.5	9.1	0.0	7.4	7.9	0.0
商业服务	7.4	8.3	0.4	9.2	11.8	0.6	3.2	3.8	0.0
行政干部	0.5	0.7	0.0	1.4	1.8	0.0	0.0	0.0	0.0
办事人员	1.1	2.1	0.0	1.6	3.2	0.0	0.0	0.0	0.0
技术人员	3.7	4.8	2.1	4.9	5.2	2.5	3.2	3.6	0.2
其他劳动者	10.7	10.4	1.6	11.6	13.5	2.2	6.3	6.9	0.0
在校学生	0.0	0.0	0.0	0.0	0.0	0.0	0.0	0.0	0.0
未就业者	10.5	10.1	11.1	10.4	10.7	9.3	10.6	9.9	13.2
家务劳动者	6.9	7.7	4.1	7.1	8.5	2.1	6.6	7.2	5.9
离退休人员	5.6	7.0	0.0	5.4	8.4	0.0	6.1	6.7	0.0

　　危险饮酒率呈现随收入上升而降低的趋势,高收入者危险饮酒率最低,为5.8%,低收入者危险饮酒率最高,为10.7%。低收入和中等收入水平城市居民危险饮酒率高于同等收入水平的农村居民危险饮酒率(表4-20)。

表4-20　2020年不同收入、性别青岛市居民危险饮酒率

收入情况	合计/%			城市居民危险饮酒率/%			农村居民危险饮酒率/%		
	小计	男性	女性	小计	男性	女性	小计	男性	女性
低收入	10.7	12.1	1.9	10.7	12.4	0.0	10.5	11.6	3.2
中等收入	6.6	7.7	0.8	7.7	9.6	0.0	5.5	5.6	1.3
高收入	5.8	7.3	0.0	5.8	7.9	0.0	5.8	6.4	0.0

（二）有害饮酒

　　青岛市18岁及以上居民有害饮酒率为13.9%。男性、女性有害饮酒率差别较大,男性有害饮酒率为16.7%,女性有害饮酒率为0.7%。城市居民有害饮酒率为8.5%,农村居民有害饮酒率为17.0%(表4-21)。

　　有害饮酒率随年龄增长呈现先升高后降低的趋势,50～<60岁年龄组有害饮酒率最高,为19.1%;18～<30岁年龄组有害饮酒率最低,为3.2%。男性50～<60岁年龄组有害饮酒率最高,为22.5%;女性70岁及以上年龄组最高,为1.4%。城市居民、农村居民50～<60岁年龄组有害饮酒

率均为最高,分别为10.7%、24.2%。各年龄组农村居民有害饮酒率均高于城市居民有害饮酒率(表4-21)。

表4-21　2020年不同年龄组、性别青岛市居民有害饮酒率

年龄组/岁	合计/%			城市居民有害饮酒率/%			农村居民有害饮酒率/%		
	小计	男性	女性	小计	男性	女性	小计	男性	女性
18~<30	3.2	4.0	0.3	2.0	2.9	0.0	3.9	4.6	0.6
30~<40	13.2	16.1	1.1	10.6	13.7	0.8	14.9	17.5	1.4
40~<50	16.0	18.8	1.3	10.4	13.2	0.3	18.8	21.4	2.1
50~<60	19.1	22.5	0.6	10.7	13.3	1.2	24.2	27.4	0.0
60~<70	16.8	19.8	0.0	9.0	12.3	0.0	22.7	24.2	0.0
≥70	15.0	18.2	1.4	9.3	11.4	0.0	18.6	22.6	2.3
合计	13.9	16.7	0.7	8.5	11.1	0.4	17.0	19.6	1.1

随着文化程度升高,居民有害饮酒率呈现降低趋势。男性中文盲/半文盲有害饮酒率最高,为28.9%,大专及以上文化程度者有害饮酒率最低,为5.8%;女性中文盲/半文盲有害饮酒率最高,为2.9%,大专及以上文化程度者有害饮酒率最低,为0.0%。不同文化程度的农村居民有害饮酒率均高于同等文化程度城市居民有害饮酒率(表4-22)。

表4-22　2020年不同文化程度、性别青岛市居民有害饮酒率

文化程度	合计/%			城市居民有害饮酒率/%			农村居民有害饮酒率/%		
	小计	男性	女性	小计	男性	女性	小计	男性	女性
文盲/半文盲	22.2	28.9	2.9	16.1	20.5	0.4	24.2	31.9	3.5
小学	19.3	22.3	2.2	16.0	19.1	1.3	20.5	23.5	2.6
初中	15.8	17.9	1.2	12.1	14.4	0.6	17.2	19.1	1.5
高中/中专	13.3	16.1	0.1	7.6	10.1	0.0	16.3	18.8	0.2
大专及以上	4.4	5.8	0.0	4.3	6.0	0.0	4.6	5.5	0.0

已婚/同居者有害饮酒率最高,为13.3%。男性中离婚/丧偶/分居者有害饮酒率最高,为17.8%。城市、农村居民中已婚/同居者有害饮酒率最高,分别为10.7%、16.5%。不同婚姻状况农村居民有害饮酒率均高于相同婚姻状况城市居民有害饮酒率(表4-23)。

表4-23　2020年不同婚姻状况、性别青岛市居民有害饮酒率

婚姻状况	合计/%			城市居民有害饮酒率/%			农村居民有害饮酒率/%		
	小计	男性	女性	小计	男性	女性	小计	男性	女性
未婚	2.7	3.2	0.1	1.6	2.3	0.0	3.8	4.3	0.3
已婚/同居	13.3	15.7	2.3	10.7	13.4	1.5	16.5	18.6	2.7
离婚/丧偶/分居	12.2	17.8	2.0	7.8	10.4	1.6	14.9	20.8	3.1

从事农林牧渔水利者有害饮酒率最高,为19.5%。男性中从事农林牧渔水利者有害饮酒率最高,为21.8%;女性中从事家务劳动者有害饮酒率最高,为2.1%。城市、农村居民中从事农林牧渔水利者有害饮酒率均为最高,分别为16.7%、19.8%(表4-24)。

表 4-24　2020 年不同职业、性别青岛市居民有害饮酒率

职业	合计 /%			城市居民有害饮酒率 /%			农村居民有害饮酒率 /%		
	小计	男性	女性	小计	男性	女性	小计	男性	女性
农林牧渔水利	19.5	21.8	1.4	16.7	20.6	0.9	19.8	21.9	1.7
生产运输	11.5	12.3	0.0	10.4	11.1	0.0	12.0	12.8	0.0
商业服务	10.6	13.0	0.1	9.0	11.8	0.0	11.4	13.5	0.1
行政干部	2.2	2.7	0.0	1.4	1.8	0.0	3.2	3.7	0.0
办事人员	5.1	8.7	0.0	3.7	7.2	0.0	8.2	10.9	0.0
技术人员	5.7	6.6	0.0	4.5	5.2	0.0	6.6	7.6	0.0
其他劳动者	13.9	15.7	0.1	11.2	13.5	0.0	15.5	16.9	0.3
在校学生	0.7	0.9	0.0	0.3	0.4	0.0	0.8	1.0	0.0
未就业者	14.5	18.6	0.1	13.5	17.7	0.0	14.9	18.9	0.1
家务劳动者	6.5	9.3	2.1	4.3	5.5	0.0	7.3	11.2	2.4
离退休人员	10.5	14.7	0.4	7.9	12.4	0.3	17.1	18.7	0.8

有害饮酒率呈现随收入上升而降低的趋势。低收入者有害饮酒率最高，为 14.0%；高收入者有害饮酒率最低，为 4.7%。中等收入城市居民有害饮酒率高于中等收入农村居民有害饮酒率（表 4-25）。

表 4-25　2020 年不同收入、性别青岛市居民有害饮酒率

收入情况	合计 /%			城市居民有害饮酒率 /%			农村居民有害饮酒率 /%		
	小计	男性	女性	小计	男性	女性	小计	男性	女性
低收入	14.0	15.4	4.7	11.1	12.4	2.4	15.1	16.6	5.6
中等收入	9.5	11.2	0.3	11.7	14.6	0.0	8.4	9.6	0.6
高收入	4.7	5.7	0.0	3.6	4.9	0.0	5.8	6.4	0.0

四、与历史数据比较

2020 年，青岛市 18 岁及以上居民过去 30 天内饮酒率为 28.4%，较 2018 年山东省居民过去 30 天内饮酒率（30.4%）下降了 2.0 个百分点，较 2015 年山东省居民过去 30 天内饮酒率（31.9%）下降了 3.5 个百分点，较 2013 年全国居民过去 30 天内饮酒率（28.1%）略有升高，较 2002 年青岛市居民过去 30 天内饮酒率（23.4%）升高了 5.0 个百分点（表 4-26）。

表 4-26　2002 年与 2020 年青岛市居民饮酒情况主要指标的比较

指标	城乡合计		性别				城乡			
			男性		女性		城市		农村	
	2020 年	2002 年	2020 年	2002 年	2020 年	2002 年	2020 年	2002 年	2020 年	2002 年
过去 30 天内饮酒率 /%	28.4	23.4	49.4	22.4	7.6	24.1	32.5	20.5	26.5	25.3

2020 年，青岛市 18 岁及以上居民过去 12 个月内饮酒率为 37.2%，较 2007—2018 年山东省居民过去 12 个月内饮酒率（均在 39.0% 左右）下降了约 2.0 个百分点，其中较 2018 年山东省水平（39.2%）下降了 2.1 个百分点，与 2013 年全国水平（37.1%）持平。

2020年,青岛市18岁及以上居民人均每日酒精摄入量为25.9 g(男性人均每日酒精摄入量29.8 g,女性人均每日酒精摄入量4.9 g),较2018年山东省的30.8 g(男性人均每日酒精摄入量35.8 g,女性人均每日酒精摄入量3.3 g)下降了4.9 g(男性人均每日酒精摄入量下降了6.0 g,女性人均每日酒精摄入量则升高了1.6 g),较2015年山东省的23.3 g(男性人均每日酒精摄入量28.1 g,女性人均每日酒精摄入量3.0 g)高了2.6 g(男性人均每日酒精摄入量升高了1.7 g,女性人均每日酒精摄入量升高了1.9 g),但较2007年山东省的40.7 g(男性人均每日酒精摄入量43.7 g,女性人均每日酒精摄入量10.1 g)降低了14.8 g(男性人均每日酒精摄入量降低了13.9 g,女性人均每日酒精摄入量降低了5.2 g)。与2013年全国18岁及以上居民人均每日酒精摄入量19.8 g相比,2020年青岛市居民人均每日酒精摄入量仍高于全国水平约30.0%。

2020年,青岛市18岁及以上居民危险饮酒率为7.2%(男性危险饮酒率为8.9%,女性危险饮酒率为1.3%),低于2018年山东省居民危险饮酒率(8.7%)1.5个百分点,但较2015年山东省的6.6%高了0.6个百分点,并与2013年全国18岁及以上居民危险饮酒率(7.2%)持平。

2020年,青岛市18岁及以上居民有害饮酒率为13.9%(男性有害饮酒率为16.7%,女性有害饮酒率为0.7%),低于山东省2018年的15.1%(男性有害饮酒率为9.9%,女性有害饮酒率为1.5%)1.2个百分点,高出山东省2015年的10.9%(男性有害饮酒率为13.3%,女性有害饮酒率为1.2%)3.0个百分点,较2013年全国水平8.8%高出5.1个百分点。

报告五
饮食行为

一、相关定义

1. 蔬菜

这里蔬菜指各类未经特殊加工(如腌、晒、泡制)的新鲜蔬菜。

2. 水果

这里水果指各类未经特殊加工(如腌、晒、泡制)的新鲜水果。

3. 日均蔬菜水果摄入不足

按照世界卫生组织推荐标准,日均蔬菜和水果类摄入量至少为400 g,本报告将日均摄入量低于400 g视为摄入不足。

4. 蔬菜水果摄入不足率

其为日均蔬菜水果摄入量低于400 g者在总人群中所占的比例。

二、食物食用频率及摄入量

(一)蔬菜食用频率及摄入量

1. 蔬菜食用频率

青岛市18岁及以上居民中,蔬菜食用频率≥7次/周的人群比例为97.2%,其中男性比例为96.3%,女性比例为98.2%,城市居民比例为97.8%,农村居民比例为98.9%。蔬菜食用频率≤6次/周的人群所占比例较少(表5-1)。

蔬菜食用频率≥7次/周的人群在不同年龄、性别、文化程度、婚姻状况、职业、收入情况的居民中占比均为90.0%以上(表5-1—表5-5)。

表5-1 2020年不同年龄组、性别青岛市居民蔬菜食用频率占比

年龄组/岁		合计/%				城市居民蔬菜食用频率占比/%				农村居民蔬菜食用频率占比/%			
		<1次/周	1~3次/周	4~6次/周	≥7次/周	<1次/周	1~3次/周	4~6次/周	≥7次/周	<1次/周	1~3次/周	4~6次/周	≥7次/周
合计	小计	0.8	1.0	1.0	97.2	0.3	1.0	0.9	97.8	0.8	0.3	0.0	98.9
	18~<30	1.6	2.1	2.9	93.3	0.5	2.6	2.6	94.3	2.0	2.0	3.1	93.0
	30~<40	1.6	1.2	1.1	96.2	1.0	1.3	0.6	97.1	1.8	1.1	1.2	95.9

年龄组/岁		合计/%				城市居民蔬菜食用频率占比/%				农村居民蔬菜食用频率占比/%			
		<1次/周	1~3次/周	4~6次/周	≥7次/周	<1次/周	1~3次/周	4~6次/周	≥7次/周	<1次/周	1~3次/周	4~6次/周	≥7次/周
合计	40~<50	0.4	0.7	0.8	98.1	0.0	0.0	0.7	99.3	0.6	0.9	0.8	97.7
	50~<60	0.6	0.8	0.6	98.0	0.0	1.5	1.1	97.4	0.8	0.6	0.5	98.1
	60~<70	0.0	0.7	0.2	99.1	0.0	0.0	0.0	100	0.0	1.0	0.2	98.8
	≥70	0.6	0.2	0.0	99.2	0.0	0.0	0.0	100	0.8	0.3	0.0	98.9
男性	小计	1.1	1.6	1.0	96.3	0.1	1.3	1.0	97.6	1.4	1.7	1.0	95.9
	18~<30	2.2	3.2	2.7	91.9	0.0	2.2	2.2	95.6	2.9	3.6	2.9	90.6
	30~<40	1.5	2.0	1.5	95.0	0.6	1.9	1.3	96.2	1.8	2.0	1.5	94.7
	40~<50	0.8	1.2	0.7	97.3	0.0	0.0	0.7	99.3	1.1	1.6	0.7	96.7
	50~<60	1.0	1.4	0.7	96.9	0.0	2.9	1.4	95.7	1.4	0.9	0.5	97.3
	60~<70	0.0	1.2	0.3	98.5	0.0	0.0	0.0	100	0.0	1.6	0.4	98.0
	≥70	1.0	0.0	0.0	99	0.0	0.0	0.0	100	1.3	0.0	0.0	98.7
女性	小计	0.6	0.4	0.9	98.2	0.4	0.6	0.7	98.3	0.6	0.3	0.9	98.2
	18~<30	1.1	1.1	3.2	94.6	1.0	3.0	3.0	93.0	1.1	0.4	3.2	95.3
	30~<40	1.7	0.3	0.7	97.3	1.3	0.7	0.7	98.0	1.8	0.2	0.7	97.1
	40~<50	0.0	0.2	0.9	98.9	0.0	0.0	0.8	99.2	0.0	0.2	0.9	98.8
	50~<60	0.2	0.2	0.5	99.1	0.0	0.0	0.7	99.3	0.2	0.2	0.5	99.1
	60~<70	0.0	0.3	0.0	99.7	0.0	0.0	0.0	100	0.0	0.4	0.0	99.6
	≥70	0.4	0.4	0.0	99.3	0.0	0.0	0.0	100	0.5	0.5	0.0	99.1

表 5-2　2020 年不同文化程度、性别青岛市居民蔬菜食用频率占比

文化程度		合计/%				城市居民蔬菜食用频率占比/%				农村居民蔬菜食用频率占比/%			
		<1次/周	1~3次/周	4~6次/周	≥7次/周	<1次/周	1~3次/周	4~6次/周	≥7次/周	<1次/周	1~3次/周	4~6次/周	≥7次/周
合计	文盲/半文盲	0.4	0.7	0.0	98.9	0.0	0.9	0.0	99.1	0.4	0.7	0.0	98.9
	小学	0.8	0.7	0.0	98.5	0.0	0.0	0.0	100.0	1.0	0.8	0.0	98.2
	初中	0.8	0.7	0.7	97.8	0.3	0.5	0.8	98.4	0.9	0.7	0.7	97.7
	高中/中专	0.8	1.7	1.2	96.3	0.3	1.3	0.6	97.7	1.0	1.9	1.3	95.8
	大专及以上	1.3	0.9	2.2	95.6	0.5	1.4	1.6	96.6	1.8	0.6	2.6	95.0
男性	文盲/半文盲	0.7	1.4	0.0	97.9	0.0	3.6	0.0	96.4	0.9	0.9	0.0	98.2
	小学	1.9	1.5	0.0	96.6	0.0	0.0	0.0	100.0	2.4	1.9	0.0	95.7
	初中	0.8	1.2	0.9	97.2	0.0	0.5	1.1	98.4	0.9	1.3	0.8	96.9
	高中/中专	1.0	2.4	1.0	95.5	0.6	1.8	0.6	97.0	1.1	2.6	1.1	95.2
	大专及以上	1.6	1.4	2.1	94.9	0.0	1.7	1.7	96.6	2.7	1.2	2.4	93.7
女性	文盲/半文盲	0.2	0.5	0.0	99.3	0.0	0.0	0.0	100.0	0.3	0.6	0.0	99.1
	小学	0.0	0.0	0.0	100.0	0.0	0.0	0.0	100.0	0.0	0.0	0.0	100.0
	初中	0.8	0.2	0.5	98.5	0.6	0.0	0.6	98.3	0.8	0.1	0.5	98.5
	高中/中专	0.6	0.8	1.4	97.3	0.0	0.7	0.7	98.6	0.8	0.8	1.6	96.8
	大专及以上	1.0	0.4	2.3	96.3	1.0	1.0	1.5	96.6	0.9	0.0	2.8	96.3

表 5-3　2020 年不同婚姻状况、性别青岛市居民蔬菜食用频率占比

婚姻状况		合计 /%				城市居民蔬菜食用频率占比 /%				农村居民蔬菜食用频率占比 /%			
		<1 次 / 周	1～3 次 / 周	4～6 次 / 周	≥7 次 / 周	<1 次 / 周	1～3 次 / 周	4～6 次 / 周	≥7 次 / 周	<1 次 / 周	1～3 次 / 周	4～6 次 / 周	≥7 次 / 周
合计	未婚	1.7	1.9	3.6	92.8	0.0	2.3	4.1	93.6	2.4	1.7	3.5	92.4
	已婚 / 同居	0.7	0.9	0.6	97.8	0.4	0.8	0.4	98.4	0.9	0.9	0.7	97.5
	离婚 / 丧偶 / 分居	0.5	0.5	0.0	99.0	0.0	0.0	0.0	100.0	0.6	0.6	0.0	98.8
男性	未婚	2.6	2.9	3.1	91.4	0.0	3.4	3.4	93.2	3.4	2.7	3.1	90.8
	已婚 / 同居	0.9	1.4	0.7	97.0	0.2	1.1	0.7	98.0	1.1	1.5	0.8	96.6
	离婚 / 丧偶 / 分居	1.6	1.6	0.0	96.8	0.0	0.0	0.0	100.0	2.2	2.2	0.0	95.6
女性	未婚	0.7	0.7	4.3	94.3	0.0	1.2	4.9	93.9	1.0	0.5	4.0	94.5
	已婚 / 同居	0.6	0.3	0.5	98.5	0.5	0.5	0.2	98.7	0.6	0.3	0.6	98.5
	离婚 / 丧偶 / 分居	0.0	0.0	0.0	100.0	0.0	0.0	0.0	100.0	0.0	0.0	0.0	100.0

表 5-4　2020 年不同职业、性别青岛市居民蔬菜食用频率占比

职业		合计 /%				城市居民蔬菜食用频率占比 /%				农村居民蔬菜食用频率占比 /%			
		<1 次 / 周	1～3 次 / 周	4～6 次 / 周	≥7 次 / 周	<1 次 / 周	1～3 次 / 周	4～6 次 / 周	≥7 次 / 周	<1 次 / 周	1～3 次 / 周	4～6 次 / 周	≥7 次 / 周
合计	农林牧渔水利	1.2	1.2	0.4	97.2	2.2	2.2	0.0	95.7	1.1	1.1	0.5	97.3
	生产运输	1.0	0.7	0.3	98.0	0.0	1.5	0.0	98.5	1.3	0.4	0.4	97.9
	商业服务	1.1	1.3	1.3	96.4	0.0	1.8	1.8	96.5	1.6	1.0	1.0	96.3
	行政干部	0.3	1.0	1.6	97.0	0.0	1.7	0.8	97.5	0.5	0.5	2.2	96.8
	办事人员	1.4	0.9	0.9	96.7	0.9	0.9	0.9	97.2	1.9	0.9	0.9	96.3
	技术人员	1.3	1.1	2.3	95.4	0.0	0.8	0.8	98.4	1.7	1.2	2.9	94.2
	其他劳动者	1.0	1.2	0.9	97.0	0.4	0.8	1.2	97.6	1.1	1.3	0.8	96.8
	在校学生	0.8	2.4	2.8	93.9	0.0	2.5	2.5	95.0	1.0	2.4	2.9	93.7
	未就业者	0.3	0.5	0.5	98.7	1.4	1.4	1.4	95.7	0.0	0.3	0.3	99.4
	家务劳动者	0.5	0.2	0.3	99.0	0.0	0.0	0.0	100.0	0.7	0.2	0.5	98.6
	离退休人员	0.0	0.5	0.5	99.0	0.0	0.0	0.5	99.5	0.0	0.9	0.5	98.6
男性	农林牧渔水利	1.6	1.8	0.4	96.2	0.0	3.0	0.0	97.0	1.7	1.7	0.4	96.2
	生产运输	1.4	0.5	0.5	97.6	0.0	0.0	0.0	100.0	1.8	0.6	0.6	97.0
	商业服务	1.8	1.8	1.8	94.6	0.0	1.4	2.8	95.8	2.4	1.9	1.4	94.3
	行政干部	0.6	1.7	1.7	96.0	0.0	2.6	1.3	96.1	1.0	1.0	1.9	96.1
	办事人员	1.0	2.0	0.0	97.0	0.0	2.2	0.0	97.8	1.8	1.8	0	96.4
	技术人员	0.7	1.6	1.2	96.4	0.0	1.1	0.0	98.9	0.9	1.9	1.9	95.4
	其他劳动者	0.9	1.6	1.2	96.4	0.0	0.6	1.9	97.5	1.2	1.9	1.0	96.0
	在校学生	1.7	4.3	3.5	90.4	0.0	5.3	0.0	94.7	2.1	4.2	4.2	89.6
	未就业者	0.7	1.4	0.7	97.1	3.8	3.8	3.8	88.5	0.0	0.9	0.0	99.1
	家务劳动者	2.0	1.0	0.0	97.0	0.0	0.0	0.0	100.0	2.8	1.4	0.0	95.8
	离退休人员	0.0	0.6	0.6	98.8	0.0	0.0	0.0	100.0	0.0	1.0	1.0	98.0

职业		合计/%				城市居民蔬菜食用频率占比/%				农村居民蔬菜食用频率占比/%			
		<1次/周	1～3次/周	4～6次/周	≥7次/周	<1次/周	1～3次/周	4～6次/周	≥7次/周	<1次/周	1～3次/周	4～6次/周	≥7次/周
女性	农林牧渔水利	0.7	0.5	0.5	98.3	7.7	0.0	0.0	92.3	0.5	0.5	0.5	98.5
	生产运输	0.0	1.2	0.0	98.8	0.0	5.9	0.0	94.1	0.0	0.0	0.0	100.0
	商业服务	0.4	0.7	0.7	98.2	0.0	2.0	1.0	96.9	0.6	0.0	0.6	98.8
	行政干部	0.0	0.0	1.6	98.4	0.0	0.0	0.0	100.0	0.0	0.0	2.4	97.6
	办事人员	1.8	0.0	1.8	96.4	1.7	0.0	1.7	96.7	1.8	0.0	1.8	96.4
	技术人员	2.3	0.0	4.1	93.6	0.0	0.0	2.4	97.6	3.1	0.0	4.6	92.3
	其他劳动者	1.1	0.7	0.4	97.8	1.1	1.1	0.0	97.7	1.1	0.5	0.5	97.8
	在校学生	0.0	0.8	2.3	97.0	0.0	0.0	4.8	95.2	0.0	0.9	1.8	97.3
	未就业者	0.0	0.0	1.4	99.6	0.0	0.0	0.0	100.0	0.0	0.0	0.5	99.5
	家务劳动者	0.2	0.0	0.4	99.4	0.0	0.0	0.0	100.0	0.3	0.0	0.6	99.2
	离退休人员	0.0	0.4	0.4	99.2	0.0	0.0	0.8	99.2	0.0	0.9	0.0	99.1

表5-5　2020年不同收入、性别青岛市居民蔬菜食用频率占比

收入情况		合计/%				城市居民蔬菜食用频率占比/%				农村居民蔬菜食用频率占比/%			
		<1次/周	1～3次/周	4～6次/周	≥7次/周	<1次/周	1～3次/周	4～6次/周	≥7次/周	<1次/周	1～3次/周	4～6次/周	≥7次/周
合计	低收入	0.0	0.4	0.4	99.2	0.0	0.7	0.0	99.3	0.0	0.3	0.5	99.2
	中等收入	0.7	1.0	0.7	97.5	0.4	0.4	0.9	98.2	0.9	1.2	0.7	97.2
	高收入	0.5	1.0	1.2	97.4	0.2	0.7	0.7	98.4	0.7	1.1	1.4	96.8
男性	低收入	0.0	0.7	0.4	98.9	0.0	1.4	0.0	98.6	0.0	0.5	0.5	99.0
	中等收入	1.0	1.9	0.2	96.9	0.0	0.9	0.9	98.2	1.3	2.3	0.0	96.4
	高收入	0.8	1.2	1.4	96.6	0.4	0.4	0.4	98.8	1.0	1.5	1.9	95.6
女性	低收入	0.0	0.0	0.4	99.6	0.0	0.0	0.0	100	0.0	0.0	0.6	99.4
	中等收入	0.5	0.0	1.3	98.2	0.9	0.0	0.0	98.2	0.0	0.0	1.5	98.2
	高收入	0.2	0.7	0.8	98.3	0.0	1.0	1.0	98.0	0.3	0.5	0.8	98.5

2.蔬菜摄入量

青岛市18岁及以上居民中,平均蔬菜摄入量为401.7 g/d,其中男性蔬菜摄入量为405.3 g/d,女性蔬菜摄入量为398.1 g/d,城市居民蔬菜摄入量为365.9 g/d,农村居民蔬菜摄入量为413.4 g/d(表5-6)。

蔬菜摄入量总体呈现随着年龄增长先上升后下降的趋势,40～<50岁年龄组的蔬菜摄入量(425.3 g/d)最高,18～<30岁年龄组的蔬菜摄入量(354.5 g/d)最低。男性中60～<70岁年龄组的蔬菜摄入量(431.7 g/d)最高,18～<30岁年龄组的蔬菜摄入量(374.7 g/d)最低。女性中40～<50岁年龄组的蔬菜摄入量(433.8 g/d)最高,18～<30岁年龄组的蔬菜摄入量(334.6 g/d)最低。各年龄组农村居民的蔬菜摄入量均高于城市居民蔬菜摄入量(表5-6)。

表 5-6　2020 年不同年龄组、性别青岛市居民蔬菜摄入量

年龄组/岁	合计/(g/d)			城市居民蔬菜摄入量/(g/d)			农村居民蔬菜摄入量/(g/d)		
	小计	男性	女性	小计	男性	女性	小计	男性	女性
18~<30	354.5	374.7	334.6	322.0	367.0	279.7	365.8	377.3	354.2
30~<40	395.0	383.0	407.0	358.7	355.0	262.6	407.5	392.8	422.1
40~<50	425.3	417.5	433.8	381.6	380.0	383.5	438.7	429.6	448.3
50~<60	416.1	420.6	411.5	361.7	336.8	387.4	433.0	446.8	419.0
60~<70	419.4	431.7	407.5	414.9	450.3	383.0	421.0	425.6	416.4
≥70	376.8	404.4	356.3	358.1	361.6	355.5	383.1	419.3	356.6
合计	401.7	405.3	398.1	365.9	370.7	361.2	413.4	416.7	410.2

　　不同文化程度人群蔬菜摄入量呈现先上升后下降趋势，小学文化程度人群蔬菜摄入量最高，为421.0 g/d，大专及以上文化程度人群蔬菜摄入量最低，为372.0 g/d。小学文化程度人群中女性蔬菜摄入量高于男性蔬菜摄入量，其他文化程度人群中男性蔬菜摄入量均高于女性蔬菜摄入量。文盲/半文盲中，城市居民蔬菜摄入量高于农村居民蔬菜摄入量，其他文化程度人群中农村居民蔬菜摄入量均高于城市居民蔬菜摄入量（表5-7）。

表 5-7　2020 年不同文化程度、性别青岛市居民蔬菜摄入量

文化程度	合计/(g/d)			城市居民蔬菜摄入量/(g/d)			农村居民蔬菜摄入量/(g/d)		
	小计	男性	女性	小计	男性	女性	小计	男性	女性
文盲/半文盲	392.1	417.4	383.4	409.6	398.9	413.5	388.0	422.0	376.4
小学	421.0	417.1	424.2	410.7	404.9	415.9	423.6	420.4	426.1
初中	410.9	413.6	407.8	379.2	377.0	379.2	418.2	420.8	415.2
高中/中专	407.9	412.5	401.9	358.1	372.3	341.9	424.9	424.8	425.1
大专及以上	372.0	372.3	371.8	337.4	349.1	324.1	395.5	388.7	402.6

　　不同婚姻状况的人群中，已婚/同居者蔬菜摄入量最高，为411.2 g/d，未婚者蔬菜摄入量最低，为348.1 g/d，离婚/丧偶/分居者蔬菜摄入量为354.9 g/d。男性中已婚/同居者蔬菜摄入量最高，为411.8 g/d，离婚/丧偶/分居者蔬菜摄入量最低，为347.8 g/d；女性的变化趋势和全人群相同（表5-8）。

表 5-8　2020 年不同婚姻状况、性别青岛市居民蔬菜摄入量

婚姻状况	合计/(g/d)			城市居民蔬菜摄入量/(g/d)			农村居民蔬菜摄入量/(g/d)		
	小计	男性	女性	小计	男性	女性	小计	男性	女性
未婚	348.1	372.8	317.3	308.9	327.0	289.2	362.6	388.3	328.9
已婚/同居	411.2	411.8	410.7	373.9	375.5	372.1	423.4	423.7	423.1
离婚/丧偶/分居	354.9	347.8	357.8	382.8	440.0	355.9	346.5	315.7	358.3

　　全人群中农林牧渔水利从业者的蔬菜摄入量最高，为452.7 g/d，办事人员的蔬菜摄入量最低，为335.8 g/d。男性中农林牧渔水利从业者的蔬菜摄入量最高，为453.0 g/d，未就业者的摄入量最低，为320.2 g/d；女性中农林牧渔水利从业者的蔬菜摄入量最高，为452.3 g/d，办事人员的蔬菜摄入量最

低,为322.8 g/d(表5-9)。

表5-9　2020年不同职业、性别青岛市居民蔬菜摄入量

职业	合计/(g/d)			城市居民蔬菜摄入量/(g/d)			农村居民蔬菜摄入量/(g/d)		
	小计	男性	女性	小计	男性	女性	小计	男性	女性
农林牧渔水利	452.7	453.0	452.3	569.0	550.7	615.4	446.6	446.3	447.1
生产运输	395.5	403.6	375.1	348.7	376.3	269.1	408.7	411.6	401.5
商业服务	417.7	419.9	415.4	384.6	398.8	374.1	432.4	427.1	438.8
行政干部	384.3	394.5	369.7	299.5	322.1	259.5	438.5	447.9	426.8
办事人员	335.8	350.0	322.8	294.6	309.2	283.4	376.7	383.5	369.2
技术人员	386.6	384.8	389.9	377.7	366.0	402.7	390.0	392.4	385.9
其他劳动者	395.4	399.7	389.8	328.3	336.4	313.7	416.2	423.7	407.7
在校学生	361.5	394.0	333.2	358.0	421.0	301.1	362.2	388.7	339.2
未就业者	365.5	320.2	392.0	446.4	329.2	517.3	347.5	318.2	364.5
家务劳动者	388.7	366.3	393.4	365.4	346.8	369.8	396.9	374.2	401.5
离退休人员	425.5	438.6	415.8	398.9	435.8	376.8	450.9	440.7	460.1

不同收入人群中蔬菜摄入量差距不大,低收入者最高为432.1 g/d,高收入者最低为409.0 g/d,中等收入者为421.7 g/d(表5-10)。

表5-10　2020年不同收入、性别青岛市居民蔬菜摄入量

收入情况	合计/(g/d)			城市居民蔬菜摄入量/(g/d)			农村居民蔬菜摄入量/(g/d)		
	小计	男性	女性	小计	男性	女性	小计	男性	女性
低收入	432.1	450.9	411.0	397.9	437.1	358.7	444.3	455.4	431.2
中等收入	421.7	438.5	403.5	387.2	416.1	358.3	435.2	446.8	422.2
高收入	409.0	411.2	406.1	386.2	387.7	384.4	420.2	422.3	417.3

(二)水果食用频率及摄入量

1. 水果食用频率

青岛市18岁及以上居民中,水果食用频率≥7次/周的人群占比最高,为73.5%,水果食用频率为4～6次/周的人群占比最低,为5.3%。女性居民中水果食用频率≥7次/周的人群占比最高,为81.5%,高于男性的65.5%。城市居民中水果食用频率≥7次/周的人群占比最高,为77.2%,高于农村的72.3%(表5-11)。

表5-11　2020年不同年龄组、性别青岛市居民水果食用频率占比

年龄组/岁		合计/%				城市居民水果食用频率占比/%				农村居民水果食用频率占比/%			
		<1次/周	1～3次/周	4～6次/周	≥7次/周	<1次/周	1～3次/周	4～6次/周	≥7次/周	<1次/周	1～3次/周	4～6次/周	≥7次/周
合计	小计	8.2	13.0	5.3	73.5	5.6	12.5	4.7	77.2	9.0	13.2	5.5	72.3
	18～<30	4.5	10.8	6.1	78.5	4.2	13.0	6.3	76.6	4.7	10.1	6.1	79.2
	30～<40	3.9	10.8	4.8	80.5	3.5	14.7	3.8	77.9	4.0	9.4	5.2	81.4
	40～<50	5.6	11.8	5.6	77.0	3.7	8.6	5.2	82.4	6.2	12.7	5.7	75.4

年龄组/岁		合计/%				城市居民水果食用频率占比/%				农村居民水果食用频率占比/%			
		<1 次/周	1～3 次/周	4～6 次/周	≥7 次/周	<1 次/周	1～3 次/周	4～6 次/周	≥7 次/周	<1 次/周	1～3 次/周	4～6 次/周	≥7 次/周
合计	50～<60	10.9	14.4	4.4	70.3	7.3	13.2	3.7	75.8	12.0	14.8	4.7	68.5
	60～<70	14.1	16.0	5.7	64.2	9.0	11.9	4.5	74.6	15.9	17.4	6.1	60.7
	≥70	15.9	17.3	5.9	61.0	8.8	13.6	5.6	72.0	18.3	18.5	6.0	57.2
男性	小计	11.2	17.4	5.9	65.5	8.5	17.4	5.5	68.6	12.0	17.4	6.1	64.4
	18～<30	7.3	16.1	6.7	69.9	6.5	20.4	5.4	67.7	7.5	14.7	7.2	70.6
	30～<40	5.9	16.2	6.4	71.6	5.7	20.8	6.9	66.7	6.0	14.6	6.2	73.3
	40～<50	8.4	16.4	7.1	68.1	5.6	13.2	8.3	72.9	9.4	17.4	6.7	66.5
	50～<60	16.1	17.8	3.8	62.3	10.8	17.3	2.9	69.1	17.8	18.0	4.1	60.1
	60～<70	18.2	20.3	5.6	55.9	14.3	15.5	2.4	67.9	19.5	21.9	6.6	52.0
	≥70	15.8	20.6	6.7	56.9	13.0	16.7	5.6	64.8	16.8	21.9	7.1	54.2
女性	小计	5.2	8.6	4.7	81.5	2.8	7.6	3.9	85.7	6.0	9.0	4.9	80.1
	18～<30	1.9	5.6	5.6	87.0	2.0	6.1	7.1	84.8	1.8	5.4	5.0	87.8
	30～<40	1.8	5.3	3.3	89.6	1.3	8.5	0.7	89.5	2.0	4.2	4.2	89.6
	40～<50	2.6	6.8	4.0	86.7	1.6	3.3	1.6	93.5	2.8	7.8	4.7	84.7
	50～<60	5.5	10.9	5.1	78.5	3.7	9.0	4.5	82.8	6.0	11.5	5.3	77.1
	60～<70	10.1	11.8	5.7	72.4	4.3	8.6	6.5	80.6	12.2	12.9	5.5	69.4
	≥70	15.9	14.8	5.3	64.0	5.6	11.3	5.6	77.5	19.3	16.0	5.2	59.4

随着文化程度的升高，男性、女性水果食用频率≥7次/周的人数均呈上升趋势。水果食用频率≥7次/周的男性居民中文盲/半文盲占比最低，为45.1%，大专及以上学历者占比最高，为70.9%；水果食用频率≥7次/周的女性居民中文盲/半文盲占比最低，为63.3%，大专及以上学历者占比最高，为91.8%（表5-12）。

表5-12 2020年不同文化程度、性别青岛市居民水果食用频率占比

文化程度		合计/%				城市居民水果食用频率占比/%				农村居民水果食用频率占比/%			
		<1 次/周	1～3 次/周	4～6 次/周	≥7 次/周	<1 次/周	1～3 次/周	4～6 次/周	≥7 次/周	<1 次/周	1～3 次/周	4～6 次/周	≥7 次/周
合计	文盲/半文盲	17.0	19.1	5.2	58.7	10.4	20.8	4.7	64.2	18.5	18.8	5.4	57.4
	小学	13.3	15.7	4.4	66.6	10.7	9.8	5.7	73.8	13.9	17.2	4.1	64.8
	初中	7.9	13.0	5.1	74.0	6.8	13.2	4.6	75.4	8.2	12.9	5.2	73.6
	高中/中专	6.2	11.3	6.2	76.3	5.5	9.7	4.5	80.2	6.4	11.8	6.8	75.0
	大专及以上	3.6	10.3	5.1	81.0	2.3	12.5	4.5	80.7	4.5	8.8	5.5	81.2
男性	文盲/半文盲	24.6	27.5	2.8	45.1	17.9	28.6	0	53.6	26.3	27.2	3.5	43.0
	小学	19.0	18.6	4.8	57.6	17.2	12.1	6.9	63.8	19.4	20.4	4.3	55.9
	初中	11.9	16.9	6.1	65.1	10.1	17.5	4.2	68.3	12.4	16.7	6.5	64.4
	高中/中专	8.5	16.4	6.3	68.8	9.1	14.0	5.5	71.3	8.3	17.1	6.6	68.0
	大专及以上	5.9	16.7	6.6	70.9	3.4	19.7	6.8	70.1	7.6	14.5	6.4	71.5

文化程度		合计/%				城市居民水果食用频率占比/%				农村居民水果食用频率占比/%			
		<1 次/周	1~3 次/周	4~6 次/周	≥7 次/周	<1 次/周	1~3 次/周	4~6 次/周	≥7 次/周	<1 次/周	1~3 次/周	4~6 次/周	≥7 次/周
女性	文盲/半文盲	14.3	16.3	6.1	63.3	7.7	17.9	6.4	67.9	15.9	15.9	6.0	62.3
	小学	8.8	13.5	4.1	73.7	4.7	7.8	4.7	82.8	9.7	14.7	4.0	71.6
	初中	3.4	8.7	4.1	83.8	3.3	8.8	5.0	82.9	3.5	8.6	3.9	84.0
	高中/中专	3.1	4.5	6.0	86.4	1.4	4.9	3.5	90.3	3.8	4.3	7.0	84.9
	大专及以上	1.1	3.4	3.6	91.8	1.0	4.4	1.9	92.7	1.3	2.8	4.7	91.2

不同婚姻状况人群中,水果食用频率≥7次/周人群中,未婚者所占比例最高,为75.4%,已婚/同居者占比次之,为73.7%,离婚/丧偶/分居者占比最低,为63.0%(表5-13)。

表5-13　2020年不同婚姻状况、性别青岛市居民水果食用频率占比

婚姻状况		合计/%				城市居民水果食用频率占比/%				农村居民水果食用频率占比/%			
		<1 次/周	1~3 次/周	4~6 次/周	≥7 次/周	<1 次/周	1~3 次/周	4~6 次/周	≥7 次/周	<1 次/周	1~3 次/周	4~6 次/周	≥7 次/周
合计	未婚	6.0	12.2	6.3	75.4	4.1	14.0	6.4	75.4	6.7	11.5	6.3	75.4
	已婚/同居	8.2	12.9	5.1	73.7	6.0	11.9	4.4	77.8	8.9	13.3	5.4	72.4
	离婚/丧偶/分居	13.9	17.1	6.0	63.0	4.0	20.0	6.0	70.0	16.9	16.3	6.0	60.8
男性	未婚	10.0	17.1	6.0	66.9	7.9	22.5	5.6	64.0	10.7	15.3	6.1	67.8
	已婚/同居	11.2	17.2	6.0	65.5	8.6	16.4	5.5	69.5	12.1	17.5	6.2	64.2
	离婚/丧偶/分居	14.5	27.4	3.2	54.8	6.3	25.0	6.3	62.5	17.4	28.3	2.2	52.2
女性	未婚	1.1	6.0	6.8	86.1	0.0	4.9	7.3	87.8	1.5	6.5	6.5	85.4
	已婚/同居	5.2	8.6	4.2	81.9	3.2	7.4	3.2	86.2	5.8	9.0	4.6	80.6
	离婚/丧偶/分居	13.6	13.0	7.1	66.2	2.9	17.6	5.9	73.5	16.7	11.7	7.5	64.2

全人群中水果食用频率≥7次/周的在校学生所占比例最高,为82.6%,水果食用频率≥7次/周的农林牧渔水利从业者所占比例最低,为64.0%。水果食用频率≥7次/周的男性中行政干部所占比例最高,为76.5%,未就业者所占比例最低,为52.9%;水果食用频率≥7次/周的女性中,生产运输人员所占比例最高,为90.6%,水果食用频率≥7次/周的女性中,农林渔牧水利人群所占比例最低,为72.3%(表5-14)。

表5-14　2020年不同职业、性别青岛市居民水果食用频率占比

职业		合计/%				城市居民水果食用频率占比/%				农村居民水果食用频率占比/%			
		<1 次/周	1~3 次/周	4~6 次/周	≥7 次/周	<1 次/周	1~3 次/周	4~6 次/周	≥7 次/周	<1 次/周	1~3 次/周	4~6 次/周	≥7 次/周
合计	农林牧渔水利	10.8	19.2	6.0	64.0	2.2	17.4	8.7	71.7	11.2	19.3	5.9	63.6
	生产运输	5.3	12.0	6.0	76.7	6.1	10.6	4.5	78.8	5.1	12.3	6.4	76.2
	商业服务	5.2	12.3	5.2	77.2	5.9	11.2	5.9	77.1	5.0	12.8	5.0	77.3
	行政干部	4.9	7.5	5.2	82.3	2.5	6.7	7.6	83.2	6.5	8.1	3.8	81.7
	办事人员	5.2	11.3	5.2	78.4	0.9	10.4	1.9	86.8	9.3	12.1	8.4	70.1

职业		合计/%				城市居民水果食用频率占比/%				农村居民水果食用频率占比/%			
		<1次/周	1~3次/周	4~6次/周	≥7次/周	<1次/周	1~3次/周	4~6次/周	≥7次/周	<1次/周	1~3次/周	4~6次/周	≥7次/周
合计	技术人员	4.0	11.2	6.9	77.9	1.6	14.0	3.9	80.6	4.9	10.1	8.1	76.9
	其他劳动者	11.1	12.9	4.2	71.7	12.2	17.5	4.1	66.3	10.7	11.5	4.3	73.5
	在校学生	2.4	9.3	5.7	82.6	5.0	10.0	7.5	77.5	1.9	9.2	5.3	83.6
	未就业者	13.7	11.3	5.5	69.4	2.9	17.4	4.3	75.4	16.1	10.0	5.8	68.1
	家务劳动者	7.9	12.2	4.5	75.5	7.2	12.5	4.6	75.7	8.1	12.1	4.4	75.4
	离退休人员	8.7	13.0	4.8	73.6	4.9	9.4	3.4	82.3	12.2	16.4	6.1	65.3
男性	农林牧渔水利	13.9	22.9	6.1	57.2	3.0	24.2	9.1	63.6	14.6	22.8	5.8	56.8
	生产运输	7.4	14.4	6.9	71.3	8.2	12.2	6.1	73.5	7.2	15.0	7.2	70.7
	商业服务	8.5	18.8	5.3	67.4	11.1	18.1	5.6	65.3	7.6	19.0	5.2	68.1
	行政干部	7.3	10.1	6.1	76.5	3.9	9.2	9.2	77.6	9.7	10.7	3.9	75.7
	办事人员	7.8	20.6	4.9	66.7	0.0	23.9	2.2	73.9	14.3	17.9	7.1	60.7
	技术人员	5.6	14.5	7.9	72.0	2.3	18.2	4.5	75.0	6.9	13.0	9.3	70.8
	其他劳动者	14.0	16.9	4.8	64.3	15.1	18.9	4.4	61.6	13.5	16.2	5.0	65.3
	在校学生	5.2	14.8	5.2	74.8	10.5	15.8	5.3	68.4	4.2	14.6	5.2	76.0
	未就业者	19.3	20.0	7.9	52.9	7.7	30.8	7.7	53.8	21.9	17.5	7.9	52.6
	家务劳动者	17.8	11.9	5.0	65.3	13.8	10.3	3.4	72.4	19.4	12.5	5.6	62.5
	离退休人员	11.9	18.6	5.6	63.8	9.2	15.8	5.3	69.7	13.9	20.8	5.9	59.4
女性	农林牧渔水利	7.0	14.7	6.0	72.3	0.0	0.0	7.7	92.3	7.2	15.2	6.0	71.6
	生产运输	0.0	5.9	3.5	90.6	0.0	5.9	0.0	94.1	0.0	5.9	4.4	89.7
	商业服务	1.8	5.5	5.2	87.5	2.0	6.1	6.1	85.7	1.7	5.2	4.6	88.4
	行政干部	1.6	4.0	4.0	90.5	0.0	2.3	4.7	93.0	2.4	4.8	3.6	89.2
	办事人员	2.7	2.7	5.4	89.2	1.7	0.0	1.7	96.6	3.9	5.9	9.8	80.4
	技术人员	1.2	5.3	5.3	88.3	0.0	4.9	2.4	92.7	1.5	5.4	6.2	86.9
	其他劳动者	7.4	7.9	3.5	81.2	6.9	14.9	3.4	74.7	7.6	5.5	4.2	82.7
	在校学生	0.0	4.5	6.1	89.4	0.0	4.8	9.5	85.7	0.0	4.5	5.4	90.1
	未就业者	10.5	6.3	4.2	79.1	0.0	9.3	2.3	88.4	12.8	5.6	4.6	77.0
	家务劳动者	5.8	12.2	4.4	77.6	5.7	13.0	4.9	76.4	5.8	12.0	4.2	78.0
	离退休人员	6.3	8.8	4.1	80.8	2.4	5.5	2.4	89.8	10.7	12.5	6.3	70.5

不同收入情况人群中，随着收入的升高，水果食用频率≥7次/周者所占比例也逐步升高。高收入人群所占比例最高，为76.7%，低收入人群所占比例最低，为65.6%。男性和女性水果食用频率≥7次/周者所占比例和全人群类似（表5-15）。

2. 水果摄入量

青岛市18岁及以上居民中，平均水果摄入量为199.6 g/d，其中男性居民水果摄入量为177.9 g/d，女性居民水果摄入量为221.1 g/d，城市居民水果摄入量为180.1 g/d，农村居民水果摄入量为206.0 g/d。各年龄组人群水果摄入量呈现随年龄增长先升高后下降的趋势，其中40～<50岁年龄组人群水果摄入量最高，为218.5 g/d，70岁及以上年龄组水果摄入量最低，为133.3 g/d。

表 5-15　2020 年不同收入、性别青岛市居民水果食用频率

收入情况		合计 /%				城市居民水果食用频率占比 /%				农村居民水果食用频率占比 /%			
		<1 次/周	1~3 次/周	4~6 次/周	≥7 次/周	<1 次/周	1~3 次/周	4~6 次/周	≥7 次/周	<1 次/周	1~3 次/周	4~6 次/周	≥7 次/周
合计	低收入	11.8	16.9	5.7	65.6	7.2	17.4	6.5	68.8	13.4	16.8	5.4	64.4
	中等收入	6.4	15.6	7.2	70.8	5.7	16.2	6.6	71.5	6.7	15.3	7.4	70.5
	高收入	4.8	12.7	5.8	76.7	3.6	9.4	4.0	83.1	5.5	14.3	6.7	73.6
男性	低收入	15.5	20.1	4.0	60.4	10.1	15.9	8.7	65.2	17.2	21.5	2.4	58.9
	中等收入	9.5	19.5	9.0	61.9	10.5	21.1	8.8	59.6	9.2	19.0	9.2	62.7
	高收入	6.6	17.7	6.4	69.2	4.5	13.5	4.9	77.1	8.1	20.7	7.3	63.9
女性	低收入	7.7	13.3	7.7	71.4	4.3	18.8	4.3	72.5	8.9	11.2	8.9	70.9
	中等收入	3.1	11.3	5.2	80.4	0.9	11.4	4.4	83.3	4.0	11.3	5.5	79.2
	高收入	2.5	6.2	5.0	86.3	2.5	4.4	2.9	90.2	2.5	7.1	6.1	84.2

　　城市与农村居民水果摄入量相比，除 40~<50 岁年龄组城市居民水果摄入量高于农村居民水果摄入量外，其他年龄组均为农村居民水果摄入量高于城市居民水果摄入量（表 5-16）。

表 5-16　2020 年不同年龄组、性别青岛市居民水果摄入量

年龄组/岁	合计 /(g/d)			城市居民水果摄入量 /(g/d)			农村居民水果摄入量 /(g/d)		
	小计	男性	女性	小计	男性	女性	小计	男性	女性
18~<30	221.2	209.0	233.2	173.9	165.3	182.0	237.5	223.6	251.4
30~<40	230.7	208.1	253.6	217.2	191.3	244.1	235.4	214.0	256.8
40~<50	218.5	184.3	255.4	197.3	163.8	236.5	190.9	260.9	225.0
50~<60	189.1	169.1	209.7	173.2	133.7	214.1	194.1	180.1	208.3
60~<70	154.4	124.6	183.6	151.4	106.8	191.6	155.4	130.4	180.6
≥70	133.3	126.6	138.2	115.8	111.7	119.0	139.2	131.8	144.6
合计	199.6	177.9	221.1	180.1	207.1	180.1	206.0	186.1	225.7

　　随着文化程度的提高，水果摄入量基本呈升高趋势，文盲/半文盲水果摄入量最低，为 138.0 g/d，高中/中专文化程度者水果摄入量最高，为 233.0 g/d，大专及以上文化程度者水果摄入量有所降低，为 213.7 g/d。男性和女性水果摄入量的变化趋势与总人群相似。农村居民水果摄入量均高于同等文化程度城市居民水果摄入量（表 5-17）。

表 5-17　2020 年不同文化程度、性别青岛市居民水果摄入量

文化程度	合计 /(g/d)			城市居民水果摄入量 /(g/d)			农村居民水果摄入量 /(g/d)		
	小计	男性	女性	小计	男性	女性	小计	男性	女性
文盲/半文盲	138.0	91.3	154.1	127.4	108.7	134.2	140.5	87.1	158.8
小学	163.0	145.3	177.0	130.9	98.1	160.4	171.0	158.3	180.7
初中	199.8	173.8	228.8	173.3	138.2	210.0	205.9	181.7	233.3
高中/中专	233.0	204.5	271.4	213.2	173.6	213.2	239.8	214.1	276.5
大专及以上	213.7	189.8	239.4	188.9	169.5	210.9	230.6	204.2	257.8

不同婚姻状况的人群中，未婚者的水果摄入量最高，为216.1 g/d，已婚/同居者水果摄入量次之，为199.5 g/d，离婚/丧偶/分居者水果摄入量最低，为153.2 g/d。男性和女性水果摄入量的变化趋势与总人群相似。农村居民水果摄入量高于相同婚姻状况城市居民水果摄入量（表5-18）。

表5-18 2020年不同婚姻状况、性别青岛市居民水果摄入量

婚姻状况	合计/(g/d)			城市居民水果摄入量/(g/d)			农村居民水果摄入量/(g/d)		
	小计	男性	女性	小计	男性	女性	小计	男性	女性
未婚	216.1	205.5	229.2	169.1	145.3	194.9	233.5	226.1	243.3
已婚/同居	199.5	175.0	224.0	183.5	154.0	213.7	204.6	181.9	227.3
离婚/丧偶/分居	153.2	128.2	163.3	139.5	160.7	129.5	157.3	116.9	172.9

全人群中，在校学生的水果摄入量最高，为259.9 g/d，办事人员的水果摄入量最低，为171.1 g/d。男性中在校学生的水果摄入量最高，为264.4 g/d，未就业者的水果摄入量最低，为101.7 g/d；女性中商业服务人员的水果摄入量最高，为279.6 g/d，办事人员的水果摄入量最低，为192.7 g/d（表5-19）。

表5-19 2020年不同职业、性别青岛市居民水果摄入量

职业	合计/(g/d)			城市居民水果摄入量/(g/d)			农村居民水果摄入量/(g/d)		
	小计	男性	女性	小计	男性	女性	小计	男性	女性
农林牧渔水利	173.4	156.2	194.6	154.3	159.8	140.2	174.4	156.0	196.4
生产运输	201.5	201.6	201.5	186.1	197.9	152.0	205.9	202.6	213.9
商业服务	232.5	187.3	279.6	229.3	176.7	267.9	233.9	190.9	286.2
行政干部	201.7	171.1	245.1	171.3	162.1	187.5	221.1	177.7	274.9
办事人员	171.1	147.6	192.7	170.3	160.2	178.1	171.8	137.3	209.8
技术人员	217.4	217.4	217.2	193.2	174.2	234.0	226.4	235.1	212.0
其他劳动者	194.9	174.4	220.8	161.5	138.9	202.9	205.9	187.9	225.0
在校学生	259.9	264.4	255.9	194.4	150.2	238.2	272.1	287.0	259.3
未就业者	171.9	101.7	213.1	206.2	142.8	244.5	164.3	92.3	206.2
家务劳动者	216.7	218.3	216.3	159.6	84.6	177.3	236.8	272.1	229.7
离退休人员	182.3	144.9	210.1	170.4	120.5	200.3	193.7	163.2	221.2

随着收入水平的提高，水果摄入量也逐渐提高，低收入者水果摄入量最低，为180.9 g/d，中收入者水果摄入量为195.1 g/d，高收入者水果摄入量最高，为206.3 g/d（表5-20）。

表5-20 2020年不同收入、性别青岛市居民水果摄入量

收入情况	合计/(g/d)			城市居民水果摄入量/(g/d)			农村居民水果摄入量/(g/d)		
	小计	男性	女性	小计	男性	女性	小计	男性	女性
低收入	180.9	164.4	199.4	145.9	135.1	156.8	193.3	174.0	215.9
中等收入	195.1	167.0	225.5	188.2	149.2	227.2	197.8	173.6	224.8
高收入	206.3	182.7	236.6	219.3	191.2	253.0	199.9	178.7	228.0

3. 蔬菜水果摄入量

青岛市 18 岁及以上居民中,平均每人蔬菜水果摄入量为 601.2 g/d,其中男性蔬菜水果摄入量为 583.1 g/d,女性蔬菜水果摄入量为 619.2 g/d,城市居民蔬菜水果摄入量为 546.0 g/d,农村居民蔬菜水果摄入量为 619.4 g/d。各年龄组人群蔬菜水果摄入量呈现随年龄增长先升高后下降的趋势,其中 40～<50 岁年龄组人群蔬菜水果摄入量最高,为 643.8 g/d,70 岁及以上年龄组人群蔬菜水果摄入量最低,为 510.0 g/d。农村居民蔬菜水果摄入量高于城市居民蔬菜水果摄入量(表 5-21)。

表 5-21　2020 年不同年龄组、性别青岛市居民蔬菜水果摄入量

年龄组/岁	合计/(g/d)			城市居民蔬菜水果摄入量/(g/d)			农村居民蔬菜水果摄入量/(g/d)		
	小计	男性	女性	小计	男性	女性	小计	男性	女性
18～<30	575.7	583.8	567.8	495.9	532.4	495.9	603.2	600.9	605.6
30～<40	625.7	591.1	660.6	575.9	546.3	606.7	642.9	606.9	678.9
40～<50	643.8	601.8	689.2	578.9	543.7	520.0	663.7	620.5	709.2
50～<60	605.2	589.6	621.2	534.8	470.6	601.5	627.1	626.9	627.3
60～<70	573.8	556.3	591.0	566.3	557.1	574.6	576.5	556.0	596.5
≥70	510.0	531.0	494.5	474.0	473.3	474.5	522.3	551.1	501.2
合计	601.2	583.1	619.2	546.0	523.7	568.4	619.4	602.8	635.9

随着文化程度的提高,蔬菜水果摄入量呈先上升后下降趋势,文盲/半文盲蔬菜水果摄入量最低,为 530.2 g/d,高中/中专文化程度者蔬菜水果摄入量最高,为 641.0 g/d,大专及以上文化程度者蔬菜水果摄入量有所下降,为 585.8 g/d(表 5-22)。

表 5-22　2020 年不同文化程度、性别青岛市居民蔬菜水果摄入量

文化程度	合计/(g/d)			城市居民蔬菜水果摄入量/(g/d)			农村居民蔬菜水果摄入量/(g/d)		
	小计	男性	女性	小计	男性	女性	小计	男性	女性
文盲/半文盲	530.2	508.8	537.5	537.1	507.6	547.7	528.5	509.1	535.2
小学	584.1	562.4	601.1	503.0	576.6	541.6	594.7	578.7	606.8
初中	610.7	587.4	636.6	552.5	519.4	587.0	624.1	602.5	648.5
高中/中专	641.0	617.0	673.3	571.3	545.9	600.3	664.7	639.0	701.5
大专及以上	585.8	562.1	611.2	526.2	518.6	535.0	626.1	593.0	660.4

已婚/同居者蔬菜水果摄入量最高,为 610.7 g/d,未婚者蔬菜水果摄入量次之,为 564.1 g/d,离婚/丧偶/分居者蔬菜水果摄入量最低,为 508.1 g/d(表 5-23)。

表 5-23　2020 年不同婚姻状况、性别青岛市居民蔬菜水果摄入量

婚姻状况	合计/(g/d)			城市居民蔬菜水果摄入量/(g/d)			农村居民蔬菜水果摄入量/(g/d)		
	小计	男性	女性	小计	男性	女性	小计	男性	女性
未婚	564.1	578.3	546.5	478.0	472.4	484.1	596.2	614.4	572.2
已婚/同居	610.7	586.7	634.7	557.4	529.5	585.8	628.0	605.5	650.4
离婚/丧偶/分居	508.1	576.0	521.1	522.4	600.7	485.5	503.8	432.6	531.1

全人群中，商业服务人员蔬菜水果摄入量最高，为650.2 g/d，办事人员蔬菜水果摄入量最低，为506.9 g/d。男性中在校学生蔬菜水果摄入量最高，为658.4 g/d，未就业者蔬菜水果摄入量最低，为421.9 g/d；女性中商业服务人员蔬菜水果摄入量最高，为695.0 g/d，办事人员蔬菜水果摄入量最低，为515.5 g/d（表5-24）。

表5-24　2020年不同职业、性别青岛市居民蔬菜水果摄入量

职业	合计/(g/d)			城市居民蔬菜水果摄入量/(g/d)			农村居民蔬菜水果摄入量/(g/d)		
	小计	男性	女性	小计	男性	女性	小计	男性	女性
农林牧渔水利	626.1	609.3	647.0	723.2	710.5	755.5	621.1	602.3	643.5
生产运输	597.1	605.1	576.5	534.8	574.2	421.1	614.5	614.2	615.4
商业服务	650.2	607.2	695.0	613.8	575.5	641.9	666.3	618.0	725.0
行政干部	585.9	565.6	614.8	470.8	484.3	470.8	659.6	625.7	701.7
办事人员	506.9	497.6	515.5	464.9	469.4	461.5	548.5	520.8	578.9
技术人员	604.0	602.2	607.2	570.9	540.2	636.6	616.4	627.5	597.9
其他劳动者	590.2	574.2	610.6	489.9	475.2	516.6	621.4	611.5	632.7
在校学生	621.4	658.4	589.1	554.4	571.2	539.3	634.3	675.6	598.5
未就业者	537.4	421.9	605.1	652.6	472.0	761.8	511.8	410.4	570.7
家务劳动者	605.4	584.6	609.7	525.0	431.5	547.1	633.7	646.3	631.2
离退休人员	607.8	583.5	625.9	569.3	556.3	577.0	644.6	603.9	681.3

全人群中，低收入人群蔬菜水果摄入量最高，为617.2 g/d；高收入人群蔬菜水果摄入量次之，为607.9 g/d；中等收入人群蔬菜水果摄入量最低，为580.5 g/d（表5-25）。

表5-25　2020年不同收入、性别青岛市居民蔬菜水果摄入量

收入情况	合计/(g/d)			城市居民蔬菜水果摄入量/(g/d)			农村居民蔬菜水果摄入量/(g/d)		
	小计	男性	女性	小计	男性	女性	小计	男性	女性
低收入	617.2	600.3	637.5	587.2	566.9	609.7	628.4	612.2	648.6
中等收入	580.5	554.4	608.7	547.9	523.4	573.7	599.8	572.4	630.0
高收入	607.9	661.7	535.9	644.0	674.1	605.6	577.8	651.8	474.5

4. 蔬菜水果摄入不足率

青岛市18岁及以上居民中，蔬菜水果摄入不足率为39.4%，其中男性蔬菜水果摄入不足率为40.6%，女性蔬菜水果摄入不足率为38.2%，城市居民蔬菜水果摄入不足率为44.5%，农村居民蔬菜水果摄入不足率为37.8%。

各年龄组蔬菜水果摄入不足率随年龄增长呈先下降后上升的趋势。40～＜50岁年龄组人群蔬菜水果摄入不足率最低，为36.7%；70岁及以上年龄组人群蔬菜水果摄入不足率最高，为45.5%。城市居民蔬菜水果摄入不足率（44.5%）高于农村居民蔬菜水果摄入不足率（37.8%）（表5-26）。

随着文化程度的提高，蔬菜水果摄入不足率呈先下降后上升趋势，初中文化程度者蔬菜水果摄入不足率最低，为37.6%，大专及以上文化程度者蔬菜水果摄入不足率最高，为42.3%。不同文化程度男性和女性蔬菜水果摄入不足率的变化趋势和总人群的该变化趋势相似（表5-27）。

表 5-26　2020 年不同年龄组、性别青岛市居民蔬菜水果摄入不足率

年龄组/岁	合计/%			城市居民蔬菜水果摄入不足率/%			农村居民蔬菜水果摄入不足率/%		
	小计	男性	女性	小计	男性	女性	小计	男性	女性
18～<30	42.5	41.4	43.5	47.9	39.8	55.6	40.6	41.9	39.2
30～<40	38.5	43.6	33.4	43.3	49.1	37.3	36.9	41.7	32.1
40～<50	36.7	38.3	34.9	44.2	46.5	41.5	34.4	35.7	32.9
50～<60	38.3	39.5	37.2	44.3	49.6	38.8	36.5	36.3	36.7
60～<70	39.7	39.7	39.7	42.4	46.4	38.7	38.7	37.5	40.0
≥70	45.5	41.6	48.4	46.4	48.1	45.1	45.2	39.4	49.5
合计	39.4	40.6	38.2	44.5	47.0	42.1	37.8	38.5	37.0

表 5-27　2020 年不同文化程度、性别青岛市居民蔬菜水果摄入不足率

文化程度	合计/%			城市居民蔬菜水果摄入不足率/%			农村居民蔬菜水果摄入不足率/%		
	小计	男性	女性	小计	男性	女性	小计	男性	女性
文盲/半文盲	42.1	40.1	42.7	37.7	46.4	34.6	43.1	38.6	44.6
小学	38.5	40.5	36.8	37.7	44.8	31.3	38.7	39.3	38.1
初中	37.6	37.8	37.4	43.5	42.9	44.2	36.2	36.6	35.8
高中/中专	39.1	40.6	37.0	46.1	48.8	43.1	36.7	38.0	34.7
大专及以上	42.3	46.1	38.3	47.7	49.6	45.6	38.7	43.6	33.5

不同婚姻状况人群中，离婚/丧偶/分居者蔬菜水果摄入不足率最高，为 44.9%，未婚者蔬菜水果摄入不足率次之，为 43.3%，已婚/同居者蔬菜水果摄入不足率最低，为 38.6%（表 5-28）。

表 5-28　2020 年不同婚姻状况、性别青岛市居民蔬菜水果摄入不足率

婚姻状况	合计/%			城市居民蔬菜水果摄入不足率/%			农村居民蔬菜水果摄入不足率/%		
	小计	男性	女性	小计	男性	女性	小计	男性	女性
未婚	43.3	42.0	44.8	51.5	47.2	56.1	40.2	40.2	40.2
已婚/同居	38.6	40.4	36.9	43.6	47.2	39.9	37.0	38.1	35.9
离婚/丧偶/分居	44.9	41.9	46.1	42.0	37.5	44.1	45.8	43.5	46.7

全人群中从事各行业者蔬菜水果摄入不足率相差不大，办事人员蔬菜水果摄入不足率最高，为 47.9%，商业服务人员蔬菜水果摄入不足率最低，为 35.1%（表 5-29）。

表 5-29　2020 年不同职业、性别青岛市居民蔬菜水果摄入不足率

职业	合计/%			城市居民蔬菜水果摄入不足率/%			农村居民蔬菜水果摄入不足率/%		
	小计	男性	女性	小计	男性	女性	小计	男性	女性
农林牧渔水利	35.2	34.6	35.9	30.4	30.3	30.8	35.4	34.9	36.1
生产运输	41.5	43.1	37.6	45.5	42.9	52.9	40.4	43.1	33.8
商业服务	35.1	40.1	29.9	35.3	40.3	31.6	35.0	40.0	28.9
行政干部	45.9	50.3	39.7	60.5	63.2	55.8	36.6	40.8	31.3
办事人员	47.9	47.1	48.6	54.7	54.3	55.0	41.1	41.1	41.2

职业	合计/%			城市居民蔬菜水果摄入不足率/%			农村居民蔬菜水果摄入不足率/%		
	小计	男性	女性	小计	男性	女性	小计	男性	女性
技术人员	37.5	37.8	36.8	35.7	37.5	31.7	38.2	38.0	38.5
其他劳动者	41.1	42.4	39.4	51.6	53.5	48.3	37.8	38.2	37.3
在校学生	36.8	31.3	41.7	42.5	26.3	57.1	35.7	32.3	38.7
未就业者	44.9	52.1	40.6	34.8	46.2	27.9	47.1	53.5	43.4
家务劳动者	40.1	41.6	39.8	46.7	65.5	42.3	37.8	31.9	39.0
离退休人员	37.7	37.9	37.7	39.4	38.2	40.2	36.2	37.6	34.8

不同收入情况的人群中，低收入人群蔬菜水果摄入不足率最低，为34.8%，中等收入人群蔬菜水果摄入不足率最高，为39.9%，高收入人群蔬菜水果摄入不足率次之，为38.0%（表5-30）。

表5-30　2020年不同收入、性别青岛市居民蔬菜水果摄入不足率

收入情况	合计/%			城市居民蔬菜水果摄入不足率/%			农村居民蔬菜水果摄入不足率/%		
	小计	男性	女性	小计	男性	女性	小计	男性	女性
低收入	34.8	32.4	37.5	39.1	37.7	40.6	33.2	30.6	36.3
中等收入	39.9	40.2	39.4	43.4	40.4	46.5	38.4	40.2	36.5
高收入	38.0	40.0	35.5	39.2	40.4	37.7	37.5	39.8	34.4

（三）猪肉食用频率及摄入量

1. 猪肉食用频率

青岛市18岁及以上居民（总人群）中猪肉食用频率≥7次/周的人群占比最高，为61.1%，食用频率为4～6次/周的占比最低，为7.9%，食用频率<1次/周的占比为11.0%。不同年龄段人群中，30～<40岁年龄组人群猪肉食用频率≥7次/周的占比最高，为66.6%，70岁及以上年龄组占比最低，为47.8%（表5-31）。

表5-31　2020年不同年龄组、性别青岛市居民猪肉食用频率占比

年龄组/岁		合计/%				城市居民猪肉食用频率占比/%				农村居民猪肉食用频率占比/%			
		<1次/周	1～3次/周	4～6次/周	≥7次/周	<1次/周	1～3次/周	4～6次/周	≥7次/周	<1次/周	1～3次/周	4～6次/周	≥7次/周
合计	小计	11.0	20.0	7.9	61.1	10.0	20.4	10.3	59.4	11.3	19.9	7.2	61.6
	18～<30	10.0	19.0	10.7	60.3	9.9	17.7	11.5	60.9	10.1	19.4	10.4	60.1
	30～<40	9.8	14.8	8.8	66.6	8.0	14.4	9.0	68.6	10.4	14.9	8.7	66.0
	40～<50	8.8	20.7	6.8	63.7	5.6	20.2	8.6	65.5	9.7	20.8	6.3	63.1
	50～<60	10.7	22.1	6.9	60.3	10.3	22.7	9.5	57.5	10.8	21.9	6.0	61.2
	60～<70	12.5	21.1	8.0	58.4	12.4	19.2	15.3	53.1	12.5	21.7	5.5	60.3
	≥70	19.1	26.6	6.5	47.8	20.8	36.0	9.6	33.6	18.5	23.4	5.4	52.6
男性	小计	8.3	17.4	8.3	66.0	6.7	18.1	10.3	64.9	8.9	17.2	7.6	66.3
	18～<30	8.1	16.9	8.9	66.1	7.5	15.1	5.4	72.0	8.2	17.6	10.0	64.2
	30～<40	7.4	12.4	9.6	70.6	4.4	11.9	10.7	73.0	8.4	12.6	9.3	69.8

续表

年龄组/岁		合计/%				城市居民猪肉食用频率占比/%				农村居民猪肉食用频率占比/%			
		<1 次/周	1～3 次/周	4～6 次/周	≥7 次/周	<1 次/周	1～3 次/周	4～6 次/周	≥7 次/周	<1 次/周	1～3 次/周	4～6 次/周	≥7 次/周
男性	40～<50	8.6	20.4	6.5	64.5	6.3	16.7	9.7	67.4	9.4	17.9	8.0	64.7
	50～<60	7.1	17.4	8.2	67.4	5.8	23.0	7.9	63.3	9.5	19.6	6.1	64.9
	60～<70	8.6	17.6	8.4	65.4	7.1	17.9	17.9	57.1	7.0	17.2	5.1	70.7
	≥70	12.4	24.4	7.7	55.5	14.8	33.3	13.0	38.9	11.6	21.3	5.8	61.3
女性	小计	13.6	22.6	7.6	56.2	13.4	22.6	10.3	53.8	13.7	22.6	6.7	57.0
	18～<30	11.9	21.0	12.5	54.6	12.1	20.2	17.2	50.5	11.9	21.2	10.8	56.1
	30～<40	12.2	17.2	7.9	62.6	11.8	17.0	7.2	64.1	12.4	17.3	8.2	62.2
	40～<50	8.9	24.1	5.1	61.9	4.9	24.4	7.3	63.4	10.1	24.0	4.5	61.4
	50～<60	12.9	23.8	7.2	56.1	14.9	22.4	11.2	51.5	12.2	24.2	6.0	57.5
	60～<70	17.8	24.7	7.8	49.7	17.2	20.4	12.9	49.5	18.0	26.3	5.9	49.8
	≥70	24.0	28.3	5.7	42.0	25.4	38.0	7.0	29.6	23.6	25.0	5.2	46.2

随着文化程度的提高，猪肉食用频率≥7次/周者占比呈现先上升后下降的趋势，文盲/半文盲的占比最低，为49.3%，初中文化程度者占比最高，为63.6%（表5-32）。

表5-32　2020年不同文化程度、性别青岛市居民猪肉食用频率

文化程度		合计/%				城市居民猪肉食用频率占比/%				农村居民猪肉食用频率占比/%			
		<1 次/周	1～3 次/周	4～6 次/周	≥7 次/周	<1 次/周	1～3 次/周	4～6 次/周	≥7 次/周	<1 次/周	1～3 次/周	4～6 次/周	≥7 次/周
合计	文盲/半文盲	19.1	24.9	6.7	49.3	22.6	22.6	12.3	42.5	18.3	25.4	5.4	50.9
	小学	13.1	22.3	5.6	59.1	11.5	24.6	9.0	54.9	13.5	21.7	4.7	60.1
	初中	10.0	19.7	6.7	63.6	8.4	18.6	8.9	64.1	10.4	19.9	6.2	63.5
	高中/中专	9.2	19.0	8.8	63.0	8.4	21.1	9.4	61.0	9.4	18.3	8.6	63.7
	大专及以上	9.5	18.0	11.0	61.5	9.1	19.5	11.8	59.5	9.7	16.9	10.5	62.9
男性	文盲/半文盲	14.8	17.6	7.7	59.9	17.9	21.4	14.3	46.4	14.0	16.7	6.1	63.2
	小学	9.7	17.4	5.6	66.9	3.4	22.4	6.9	67.2	11.4	16.6	5.2	66.8
	初中	8.0	17.8	7.4	66.8	6.3	19.0	12.2	62.4	8.4	17.6	6.4	67.7
	高中/中专	7.2	17.1	8.8	66.9	6.1	14.6	7.3	72.0	7.5	17.9	9.2	65.3
	大专及以上	8.2	16.8	10.6	64.4	6.8	18.4	11.1	63.7	9.1	15.8	10.3	64.8
女性	文盲/半文盲	20.6	27.4	6.3	45.6	24.4	23.1	11.5	41.0	19.8	28.4	5.1	46.7
	小学	15.8	25.7	5.6	52.9	18.8	26.6	10.9	43.8	15.1	25.5	4.3	55.0
	初中	12.2	21.8	6.0	60.0	10.5	18.2	5.5	65.7	12.6	22.6	6.1	58.6
	高中/中专	11.8	21.5	8.9	57.8	11.1	28.5	11.8	48.6	12.1	18.8	7.8	61.3
	大专及以上	10.9	19.2	11.4	58.5	11.7	20.9	12.6	54.9	10.3	18.2	10.7	60.8

猪肉食用频率≥7次/周人群在已婚/同居者中所占比例最高，为62.0%，在未婚者中占比次之，为57.5%，在离婚/丧偶/分居者中占比最低，为52.3%（表5-33）。

表 5-33 2020 年不同婚姻状况、性别青岛市居民猪肉食用频率

婚姻状况		合计/%				城市居民猪肉食用频率占比/%				农村居民猪肉食用频率占比/%			
		<1次/周	1~3次/周	4~6次/周	≥7次/周	<1次/周	1~3次/周	4~6次/周	≥7次/周	<1次/周	1~3次/周	4~6次/周	≥7次/周
合计	未婚	11.3	19.2	12.0	57.5	8.8	17.5	12.9	60.8	12.2	19.8	11.7	56.3
	已婚/同居	10.5	20.0	7.5	62.0	10.1	20.7	10.0	59.1	10.7	19.7	6.7	62.9
	离婚/丧偶/分居	19.4	23.1	5.1	52.3	12.0	22.0	6.0	60.0	21.7	23.5	4.8	50.0
男性	未婚	9.7	18.3	9.1	62.9	4.5	14.6	7.9	73.0	11.5	19.5	9.6	59.4
	已婚/同居	8.1	17.2	8.2	66.5	6.9	18.8	10.6	63.7	8.4	16.7	7.4	67.4
	离婚/丧偶/分居	11.3	19.4	6.5	62.9	12.5	12.5	12.5	62.5	10.9	21.7	4.3	63.0
女性	未婚	13.0	20.3	15.7	50.9	13.4	20.7	18.3	47.6	13.1	20.1	14.6	52.3
	已婚/同居	13.0	22.7	6.8	57.4	13.5	22.6	9.5	54.4	12.9	22.8	5.9	58.4
	离婚/丧偶/分居	22.7	24.7	4.5	48.1	11.8	26.5	2.9	58.8	25.8	24.2	5.0	45.0

全人群中办事人员猪肉食用频率≥7次/周者所占比例最高，为69.5%，离退休人员猪肉食用频率≥7次/周者所占比例为53.4%。男性中家务劳动者猪肉食用频率≥7次/周者所占比例最高，为72.3%，离退休人员猪肉食用频率≥7次/周者所占比例为58.2%；女性中办事人员猪肉食用频率≥7次/周者所占比例最高，为64.0%，离退休人员猪肉食用频率≥7次/周者所占比例为49.8%（表5-34）。

表 5-34 2020 年不同职业、性别青岛市居民猪肉食用频率

职业		合计/%				城市居民猪肉食用频率占比/%				农村居民猪肉食用频率占比/%			
		<1次/周	1~3次/周	4~6次/周	≥7次/周	<1次/周	1~3次/周	4~6次/周	≥7次/周	<1次/周	1~3次/周	4~6次/周	≥7次/周
合计	农林牧渔水利	12.5	23.2	7.1	57.2	10.9	17.4	10.9	60.9	12.6	23.5	6.9	57.0
	生产运输	12.0	18.3	6.3	63.5	9.1	22.7	7.6	60.6	12.8	17.0	6.0	64.3
	商业服务	8.7	16.6	7.6	67.1	8.2	17.6	8.2	65.9	8.9	16.2	7.3	67.6
	行政干部	9.8	18.0	10.8	61.3	5.9	16.0	16.0	61.3	12.4	18.8	7.5	61.3
	办事人员	6.1	12.7	11.7	69.5	8.5	13.2	15.1	63.2	3.7	12.1	8.4	75.7
	技术人员	8.4	20.2	11.4	60.0	7.0	23.3	9.3	60.5	9.0	19.1	12.1	59.8
	其他劳动者	9.3	19.8	6.7	64.3	7.3	22.4	6.5	63.8	9.9	19.0	6.7	64.5
	在校学生	10.1	18.2	10.5	61.1	10.0	15.0	7.5	67.5	10.1	18.8	11.1	59.9
	未就业者	15.6	18.5	7.4	58.6	8.7	17.4	11.6	62.3	17.1	18.7	6.5	57.7
	家务劳动者	13.2	22.1	5.3	59.3	16.4	19.7	8.6	55.3	12.1	23.0	4.2	60.8
	离退休人员	13.7	23.8	9.1	53.4	15.8	26.6	13.3	44.3	11.7	21.1	5.2	62.0
男性	农林牧渔水利	10.2	19.9	8.0	61.9	6.1	18.2	9.1	66.7	10.4	20.0	7.9	61.6
	生产运输	9.7	15.7	7.4	67.1	8.2	16.3	10.2	65.3	10.2	15.6	6.6	67.7
	商业服务	5.3	14.5	8.5	71.6	5.6	18.1	9.7	66.7	5.2	13.3	8.1	73.3
	行政干部	8.4	16.2	10.1	65.4	3.9	18.4	11.8	65.8	11.7	14.6	8.7	65.0
	办事人员	4.9	12.7	6.9	75.5	10.9	10.9	6.5	71.7	0.0	14.3	7.1	78.6
	技术人员	6.6	19.7	10.9	62.8	5.7	23.9	10.2	60.2	6.9	18.1	11.1	63.9
	其他劳动者	7.9	16.6	7.4	68.1	5.7	15.7	7.5	71.1	8.8	16.9	7.4	67.0

职业		合计/%				城市居民猪肉食用频率占比/%				农村居民猪肉食用频率占比/%			
		<1次/周	1~3次/周	4~6次/周	≥7次/周	<1次/周	1~3次/周	4~6次/周	≥7次/周	<1次/周	1~3次/周	4~6次/周	≥7次/周
男性	在校学生	10.4	18.3	5.2	66.1	0.0	10.5	0.0	89.5	12.5	19.8	6.3	61.5
	未就业者	10.0	18.6	7.1	64.3	7.7	19.2	11.5	61.5	10.5	18.4	6.1	64.9
	家务劳动者	8.9	11.9	6.9	72.3	6.9	13.8	17.2	62.1	9.7	11.1	2.8	76.4
	离退休人员	9.6	21.5	10.7	58.2	11.8	25.0	17.1	46.1	7.9	18.8	5.9	67.3
女性	农林牧渔水利	15.4	27.3	6.0	51.3	23.1	15.4	15.4	46.2	15.2	27.6	5.7	51.5
	生产运输	17.6	24.7	3.5	54.1	11.8	41.2	0.0	47.1	19.1	20.6	4.4	55.9
	商业服务	12.2	18.8	6.6	62.4	10.2	17.3	7.1	65.3	13.3	19.7	6.4	60.7
	行政干部	11.9	20.6	11.9	55.6	9.3	14.0	23.3	53.5	13.3	24.1	6.0	56.6
	办事人员	7.2	12.6	16.2	64.0	6.7	15.0	21.7	56.7	7.8	9.8	9.8	72.5
	技术人员	11.7	21.1	12.3	55.0	9.8	22.0	7.3	61.0	12.3	20.8	13.8	53.1
	其他劳动者	10.9	23.9	5.7	59.5	10.3	34.5	4.6	50.6	11.1	21.4	5.9	61.6
	在校学生	9.8	18.2	15.2	56.8	19.0	19.0	14.3	47.6	8.1	18.0	15.3	58.6
	未就业者	18.8	18.4	7.5	55.2	9.3	16.3	11.6	62.8	20.9	18.9	6.6	53.6
	家务劳动者	14.1	24.3	5.0	56.6	18.7	21.1	6.5	53.7	12.5	25.3	4.5	57.7
	离退休人员	16.7	25.5	7.9	49.8	18.1	27.6	11.0	43.3	15.2	23.2	4.5	57.1

　　随着经济水平的提高,全人群中猪肉食用频率≥7次/周的人数呈上升趋势,其中,低收入者占比最低,为56.5%,高收入者占比最高,为63.4%。不同收入情况男性和女性猪肉食用频率≥7次/周者的变化趋势和全人群相似。城市居民猪肉食用频率≥7次/周者的比例高于同等收入情况农村居民的相应比例(表5-35)。

表5-35　2020年不同收入、性别青岛市居民猪肉食用频率

收入情况		合计/%				城市居民猪肉食用频率占比/%				农村居民猪肉食用频率占比/%			
		<1次/周	1~3次/周	4~6次/周	≥7次/周	<1次/周	1~3次/周	4~6次/周	≥7次/周	<1次/周	1~3次/周	4~6次/周	≥7次/周
合计	低收入	13.1	23.2	7.2	56.5	12.3	17.4	8.0	62.3	13.4	25.3	7.0	54.4
	中等收入	10.9	21.9	7.9	59.3	10.1	19.3	10.1	60.5	11.2	22.9	7.1	58.8
	高收入	8.9	17.7	9.9	63.4	8.2	17.4	10.5	63.9	9.3	17.9	9.6	63.2
男性	低收入	11.9	19.1	6.8	62.2	13.0	11.6	7.2	68.1	11.5	21.5	6.7	60.3
	中等收入	7.4	19.3	8.1	65.2	6.1	21.1	8.8	64.0	7.8	18.6	7.8	65.7
	高收入	7.4	16.0	10.7	65.8	6.1	15.5	9.4	69.0	8.0	16.3	11.3	64.4
女性	低收入	14.5	27.8	7.2	50.0	11.6	23.2	8.7	56.5	15.6	29.6	7.3	47.5
	中等收入	14.7	24.7	7.7	52.8	14.0	17.5	11.4	57.0	15.0	27.7	6.2	51.1
	高收入	10.9	19.9	8.9	60.3	10.8	19.6	11.8	57.8	10.9	20.1	7.4	61.6

2. 猪肉摄入量

　　青岛市18岁及以上居民中,平均猪肉摄入量为91.0 g/d,其中男性猪肉摄入量为105.6 g/d,女

性猪肉摄入量为 76.6 g/d,城市居民猪肉摄入量为 82.7 g/d,农村居民猪肉摄入量为 93.8 g/d。各年龄组人群猪肉摄入量随年龄增长呈逐步下降的趋势,其中 18～<30 岁年龄组人群猪肉摄入量最高,为 101.1 g/d,70 岁及以上年龄组猪肉摄入量最低,为 58.8 g/d。农村居民猪肉摄入量高于城市居民猪肉摄入量(表 5-36)。

表 5-36　2020 年不同年龄组、性别青岛市居民猪肉摄入量

年龄组/岁	合计/(g/d)			城市居民猪肉摄入量/(g/d)			农村居民猪肉摄入量/(g/d)		
	小计	男性	女性	小计	男性	女性	小计	男性	女性
18～<30	101.1	116.5	85.9	96.2	123.1	70.9	102.8	114.3	91.2
30～<40	100.3	120.9	79.4	95.3	119.5	70.2	102.0	121.4	82.5
40～<50	93.9	106.6	80.3	89.6	109.5	66.3	95.3	105.6	84.3
50～<60	90.8	96.5	84.9	76.9	84.7	68.9	95.1	100.2	89.8
60～<70	82.5	100.3	65.0	75.5	93.1	59.5	84.9	102.7	67.0
≥70	58.8	72.9	48.3	39.0	54.8	26.9	65.5	79.2	55.5
合计	91.0	105.6	76.6	82.7	102.2	63.3	93.8	106.8	80.9

随着文化程度的提高,每天猪肉的摄入量呈先上升后下降的趋势,文盲/半文盲猪肉摄入量最低,为 65.0 g/d,初中文化程度者猪肉摄入量最高,为 95.5 g/d。不同文化程度农村居民猪肉摄入量高于相同文化程度城市居民猪肉摄入量(表 5-37)。

表 5-37　2020 年不同文化程度、性别青岛市居民猪肉摄入量

文化程度	合计/(g/d)			城市居民猪肉摄入量/(g/d)			农村居民猪肉摄入量/(g/d)		
	小计	男性	女性	小计	男性	女性	小计	男性	女性
文盲/半文盲	65.0	86.5	57.6	47.8	62.7	42.4	69.1	92.4	61.2
小学	87.9	95.0	82.2	67.1	75.6	59.4	93.1	100.4	87.5
初中	95.5	107.4	82.3	91.9	107.5	75.6	96.4	107.4	75.6
高中/中专	94.6	108.9	75.3	77.6	96.8	55.8	100.3	112.6	82.8
大专及以上	94.1	108.2	78.8	91.4	113.0	66.8	95.8	104.8	86.6

不同婚姻状况人群中,已婚/同居者猪肉摄入量最高,为 91.9 g/d,未婚者猪肉摄入量次之,为 75.9 g/d,离婚/丧偶/分居者猪肉摄入量最低,为 53.5 g/d。男性中已婚/同居者猪肉摄入量最高,为 105.2 g/d,离婚/丧偶/分居者猪肉摄入量最低,为 66.0 g/d。女性中未婚者猪肉摄入量最高,为 115.3 g/d,离婚/丧偶/分居者猪肉摄入量最低,为 48.4 g/d(表 5-38)。

表 5-38　2020 年不同婚姻状况、性别青岛市居民猪肉摄入量

婚姻状况	合计/(g/d)			城市居民猪肉摄入量/(g/d)			农村居民猪肉摄入量/(g/d)		
	小计	男性	女性	小计	男性	女性	小计	男性	女性
未婚	75.9	97.7	115.3	96.4	125.6	96.4	98.2	111.7	80.5
已婚/同居	91.9	105.2	78.5	95.3	107.4	83.3	95.3	107.4	83.3
离婚/丧偶/分居	53.5	66.0	48.4	66.9	96.9	52.8	49.4	55.2	47.2

全人群中,商业服务人员的猪肉摄入量最高,为106.7 g/d,离退休人员的猪肉摄入量最低,为69.1 g/d。男性中商业服务人员的猪肉摄入量最高,为132.4 g/d,离退休人员的猪肉摄入量最低,为78.0 g/d;女性中未就业者的猪肉摄入量最高,为89.9 g/d,离退休人员的猪肉摄入量最低,为62.5 g/d(表5-39)。

表5-39　2020年不同职业、性别青岛市居民猪肉摄入量

职业	合计/(g/d)			城市居民猪肉摄入量/(g/d)			农村居民猪肉摄入量/(g/d)		
	小计	男性	女性	小计	男性	女性	小计	男性	女性
农林牧渔水利	91.4	104.3	75.6	126.3	155.8	51.2	89.6	100.7	76.4
生产运输	94.0	103.0	71.1	120.9	141.1	62.8	86.5	91.9	73.1
商业服务	106.7	132.4	79.9	90.3	114.5	72.5	114.0	138.5	84.1
行政干部	94.6	112.8	68.7	103.5	123.6	68.1	88.9	104.9	69.0
办事人员	93.6	112.7	76.0	72.0	86.1	61.2	115.0	134.6	93.4
技术人员	97.4	111.3	72.8	87.3	97.9	64.5	101.2	116.7	75.4
其他劳动者	96.8	103.4	88.4	78.5	93.8	50.5	102.5	107.0	97.3
在校学生	96.8	111.1	84.2	91.2	144.5	43.0	97.9	104.6	92.1
未就业者	88.5	86.3	89.9	100.1	73.2	116.3	86.0	89.3	84.1
家务劳动者	70.7	88.4	67.0	61.2	50.6	63.7	74.0	103.6	68.1
离退休人员	69.1	78.0	62.5	58.4	72.3	50.1	79.2	82.3	76.5

随着收入水平的提高,平均每天猪肉摄入量也随之提高。低收入者猪肉摄入量最低,为78.6 g/d,中等收入者猪肉摄入量为83.3 g/d,高收入者猪肉摄入量最高,为93.4 g/d。男性和女性猪肉摄入量的变化趋势和总人群猪肉摄入量的变化趋势相似。不同收入情况农村居民的猪肉摄入量高于相同收入情况城市居民猪肉摄入量(表5-40)。

表5-40　2020年不同收入、性别青岛市居民猪肉摄入量

收入情况	合计/(g/d)			城市居民猪肉摄入量/(g/d)			农村居民猪肉摄入量/(g/d)		
	小计	男性	女性	小计	男性	女性	小计	男性	女性
低收入	78.6	94.1	60.4	68.7	92.9	44.5	81.6	94.5	66.6
中等收入	83.3	95.5	70.1	65.6	81.9	49.4	90.2	100.5	78.7
高收入	93.4	105.2	78.2	80.4	97.8	59.5	99.7	108.7	87.9

(四)碳酸饮料饮用频率与摄入量

1. 碳酸饮料饮用频率

青岛市18岁及以上居民中,饮用碳酸饮料<1次/周的人群比例为89.2%,其中男性占比为84.6%,女性占比为99.6%,城市居民占比为86.8%,农村居民占比为90.0%。碳酸饮料饮用频率≥1次/周人群所占比例较少。

全人群中饮用碳酸饮料<1次/周者随年龄增长而增加,随文化程度的升高而降低,除未婚者占比(64.2%)、在校学生占比(64.4%)偏低,其他人群所占比例相差不大(表5-41—表5-45)。

表 5-41　2020 年不同年龄组、性别青岛市居民碳酸饮料饮用频率占比

年龄组/岁		合计/%				城市居民碳酸饮料饮用频率占比/%				农村居民碳酸饮料饮用频率占比/%			
		<1 次/周	1~3 次/周	4~6 次/周	≥7 次/周	<1 次/周	1~3 次/周	4~6 次/周	≥7 次/周	<1 次/周	1~3 次/周	4~6 次/周	≥7 次/周
合计	小计	89.2	8.2	0.7	1.9	86.8	10.0	1.3	1.9	90.0	7.6	0.5	1.9
	18~<30	65.0	25.4	2.8	6.8	59.4	28.1	5.2	7.3	67.0	24.4	2.0	6.6
	30~<40	80.3	15.0	1.3	3.4	75.3	19.2	2.6	2.9	82.0	13.6	0.9	3.5
	40~<50	94.3	4.5	0.3	1.0	93.3	6.4	0.0	0.4	94.6	3.9	0.3	1.1
	50~<60	98.9	1.0	0.0	0.1	98.5	1.1	0.0	0.4	99.0	1.0	0.0	0.0
	60~<70	99.1	0.9	0.0	0.0	99.4	0.6	0.0	0.0	99.0	1.0	0.0	0.0
	≥70	99.6	0.4	0.0	0.0	100.0	0.0	0.0	0.0	99.5	0.5	0.0	0.0
男性	小计	84.6	11.2	1.1	3.1	82.6	13.2	1.6	2.5	85.3	10.6	0.9	3.2
	18~<30	57.8	28.8	3.0	10.5	51.6	34.4	4.3	9.7	59.9	26.9	2.5	10.8
	30~<40	69.6	22.5	2.5	5.4	66.0	25.2	4.4	4.4	70.9	21.6	1.8	5.7
	40~<50	90.9	6.9	0.5	1.7	90.3	9.7	0.0	0.0	91.1	6.0	0.7	2.2
	50~<60	97.8	2.1	0.0	0.2	97.1	2.2	0.0	0.7	98.0	2.0	0.0	0.0
	60~<70	98.5	1.5	0.0	0.0	100.0	0.0	0.0	0.0	98.0	2.0	0.0	0.0
	≥70	99.5	0.5	0.0	0.0	100.0	0.0	0.0	0.0	99.4	0.6	0.0	0.0
女性	小计	99.6	0.4	0.0	0.0	90.9	6.8	1.0	1.2	99.5	0.5	0.0	0.0
	18~<30	72.1	22.0	2.7	3.2	66.7	22.2	6.1	5.1	74.1	21.9	1.4	2.5
	30~<40	91.1	7.4	0.2	1.3	85.0	13.1	0.7	1.3	93.1	5.5	0.0	1.3
	40~<50	98.0	1.8	0.2	0.0	96.7	2.4	0.0	0.8	98.4	1.3	0.0	0.3
	50~<60	100.0	0.0	0.0	0.0	100.0	0.0	0.0	0.0	100.0	0.0	0.0	0.0
	60~<70	99.7	0.3	0.0	0.0	98.9	1.1	0.0	0.0	100.0	0.0	0.0	0.0
	≥70	99.6	0.4	0.0	0.0	100.0	0.0	0.0	0.0	99.5	0.5	0.0	0.0

表 5-42　2020 年不同文化程度、性别青岛市居民碳酸饮料饮用频率占比

文化程度		合计/%				城市居民碳酸饮料饮用频率占比/%				农村居民碳酸饮料饮用频率占比/%			
		<1 次/周	1~3 次/周	4~6 次/周	≥7 次/周	<1 次/周	1~3 次/周	4~6 次/周	≥7 次/周	<1 次/周	1~3 次/周	4~6 次/周	≥7 次/周
合计	文盲/半文盲	99.6	0.2	0.2	0.0	100.0	0.0	0.0	0.0	99.6	0.2	0.2	0.0
	小学	98.9	0.8	0.0	0.3	100.0	0.0	0.0	0.0	98.6	1.0	0.0	0.4
	初中	93.7	4.5	0.5	1.4	95.4	3.5	0.5	0.5	93.3	4.7	0.4	1.6
	高中/中专	83.4	11.7	1.2	3.7	83.8	11.4	1.6	3.2	83.3	11.8	1.0	3.9
	大专及以上	76.7	19.1	1.5	2.8	74.8	19.8	2.5	3.0	78.0	18.6	0.8	2.6
男性	文盲/半文盲	99.3	0.0	0.7	0.0	100.0	0.0	0.0	0.0	99.1	0.0	0.9	0.0
	小学	97.8	1.9	0.0	0.3	100.0	0.0	0.0	0.0	97.2	2.4	0.0	0.4
	初中	90.2	6.6	0.8	2.4	93.1	4.8	1.1	1.1	89.5	7.1	0.7	2.7
	高中/中专	79.1	14.1	1.3	5.5	79.3	14.6	1.2	4.9	79.1	13.9	1.3	5.6
	大专及以上	71.3	23.4	2.0	3.4	70.1	23.9	3.0	3.0	72.1	23.0	1.2	3.6

文化程度		合计/%				城市居民碳酸饮料饮用频率占比/%				农村居民碳酸饮料饮用频率占比/%			
		<1次/周	1～3次/周	4～6次/周	≥7次/周	<1次/周	1～3次/周	4～6次/周	≥7次/周	<1次/周	1～3次/周	4～6次/周	≥7次/周
女性	文盲/半文盲	99.8	0.2	0.0	0.0	100.0	0.0	0.0	0.0	99.7	0.3	0.0	0.0
	小学	99.7	0.0	0.0	0.3	100.0	0.0	0.0	0.0	99.6	0.0	0.0	0.4
	初中	97.6	2.1	0.1	0.2	97.8	2.2	0.0	0.0	97.6	2.0	0.1	0.3
	高中/中专	89.1	8.5	1.0	1.4	88.9	7.6	2.1	1.4	89.2	8.9	0.5	1.3
	大专及以上	82.5	14.5	1.0	2.1	80.1	15.0	1.9	2.9	84.0	14.1	0.3	1.6

表 5-43　2020 年不同婚姻状况、性别青岛市居民碳酸饮料饮用频率占比

婚姻状况		合计/%				城市居民碳酸饮料饮用频率占比/%				农村居民碳酸饮料饮用频率占比/%			
		<1次/周	1～3次/周	4～6次/周	≥7次/周	<1次/周	1～3次/周	4～6次/周	≥7次/周	<1次/周	1～3次/周	4～6次/周	≥7次/周
合计	未婚	64.2	26.3	2.4	7.1	59.6	28.1	4.1	8.2	65.9	25.7	1.7	6.7
	已婚/同居	92.3	6.0	0.5	1.2	90.7	7.6	0.8	0.9	92.8	5.4	0.4	1.4
	离婚/丧偶/分居	95.8	1.9	1.4	0.9	92.0	2.0	4.0	2.0	97.0	1.8	0.6	0.6
男性	未婚	59.7	27.7	2.3	10.3	57.3	29.2	3.4	10.1	60.5	27.2	1.9	10.3
	已婚/同居	88.2	8.9	0.9	2.0	86.4	10.9	1.2	1.4	88.8	8.2	0.8	2.2
	离婚/丧偶/分居	91.9	4.8	1.6	1.6	87.5	6.3	6.3	0.0	93.5	4.3	0.0	2.2
女性	未婚	69.8	24.6	2.5	3.2	62.2	26.8	4.9	6.1	72.9	23.6	1.5	2.0
	已婚/同居	96.4	3.1	0.1	0.5	95.0	4.3	0.4	0.4	96.8	2.6	0.0	0.5
	离婚/丧偶/分居	97.4	0.6	1.3	0.6	94.1	0.0	2.9	2.9	98.3	0.8	0.8	0.0

表 5-44　2020 年不同职业、性别青岛市居民碳酸饮料饮用频率占比

职业		合计/%				城市居民碳酸饮料饮用频率占比/%				农村居民碳酸饮料饮用频率占比/%			
		<1次/周	1～3次/周	4～6次/周	≥7次/周	<1次/周	1～3次/周	4～6次/周	≥7次/周	<1次/周	1～3次/周	4～6次/周	≥7次/周
合计	农林牧渔水利	97.5	1.9	0.1	0.5	97.8	2.2	0.0	0.0	97.5	1.9	0.1	0.5
	生产运输	83.7	10.0	1.3	5.0	84.8	9.1	1.5	4.5	83.4	10.2	1.3	5.1
	商业服务	83.5	11.9	1.4	3.1	80.6	14.1	2.4	2.9	84.9	11.0	1.0	3.1
	行政干部	83.3	14.4	0.7	1.6	79.0	17.6	0.0	3.4	86.0	12.4	1.1	0.5
	办事人员	82.2	14.1	0.9	2.8	81.1	17.0	0.0	1.9	83.2	11.2	1.9	3.7
	技术人员	82.1	14.5	1.1	2.3	79.8	17.1	1.6	1.6	82.9	13.6	0.9	2.6
	其他劳动者	88.1	8.1	1.1	2.8	85.0	10.2	2.4	2.4	89.1	7.8	0.6	2.4
	在校学生	64.4	28.3	2.4	4.9	60.0	25.0	10.0	5.0	65.2	29.0	1.0	4.8
	未就业者	93.1	4.7	0.3	1.8	89.9	7.2	1.4	1.4	93.9	4.2	0.0	1.9
	家务劳动者	98.1	1.5	0.0	0.4	98.7	1.6	0.0	0.0	97.9	1.6	0.0	0.5
	离退休人员	99.3	0.7	0.0	0.0	99.5	0.5	0.0	0.0	99.1	0.9	0.0	0.0
男性	农林牧渔水利	95.5	3.5	0.2	0.8	97.0	3.0	0.0	0.0	95.4	3.5	0.2	0.8
	生产运输	77.8	13.4	1.9	6.9	79.6	12.2	2.0	6.1	77.2	13.8	1.8	7.2

职业		合计/%				城市居民碳酸饮料饮用频率占比/%				农村居民碳酸饮料饮用频率占比/%			
		<1次/周	1~3次/周	4~6次/周	≥7次/周	<1次/周	1~3次/周	4~6次/周	≥7次/周	<1次/周	1~3次/周	4~6次/周	≥7次/周
男性	商业服务	78.7	15.2	1.8	4.3	75.0	16.7	2.8	5.6	80.0	14.8	1.4	3.8
	行政干部	81.0	15.6	1.1	2.2	77.6	18.4	0.0	3.9	83.5	13.6	1.9	1.0
	办事人员	76.5	18.6	2.0	2.9	78.3	19.6	0.0	2.2	75.0	17.9	3.6	3.6
	技术人员	77.3	18.4	1.3	3.0	77.3	20.5	1.1	1.1	77.3	17.6	1.4	3.7
	其他劳动者	85.5	10.0	1.4	3.1	83.6	11.9	2.5	1.9	86.2	9.3	1.0	3.6
	在校学生	56.5	31.3	2.6	9.6	42.1	31.6	15.8	10.5	59.4	31.3	0.0	5.3
	未就业者	87.1	8.6	0.0	4.3	84.6	15.4	0.0	0.0	94.4	4.2	0.0	1.4
	家务劳动者	96.0	3.0	0.0	1.0	100.0	0.0	0.0	0.0	98.0	2.0	0.0	0.0
	离退休人员	98.9	1.1	0.0	0.0	100.0	0.0	0.0	0.0	85.3	10.3	0.9	3.2
女性	农林牧渔水利	100.0	0.0	0.0	0.0	100.0	0.0	0.0	0.0	100.0	0.0	0.0	0.0
	生产运输	98.8	1.2	0.0	0.0	100.0	0.0	0.0	0.0	98.5	1.5	0.0	0.0
	商业服务	88.6	8.5	1.1	1.8	84.7	12.2	2.0	1.0	90.8	6.4	0.6	2.3
	行政干部	86.5	12.7	0.0	0.8	81.4	16.3	0.0	2.3	89.2	10.8	0.0	0.0
	办事人员	87.4	9.9	0.0	2.7	83.3	15.0	0.0	1.7	92.2	3.9	0.0	3.9
	技术人员	90.6	7.6	0.6	1.2	85.4	9.8	2.4	2.4	92.3	6.9	0.0	0.8
	其他劳动者	91.5	6.3	0.7	1.5	87.4	6.9	2.3	3.4	92.4	6.2	0.3	1.1
	在校学生	71.2	25.8	2.3	0.8	76.2	19.0	4.8	0.0	70.3	27.0	1.8	0.9
	未就业者	96.7	2.5	0.4	0.4	93.0	2.3	2.3	2.3	97.4	2.6	0.0	0.0
	家务劳动者	98.5	1.2	0.0	0.2	98.4	1.6	0.0	0.0	98.6	1.1	0.0	0.3
	离退休人员	99.6	0.4	0.0	0.0	99.2	0.8	0.0	0.0	100	0.0	0.0	0.0

表5-45　2020年不同收入、性别青岛市居民碳酸饮料饮用频率占比

收入情况		合计/%				城市居民碳酸饮料饮用频率占比/%				农村居民碳酸饮料饮用频率占比/%			
		<1次/周	1~3次/周	4~6次/周	≥7次/周	<1次/周	1~3次/周	4~6次/周	≥7次/周	<1次/周	1~3次/周	4~6次/周	≥7次/周
合计	低收入	96.8	2.7	0.2	0.4	96.4	2.9	0.0	0.7	96.9	2.6	0.3	0.3
	中等收入	92.6	6.2	0.1	1.1	92.1	7.5	0.0	0.4	92.8	5.7	0.2	1.4
	高收入	84.8	11.8	1.2	2.3	83.3	13.1	1.8	1.8	85.5	11.1	0.9	2.5
男性	低收入	95.7	3.6	0.4	0.4	95.7	4.3	0.0	0.0	95.7	3.3	0.5	0.5
	中等收入	90.2	7.9	0.2	1.7	90.4	8.8	0.0	0.9	90.2	7.5	0.3	2.0
	高收入	77.2	17.5	1.6	3.8	76.7	18.0	2.0	3.3	77.4	17.2	1.3	4.0
女性	低收入	98.0	1.6	0.0	0.4	97.1	1.4	0.0	1.4	98.3	1.7	0.0	0.0
	中等收入	95.1	4.4	0.0	0.5	93.9	6.1	0.0	0.0	95.6	3.6	0.0	0.7
	高收入	94.5	4.5	0.7	0.3	91.2	7.4	1.5	0.0	96.2	3.1	0.3	0.5

2. 碳酸饮料摄入量

青岛市18岁及以上居民平均每天碳酸饮料摄入量为21.1 mL/d,其中男性碳酸饮料摄入量为

32.6 mL/d,女性碳酸饮料摄入量为 9.6 mL/d,城市居民碳酸饮料摄入量为 23.5 mL/d,农村居民碳酸饮料摄入量为 20.3 mL/d。各年龄组人群碳酸饮料摄入量随年龄增长呈下降的趋势,其中 18~<30 岁年龄组人群碳酸饮料摄入量最高,为 67.4 g/d,70 岁及以上年龄组碳酸饮料摄入量最低,为 0.8 mL/d。

男性和女性碳酸饮料摄入量的变化趋势基本与总人群的该变化趋势相似(表 5-46)。

表 5-46 2020 年不同年龄组、性别青岛市居民碳酸饮料摄入量

年龄组/岁	合计/(mL/d)			城市居民碳酸饮料摄入量/(mL/d)			农村居民碳酸饮料摄入量/(mL/d)		
	小计	男性	女性	小计	男性	女性	小计	男性	女性
18~<30	67.4	92.9	42.2	76.5	89.9	64.0	64.3	93.9	34.5
30~<40	40.9	67.5	14.1	43.9	63.3	23.7	39.9	69.0	10.8
40~<50	9.7	16.4	2.4	9.8	17.3	2.0	9.9	17.3	2.0
50~<60	1.8	3.3	0.3	2.7	5.3	0.03	1.6	2.7	0.4
60~<70	0.9	1.7	0.1	0.2	0.0	0.2	1.2	2.3	0.1
≥70	0.8	0.8	0.8	0.0	0.0	0.0	1.0	1.0	1.0
合计	21.1	32.6	9.6	23.5	31.4	15.6	20.3	33.0	7.7

碳酸饮料摄入量随文化程度的升高而升高,文盲/半文盲碳酸饮料摄入量最低,为 1.1 mL/d,大专及以上文化程度者碳酸饮料摄入量最高,为 39.0 mL/d(表 5-47)。

表 5-47 2020 年不同文化程度、性别青岛市居民碳酸饮料摄入量

文化程度	合计/(mL/d)			城市居民碳酸饮料摄入量/(mL/d)			农村居民碳酸饮料摄入量/(mL/d)		
	小计	男性	女性	小计	男性	女性	小计	男性	女性
文盲/半文盲	1.1	2.7	0.6	0.2	0	0.2	1.4	3.4	0.7
小学	2.1	2.4	1.8	2.5	2.1	3.1	0.2	0.1	0.2
初中	12.7	20.6	4.0	6.7	11.7	1.5	14.1	22.6	4.5
高中/中专	37.1	54.4	14.0	32.1	47.3	14.8	38.9	56.6	13.6
大专及以上	39.0	49.7	27.6	43.6	47.7	39.1	35.9	51.2	20.2

未婚者碳酸饮料摄入量最高,为 68.2 mL/d,已婚/同居者碳酸饮料摄入量为 14.9 mL/d,离婚/丧偶/分居者碳酸饮料摄入量最低,为 13.5 mL/d(表 5-48)。

表 5-48 2020 年不同婚姻状况、性别青岛市居民碳酸饮料摄入量

婚姻状况	合计/(mL/d)			城市居民碳酸饮料摄入量/(mL/d)			农村居民碳酸饮料摄入量/(mL/d)		
	小计	男性	女性	小计	男性	女性	小计	男性	女性
未婚	68.2	87.4	44.2	73.3	78.0	68.1	66.3	90.6	34.3
已婚/同居	14.9	24.7	4.9	15.4	23.9	6.9	14.8	24.7	4.9
离婚/丧偶/分居	13.5	23.0	9.6	34.0	39.2	31.5	7.3	17.4	3.4

全人群中,在校学生的碳酸饮料摄入量最高,为 63.6 mL/d,离退休人员的碳酸饮料摄入量最低,为 1.1 mL/d。男性中在校学生的碳酸饮料摄入量最高,为 97.1 mL/d,离退休人员的碳酸饮料摄入量

最低,为 2.2 mL/d;女性中在校学生的碳酸饮料入量最高,为 34.4 mL/d,农林牧渔水利从业人员碳酸饮料的摄入量最低,为 0.2 mL/d(表 5-49)。

表 5-49 2020 年不同职业、性别青岛市居民碳酸饮料摄入量

职业	合计/(mL/d)			城市居民碳酸饮料摄入量/(mL/d)			农村居民碳酸饮料摄入量/(mL/d)		
	小计	男性	女性	小计	男性	女性	小计	男性	女性
农林牧渔水利	4.1	7.3	0.2	1.1	1.5	0.0	4.2	7.6	0.2
生产运输	50.1	69.3	1.5	43.4	58.0	1.3	52.0	72.6	1.5
商业服务	30.3	38.8	21.4	33.7	48.0	23.2	28.8	35.6	20.5
行政干部	26.4	34.1	15.4	36.5	43.1	24.9	19.9	27.5	10.5
办事人员	26.8	35.0	19.3	26.4	41.5	9.8	26.4	41.5	9.8
技术人员	30.6	38.5	16.6	31.7	27.8	39.9	30.3	9.3	30.3
其他劳动者	25.3	34.3	14.0	29.7	30.5	28.2	24.0	35.7	10.7
在校学生	63.6	97.1	34.4	76.8	128.8	29.7	61.0	90.8	35.3
未就业者	16.9	36.5	5.4	15.0	18.9	12.5	17.3	40.6	3.9
家务劳动者	2.9	6.9	2.0	1.2	0.0	1.5	3.4	9.6	2.2
离退休人员	1.1	2.2	0.3	0.2	0.1	0.3	1.9	3.7	0.4

随着收入水平的提高,碳酸饮料摄入量也逐渐升高,低收入者碳酸饮料摄入量最低,为 5.1 mL/d,中等收入者碳酸饮料摄入量为 12.9 mL/d,高收入者碳酸饮料摄入量最高,为 28.2 mL/d(表 5-50)。

表 5-50 2020 年不同收入、性别青岛市居民碳酸饮料摄入量

收入情况	合计/(mL/d)			城市居民碳酸饮料摄入量/(mL/d)			农村居民碳酸饮料摄入量/(mL/d)		
	小计	男性	女性	小计	男性	女性	小计	男性	女性
低收入	5.1	7.0	2.9	5.3	4.3	6.3	5.0	7.8	1.6
中等收入	12.9	19.2	6.1	8.6	10.9	6.3	14.6	22.3	6.0
高收入	28.2	43.7	8.3	27.5	39.0	13.8	28.5	45.9	5.4

报告六

身体活动

一、相关定义

1. 职业性身体活动

职业性身体活动指在日常工作、农活中所涉及的身体活动,包括有酬劳或无酬劳的工作、学习／培训、家务活动、收庄稼和捕鱼等。

2. 交通性身体活动

交通性身体活动指采用步行或骑自行车的方式往来各地,包括步行或骑自行车去工作、购物等。

3. 休闲性身体活动

休闲性身体活动指在工作、学习之余,以休闲、健身为主要目的的身体活动,包括体育锻炼、娱乐活动等。

4. 高强度活动

高强度活动指可引起呼吸急促或者心跳明显加快的活动,如搬运重物、挖掘、跑步、踢足球。本次调查中只计入一次连续活动时间 10 分钟以上的活动。

5. 中等强度活动

中等强度活动指可引起呼吸频率和心跳稍微增加的活动,如快步走、骑自行车、游泳、打排球。本次调查中只计入一次连续活动时间在 10 分钟以上的活动。

6. 静态行为

静态行为指工作、休息或交通过程中,以坐或者靠的姿态完成的行为,包括坐在桌前工作或学习,乘坐轿车、公共汽车、火车,阅读,看电视等。

7. 代谢当量(metabolism equivalent, MET)

代谢当量指身体活动时的代谢率与标准的静息代谢率的比值。1 MET 定为 $4.184 \, \text{kJ}/(\text{kg} \cdot \text{h})$,相当于静坐时的能量消耗。进行 1 分钟活动,每千克体重消耗 3.5 mL 的氧气,这样的运动强度为 1 MET。MET 值可用于评价职业性身体活动和休闲性身体活动领域的高强度和中强度运动量,各类活动 MET 值见表 6-1。

表 6-1　不同类型、强度身体活动的 MET 值

身体活动方式类别	MET 值
职业性身体活动方式	中等强度 MET 值：4.0
	高强度 MET 值：8.0
交通性身体活动方式	步行 MET 值：4.0
	骑自行车 MET 值：4.0
休闲性身体活动方式	高强度 MET 值：8.0
	中轻度运动 MET 值：4.0

8. 身体活动分类

为了计算身体活动水平，通常要考虑 1 周中用于身体活动的总时间、活动的天数以及身体活动的强度。根据全球身体活动问卷（Global Physical Activity Questionnaire, GPAQ）内容将居民身体活动分为 3 种水平，分别为低等水平、中等水平和高等水平，分类见表 6-2。

表 6-2　GPAQ 身体活动分类

身体活动水平	身体活动水平界值
高等水平	1 周高强度身体活动至少有 3 天并且总身体活动 MET 值至少为 1 500 MET 或者 1 周交通出行、中等或高强度活动天数在 7 天或以上总身体活动 MET 值达到 3 000 MET
中等水平	身体活动水平未达到高强度活动标准，但符合以下标准，归为此类：1 周高强度活动在 3 天或者以上并且每天至少为 20 分钟；1 周中等强度活动在 5 天或者以上并且每天至少为 30 分钟；1 周交通出行、中等或者高强度活动天数在 5 天或者以上并且总身体活动 MET 值至少 600 MET
低等水平	任何未达到高强度和中等强度活动标准的身体活动水平纳入此类

9. 身体活动不足

身体活动不足指每周身体活动低于 600 MET。

10. 经常锻炼率

经常锻炼率指每周至少有 3 天参加业余锻炼，每天锻炼至少 10 分钟者占总人群的比例。

二、身体活动时间

（一）中等强度职业性身体活动

青岛市 18 岁及以上居民每周中等强度职业性身体活动累计时间为 6.3 h，其中男性每周中等强度职业性身体活动累计时间为 5.5 h，女性每周中等强度职业性身体活动累计时间为 7.1 h，城市居民每周中等强度职业性身体活动累计时间为 4.4 h，农村居民每周中等强度职业性身体活动累计时间为 4.8 h（表 6-3）。

居民每周中等强度职业性身体活动累计时间数据呈现随年龄增长先升高后降低的趋势，40～<50 岁年龄组的该数据（8.0 h）最高，70 岁及以上年龄组的该数据（3.4 h）最低。男性中 50～<60 岁年龄组的该数据（6.7 h）最高，女性中 40～<50 岁年龄组的该数据（9.6 h）最高。城市居民中 40～<50 岁年龄组的该数据（6.2 h）最高，农村居民中 50～<60 岁年龄组的该数据（8.9 h）最高。各年龄组农村居民每周中等强度职业性身体活动累计时间均高于城市居民每周中等强度职业性身体活动累计时间（表 6-3）。

表6-3 2020年不同年龄组、性别青岛市居民每周中等强度职业性身体活动累计时间

年龄组/岁	合计/h			城市居民每周中等强度职业性身体活动累计时间/h			农村居民每周中等强度职业性身体活动累计时间/h		
	小计	男性	女性	小计	男性	女性	小计	男性	女性
18～<30	4.0	3.9	3.4	2.4	3.1	6.4	4.8	4.3	2.0
30～<40	5.7	4.8	6.6	3.5	2.9	4.1	6.8	5.8	7.8
40～<50	8.0	6.5	9.6	6.2	4.2	8.3	8.8	7.5	10.2
50～<60	7.8	6.7	8.8	5.3	3.4	7.1	8.9	8.2	9.7
60～<70	6.8	5.6	8.0	4.6	3.3	6.6	7.8	6.8	8.8
≥70	3.4	3.0	3.7	3.1	2.7	3.5	3.6	3.3	3.8
合计	6.3	5.5	7.1	4.4	3.3	5.5	4.8	0.7	7.9

随着文化程度的升高,居民每周中等强度职业性身体活动累计时间数据呈现先升高后降低的趋势。男性中初中文化程度者的该数据最高,为7.1 h,大专及以上文化程度者的该数据最低,为3.2 h;女性中小学文化程度者的该数据最高,为9.8 h,大专及以上文化程度者的该数据最低,为3.6 h。不同文化程度农村居民每周中等强度职业性身体活动累计时间均高于城市居民每周中等强度职业性身体活动累计时间(表6-4)。

表6-4 2020年不同文化程度、性别青岛市居民每周中等强度职业性身体活动累计时间

文化程度	合计/h			城市居民每周中等强度职业性身体活动累计时间/h			农村居民每周中等强度职业性身体活动累计时间/h		
	小计	男性	女性	小计	男性	女性	小计	男性	女性
文盲/半文盲	6.5	5.2	7.0	5.5	5.4	5.5	6.8	5.1	7.4
小学	7.8	5.3	9.8	6.8	3.5	9.5	8.2	5.9	9.9
初中	8.0	7.1	9.0	6.1	5.0	7.3	8.6	7.8	9.5
高中/中专	5.9	5.4	6.4	4.3	3.1	5.6	6.7	6.5	6.9
大专及以上	3.4	3.2	3.6	2.6	2.0	3.1	4.3	4.4	4.1

男性中已婚/同居者每周中等强度职业性身体活动累计时间最长,为5.8 h,女性中已婚/同居者这项数据最高,为7.8 h(表6-5)。

表6-5 2020年不同婚姻状况、性别青岛市居民每周中等强度职业性身体活动累计时间

婚姻状况	合计/h			城市居民每周中等强度职业性身体活动累计时间/h			农村居民每周中等强度职业性身体活动累计时间/h		
	小计	男性	女性	小计	男性	女性	小计	男性	女性
未婚	3.3	3.9	2.6	2.4	3.0	1.6	3.9	4.4	3.2
已婚/同居	6.8	5.8	7.8	4.7	3.4	6.0	7.8	7.0	8.7
离婚/丧偶/分居	4.2	3.0	4.7	4.0	1.6	5.7	4.2	3.7	4.4

生产运输人员每周中等强度职业性身体活动累计时间最长,为9.6 h。男性、女性中从事生产运输者的这项数据均为最高,分别为8.0 h、13.8 h。城市、农村居民中生产运输人员每周中等强度职业性身体活动累计时间均为最长,分别为7.4 h、10.4 h(表6-6)。

表6-6 2020年不同职业、性别青岛市居民每周中等强度职业性身体活动累计时间

职业	合计/h			城市居民每周中等强度职业性身体活动累计时间/h			农村居民每周中等强度职业性身体活动累计时间/h		
	小计	男性	女性	小计	男性	女性	小计	男性	女性
农林牧渔水利	8.9	7.8	10.2	6.7	7.2	5.5	9.0	7.8	10.4
生产运输	9.6	8.0	13.8	7.4	6.6	9.8	10.4	8.6	15.0
商业服务	7.7	7.1	8.4	5.2	3.8	6.3	9.4	8.9	9.9
行政干部	3.8	3.2	4.6	2.9	2.8	3.0	4.6	3.5	5.9
办事人员	4.3	4.7	4.0	3.4	3.3	3.5	5.8	6.5	5.1
技术人员	6.0	5.8	6.2	2.2	2.1	2.3	8.2	8.1	8.2
其他劳动者	6.0	4.7	7.6	4.9	3.5	7.3	6.5	5.4	7.7
在校学生	2.3	2.8	1.9	1.5	1.6	1.3	2.6	3.2	2.0
未就业者	4.8	3.0	6.0	4.9	2.7	6.6	4.8	3.0	5.8
家务劳动者	7.2	5.2	7.6	7.3	3.0	8.3	7.1	6.1	7.4
离退休人员	4.4	3.4	5.1	3.8	2.4	4.7	5.4	4.8	5.9

每周中等强度职业性身体活动累计时间数据呈现随收入上升而降低的趋势,高收入者的该项数据最低,为5.8 h,低收入者的该项数据最高,为7.9 h(表6-7)。

表6-7 2020年不同收入、性别青岛市居民每周中等强度职业性身体活动累计时间

收入情况	合计/h			城市居民每周中等强度职业性身体活动累计时间/h			农村居民每周中等强度职业性身体活动累计时间/h		
	小计	男性	女性	小计	男性	女性	小计	男性	女性
低收入	7.9	6.5	9.5	5.8	3.4	8.2	8.7	7.7	10.0
中等收入	7.6	6.7	8.5	6.0	4.1	7.9	8.4	8.0	8.8
高收入	5.8	4.9	6.9	4.2	3.0	5.5	7.3	6.4	8.4

(二)高强度职业性身体活动

青岛市18岁及以上居民每周高强度职业性身体活动累计时间为2.8 h,男性和女性的该项数据、城市居民和农村居民的该项数据差别均较大,男性居民的该项数据为4.4 h,女性居民的该项数据为1.3 h,城市居民的该项数据为1.3 h,农村居民的该项数据为3.6 h(表6-8)。

居民每周高强度职业性活动累计时间数据呈现随年龄增长先升高后降低的趋势,50～<60岁年龄组的该项数据(4.1 h)最高,70岁及以上年龄组的该项数据(0.8 h)最低。男性、女性中50～<60岁年龄组的该项数据均最高,分别为5.9 h、2.4 h。城市居民中40～<50岁、50～<60岁、60～<70岁年龄组的该项数据均为1.5 h,农村居民中50～<60岁年龄组的该项数据(5.3 h)最高(表6-8)。

表6-8 2020年不同年龄组、性别青岛市居民每周高强度职业性身体活动累计时间

年龄组/岁	合计/h			城市居民每周高强度职业性身体活动累计时间/h			农村居民每周高强度职业性身体活动累计时间/h		
	小计	男性	女性	小计	男性	女性	小计	男性	女性
18～<30	1.6	2.8	0.4	0.9	1.6	0.2	1.9	3.3	0.5
30～<40	2.8	4.7	1.0	1.4	2.0	0.8	3.6	6.0	1.1

年龄组/岁	合计/h			城市居民每周高强度职业性身体活动累计时间/h			农村居民每周高强度职业性身体活动累计时间/h		
	小计	男性	女性	小计	男性	女性	小计	男性	女性
40～<50	3.5	5.0	1.9	1.5	2.0	1.0	4.3	6.3	2.2
50～<60	4.1	5.9	2.4	1.5	1.8	0.8	5.3	7.7	3.2
60～<70	2.5	4.0	1.1	1.5	2.1	0.8	3.1	5.0	1.2
≥70	0.8	1.0	0.6	0.2	0.4	0.1	1.0	1.4	0.8
合计	2.8	4.4	1.3	1.3	1.8	0.8	3.6	5.6	1.6

随着文化程度升高,男性、女性每周高强度职业性活动累计时间数据呈现先升高后降低的趋势。男性和女性中小学文化程度者的该项数据均为最高,分别为7.5 h、2.2 h;男性和女性中大专及以上文化程度者的该项数据均为最低,分别为1.5 h、0.6 h(表6-9)。

表6-9 2020年不同文化程度、性别青岛市居民每周高强度职业性身体活动累计时间

文化程度	合计/h			城市居民每周高强度职业性身体活动累计时间/h			农村居民每周高强度职业性身体活动累计时间/h		
	小计	男性	女性	小计	男性	女性	小计	男性	女性
文盲/半文盲	2.4	4.9	1.5	1.1	1.1	1.0	2.7	5.8	1.7
小学	4.5	7.5	2.2	1.2	2.3	0.2	5.5	9.3	2.7
初中	3.8	5.7	1.7	1.8	2.4	1.1	4.5	6.8	1.9
高中/中专	2.5	3.7	0.9	1.4	1.9	0.9	3.1	4.6	0.9
大专及以上	1.1	1.5	0.6	0.9	1.2	0.6	1.2	1.7	0.7

男性、女性中已婚/同居者每周高强度职业性活动累计时间均为最长,分别为4.8 h、1.5 h。不同婚姻状况农村居民每周高强度职业性活动累计时间均长于城市居民每周高强度职业性身体活动累计时间(表6-10)。

表6-10 2020年不同婚姻状况、性别青岛市居民每周高强度职业性身体活动累计时间

婚姻状况	合计/h			城市居民每周高强度职业性身体活动累计时间/h			农村居民每周高强度职业性身体活动累计时间/h		
	小计	男性	女性	小计	男性	女性	小计	男性	女性
未婚	1.3	2.0	0.4	1.0	1.6	0.3	1.5	2.3	0.4
已婚/同居	3.1	4.8	1.5	1.4	1.9	0.9	4.0	6.1	1.8
离婚/丧偶/分居	1.0	3.0	0.1	0.1	0.2	0.0	1.4	4.5	0.2

从事农林牧渔水利者每周高强度职业性活动累计时间最长,为7.1 h。男性、女性中从事农林牧渔水利者的该项数据均为最高,分别为9.9 h、3.7 h。城市居民中从事生产运输者的该项数据最高,为3.4 h;农村居民中从事农林牧渔水利者每周高强度职业性活动累计时间最高,为7.4 h(表6-11)。

每周高强度职业性活动累计时间数据呈现随收入上升先升高后降低的趋势,中等收入者的该项数据最高,为4.3 h;高收入者的该项数据最低,为2.1 h。男性的该项数据变化趋势与全人群相同,中等收入者(6.7 h)最高,高收入者的该项数据(2.9 h)最低。女性的该项数据则呈现随收入上升而降低的趋势,低收入者的该项数据(6.7 h)最高,高收入者的该项数据(1.1 h)最低。农村居民每周

高强度职业性活动累计时间长于同等收入情况的城市居民（表6-12）。

表6-11 2020年不同职业、性别青岛市居民每周高强度职业性身体活动累计时间

职业	合计/h			城市居民每周高强度职业性身体活动累计时间/h			农村居民每周高强度职业性身体活动累计时间/h		
	小计	男性	女性	小计	男性	女性	小计	男性	女性
农林牧渔水利	7.1	9.9	3.7	3.0	1.7	6.3	7.4	10.5	3.6
生产运输	4.6	5.7	1.7	3.4	3.2	4.2	5.1	6.7	1.0
商业服务	1.9	2.2	1.6	1.5	0.8	2.0	2.2	3.0	1.3
行政干部	0.8	1.1	0.5	0.9	1.2	0.4	0.7	0.9	0.6
办事人员	0.7	1.2	0.3	0.4	0.6	0.1	1.1	2.1	0.1
技术人员	2.2	3.1	0.6	1.2	1.5	0.7	2.8	4.2	0.6
其他劳动者	3.4	5.2	1.2	2.2	3.4	0.2	4.0	6.1	1.5
在校学生	1.0	1.7	0.3	0.5	0.9	0.1	1.1	1.9	0.4
未就业者	0.7	1.3	0.3	1.4	2.3	0.7	0.5	1.0	0.2
家务劳动者	2.4	6.2	1.7	0.9	1.4	0.8	3.0	8.2	2.0
离退休人员	0.5	0.8	0.4	0.5	0.9	0.3	0.6	0.7	0.5

表6-12 2020年不同收入、性别青岛市居民每周高强度职业性身体活动累计时间

收入情况	合计/h			城市居民每周高强度职业性身体活动累计时间/h			农村居民每周高强度职业性身体活动累计时间/h		
	小计	男性	女性	小计	男性	女性	小计	男性	女性
低收入	3.6	4.9	6.7	1.8	1.8	1.7	4.4	6.0	2.4
中等收入	4.3	6.7	1.7	1.7	2.8	0.6	5.6	8.6	2.3
高收入	2.1	2.9	1.1	1.1	1.3	1.0	2.9	4.3	1.1

（三）交通性身体活动

青岛市18岁及以上居民每周交通性身体活动累计时间为3.6 h,男性和女性该项数据差别、城市居民和农村居民该项数据差别均较小,男性居民的该项数据为3.7 h,女性居民的该项数据为3.6 h,城市居民的该项数据为4.5 h,农村居民的该项数据为3.2 h（表6-13）。

居民每周交通性身体活动累计时间随年龄变化呈现波动趋势,50～<60岁年龄组的该项数据最高,为4.2 h;70岁及以上年龄组的该项数据最低,为3.1 h。男性中50～<60岁年龄组的该项数据最高,为4.1 h;女性中50～<60岁年龄组的该项数据最高,为4.3 h。城市居民中60～<70岁年龄组的该项数据最高,为5.6 h;农村居民中50～<60岁年龄组的该项数据最高,为3.8 h。各年龄组城市居民的每周交通性身体活动累计时间高于农村居民的每周交通性身体活动累计时间（表6-13）。

表6-13 2020年不同年龄组、性别青岛市居民每周交通性身体活动累计时间

年龄组/岁	合计/h			城市居民每周交通性身体活动累计时间/h			农村居民每周交通性身体活动累计时间/h		
	小计	男性	女性	小计	男性	女性	小计	男性	女性
18～<30	3.4	3.8	3.0	4.4	5.4	3.4	3.0	3.1	2.8
30～<40	3.3	3.6	3.1	4.1	4.6	3.6	3.0	3.1	2.9

年龄组/岁	合计/h			城市居民每周交通性身体活动累计时间/h			农村居民每周交通性身体活动累计时间/h		
	小计	男性	女性	小计	男性	女性	小计	男性	女性
40～<50	3.6	3.4	3.8	4.1	3.5	4.9	3.3	3.3	3.3
50～<60	4.2	4.1	4.3	5.0	4.1	5.8	3.8	4.0	3.5
60～<70	4.0	3.8	4.2	5.6	4.9	6.3	3.1	3.1	3.0
≥70	3.1	3.7	2.7	4.0	4.1	3.9	2.7	3.5	2.1
合计	3.6	3.7	3.6	4.5	4.4	4.7	3.2	3.4	3.0

随着文化程度的升高,男性、女性每周交通性身体活动累计时间变化均不规律,呈现波动趋势。男性中高中/中专和大专及以上文化程度者每周交通性身体活动累计时间最长,均为 4.0 h,文盲/半文盲每周交通性身体活动累计时间最短,为 2.8 h。女性中高中/中专文化程度者每周交通性身体活动累计时间最长,为 3.9 h,文盲/半文盲每周交通性身体活动累计时间最短,为 3.2 h(表 6-14)。

表 6-14 2020 年不同文化程度、性别青岛市居民每周交通性身体活动累计时间

文化程度	合计/h			城市居民每周交通性身体活动累计时间/h			农村居民每周交通性身体活动累计时间/h		
	小计	男性	女性	小计	男性	女性	小计	男性	女性
文盲/半文盲	3.1	2.8	3.2	1.9	2.8	1.6	3.4	2.8	3.6
小学	3.8	3.9	3.7	2.7	4.6	1.1	4.1	3.7	4.5
初中	3.4	3.4	3.5	2.6	3.9	1.3	3.7	3.2	4.2
高中/中专	3.9	4.0	3.9	3.1	4.8	1.2	4.4	3.6	5.5
大专及以上	3.8	4.0	3.5	2.9	4.6	1.0	4.8	3.4	6.2

男性中未婚者每周交通性身体活动累计时间最长,为 4.0 h;女性中已婚/同居者每周交通性身体活动累计时间最长,为 7.6 h(表 6-15)。

表 6-15 2020 年不同婚姻状况、性别青岛市居民每周交通性身体活动累计时间

婚姻状况	合计/h			城市居民每周交通性身体活动累计时间/h			农村居民每周交通性身体活动累计时间/h		
	小计	男性	女性	小计	男性	女性	小计	男性	女性
未婚	3.6	4.0	3.0	4.6	5.5	3.5	3.0	3.2	2.8
已婚/同居	5.7	3.7	7.6	4.6	4.2	4.9	6.2	3.4	8.9
离婚/丧偶/分居	2.7	3.0	2.5	3.8	3.6	4.0	2.3	2.7	2.1

离退休人员每周交通性身体活动累计时间最长,为 5.2 h,未就业者每周交通性身体活动累计时间最短,为 2.7 h。男性、女性中离退休人员每周交通性身体活动累计时间最长,分别为 4.8 h、5.4 h。城市、农村居民中离退休人员每周交通性身体活动累计时间最长,分别为 5.6 h、4.3 h(表 6-16)。

每周交通性身体活动累计时间呈现随收入水平上升而升高的趋势,高收入者的该项数据最高,为 4.3 h,低收入者的该项数据最低,为 3.3 h。男性、女性的该项数据变化趋势与全人群该项数据的变化趋势相同,均为高收入者的该项数据最高,分别为 4.2 h、4.4 h,低收入者的该项数据最低,分别为

3.3 h、3.4 h（表6-17）。

表6-16　2020年不同职业、性别青岛市居民每周交通性身体活动累计时间

职业	合计/h			城市居民每周交通性身体活动累计时间/h			农村居民每周交通性身体活动累计时间/h		
	小计	男性	女性	小计	男性	女性	小计	男性	女性
农林牧渔水利	3.3	3.5	3.1	3.0	3.2	2.5	3.4	3.5	3.2
生产运输	3.0	3.0	3.1	4.3	3.0	8.6	2.6	3.0	1.5
商业服务	3.4	3.3	3.5	4.1	4.0	4.2	3.0	2.9	3.0
行政干部	4.0	3.9	4.1	4.8	4.5	5.1	3.2	3.2	3.2
办事人员	4.0	4.5	3.6	4.3	4.5	4.1	3.7	4.6	2.7
技术人员	4.0	4.3	3.6	4.0	4.3	3.5	4.0	4.3	3.7
其他劳动者	3.4	3.7	3.2	4.9	4.8	5.1	2.8	3.1	2.5
在校学生	3.3	3.4	3.3	4.5	4.5	4.5	3.0	3.1	3.0
未就业者	2.7	2.5	2.9	4.3	5.1	3.7	2.3	1.6	2.6
家务劳动者	3.5	4.1	3.4	3.1	3.5	3.0	3.7	4.4	3.5
离退休人员	5.2	4.8	5.4	5.6	4.9	6.1	4.3	4.6	4.0

表6-17　2020年不同收入、性别青岛市居民每周交通性身体活动累计时间

收入情况	合计/h			城市居民每周交通性身体活动累计时间/h			农村居民每周交通性身体活动累计时间/h		
	小计	男性	女性	小计	男性	女性	小计	男性	女性
低收入	3.3	3.3	3.4	3.0	3.2	2.9	3.5	3.4	3.6
中等收入	3.9	4.1	3.7	4.6	4.2	5.0	3.5	4.0	3.0
高收入	4.3	4.2	4.4	5.5	5.3	5.8	3.1	3.3	2.9

（四）中等强度休闲性身体活动

青岛市18岁及以上居民每周中等强度休闲性身体活动累计时间为1.1 h，男性的该项数据为1.0 h，女性的该项数据为1.1 h，城市居民的该项数据为1.0 h，农村居民的该项数据为1.1 h（表6-18）。

40～<50岁、50～<60岁年龄组每周中等强度休闲性身体活动累计时间（1.2 h）最长，70岁及以上年龄组的该项数据（0.8 h）最低。男性中40～<50岁年龄组的该项数据（1.2 h）最高，女性中50～<60岁年龄组的该项数据（1.4 h）最高。城市居民中50～<60岁年龄组的该项数据（1.2 h）最高，农村居民中40～<50岁年龄组的该项数据（1.3 h）最高（表6-18）。

表6-18　2020年不同年龄组、性别青岛市居民每周中等强度休闲性身体活动累计时间

年龄组/岁	合计/h			城市居民每周中等强度休闲性身体活动累计时间/h			农村居民每周中等强度休闲性身体活动累计时间/h		
	小计	男性	女性	小计	男性	女性	小计	男性	女性
18～<30	1.1	1.1	1.1	1.0	1.3	0.6	1.2	1.1	1.3
30～<40	0.9	1.1	0.8	0.9	1.1	0.8	0.9	1.1	0.8
40～<50	1.2	1.2	1.3	1.1	0.8	1.4	1.3	1.4	1.2

年龄组/岁	合计/h			城市居民每周中等强度休闲性身体活动累计时间/h			农村居民每周中等强度休闲性身体活动累计时间/h		
	小计	男性	女性	小计	男性	女性	小计	男性	女性
50～<60	1.2	0.9	1.4	1.2	0.9	1.4	1.1	0.8	1.4
60～<70	1.1	0.9	1.3	1.0	0.8	1.3	1.1	1.0	1.3
≥70	0.8	0.9	0.7	1.0	1.3	0.8	0.7	0.7	0.7
合计	1.1	1.0	1.1	1.0	1.0	1.1	1.1	1.0	1.1

随着文化程度的升高,居民每周中等强度休闲性身体活动累计时间数据呈现先降低后升高的趋势。男性中高中/中专文化程度者的该项数据最高,为1.3 h,小学文化程度者的该项数据最低,为0.5 h;女性中大专及以上文化程度者的该项数据最高,为1.3 h,小学文化程度者的该项数据最低,为0.8 h(表6-19)。

表6-19　2020年不同文化程度、性别青岛市居民每周中等强度休闲性身体活动累计时间

文化程度	合计/h			城市居民每周中等强度休闲性身体活动累计时间/h			农村居民每周中等强度休闲性身体活动累计时间/h		
	小计	男性	女性	小计	男性	女性	小计	男性	女性
文盲/半文盲	1.0	0.7	1.0	0.9	0.3	1.1	1.0	0.9	1.0
小学	0.7	0.5	0.8	0.7	0.4	0.9	0.7	0.5	0.8
初中	1.0	1.0	1.1	0.9	0.6	1.3	1.1	1.1	1.0
高中/中专	1.2	1.3	1.2	1.3	1.3	1.2	1.2	1.2	1.2
大专及以上	1.2	1.1	1.3	1.1	1.3	0.9	1.4	1.0	1.8

男性中未婚者每周中等强度休闲性身体活动累计时间最长,为1.1 h;女性中未婚者及离婚/丧偶/分居者的该项数据最高,为1.2 h(表6-20)。

表6-20　2020年不同婚姻状况、性别青岛市居民每周中等强度休闲性身体活动累计时间

婚姻状况	合计/h			城市居民每周中等强度休闲性身体活动累计时间/h			农村居民每周中等强度休闲性身体活动累计时间/h		
	小计	男性	女性	小计	男性	女性	小计	男性	女性
未婚	1.1	1.1	1.2	1.0	1.3	0.6	1.2	1.0	1.5
已婚/同居	1.1	1.0	1.1	1.1	1.0	1.1	1.1	1.1	1.1
离婚/丧偶/分居	0.9	0.3	1.2	0.9	0.3	1.4	1.0	0.3	1.2

在校学生每周中等强度休闲性身体活动累计时间最长,为1.5 h。男性中离退休人员的该项数据最高,为1.4 h;女性中技术人员的该项数据最高,为1.8 h。城市居民中从事农林牧渔水利者、技术人员及离退休人员的该项数据最高,均为1.3 h;农村居民中在校学生的该项数据最高,为1.6 h(表6-21)。

每周中等强度休闲性身体活动累计时间数据呈现随收入上升而升高的趋势,低收入者的该项数据最低,为0.7 h,高收入者的该项数据最高,为1.4 h(表6-22)。

表 6-21　2020 年不同职业、性别青岛市居民每周中等强度休闲性身体活动累计时间

职业	合计/h			城市居民每周中等强度休闲性身体活动累计时间/h			农村居民每周中等强度休闲性身体活动累计时间/h		
	小计	男性	女性	小计	男性	女性	小计	男性	女性
农林牧渔水利	1.1	1.2	1.0	1.3	0.6	1.6	1.1	1.2	0.9
生产运输	1.2	1.2	1.3	0.8	0.7	0.9	1.4	1.4	1.4
商业服务	0.9	0.7	1.1	1.0	0.9	1.2	0.9	0.8	1.1
行政干部	1.0	1.1	0.9	0.7	0.8	0.6	1.2	1.2	1.2
办事人员	1.1	1.1	1.1	1.2	1.2	1.2	1.0	1.1	0.9
技术人员	1.3	1.0	1.8	1.3	1.2	1.4	1.4	1.0	2.0
其他劳动者	0.9	1.0	0.9	0.9	1.0	0.8	0.9	0.9	0.9
在校学生	1.5	1.3	1.7	0.9	1.1	0.8	1.6	1.2	1.9
未就业者	0.8	0.8	0.8	0.7	0.6	0.7	0.9	1.0	0.8
家务劳动者	1.0	0.4	1.1	0.9	0.9	1.0	1.0	0.4	1.1
离退休人员	1.4	1.4	1.4	1.3	1.3	1.3	1.5	1.4	1.5

表 6-22　2020 年不同收入、性别青岛市居民每周中等强度休闲性身体活动累计时间

收入情况	合计/h			城市居民每周中等强度休闲性身体活动累计时间/h			农村居民每周中等强度休闲性身体活动累计时间/h		
	小计	男性	女性	小计	男性	女性	小计	男性	女性
低收入	0.7	0.5	0.5	0.6	0.3	0.9	0.7	0.6	0.9
中等收入	1.3	1.3	1.3	1.3	1.2	1.4	1.3	1.3	1.2
高收入	1.4	1.3	1.4	1.3	1.2	1.4	1.4	1.4	1.5

（五）高强度休闲性身体活动

青岛市 18 岁及以上居民每周高强度休闲性身体活动累计时间为 0.5 h，男性的该项数据为 0.8 h，女性的该项数据为 0.3 h，城市居民的该项数据为 0.6 h，农村居民的该项数据为 0.5 h（表 6-23）。

居民每周高强度休闲性身体活动累计时间数据呈现随年龄增长而逐渐降低的趋势，18～<30 岁年龄组的该项数据（1.5 h）最高，70 岁及以上年龄组的该项数据（0.0 h）最低。男性、女性中 18～<30 岁年龄组的该项数据均最高，分别为 2.4 h、0.6 h。城市居民中 18～<30 岁年龄组的该项数据（1.7 h）最高，农村居民中 18～<30 岁年龄组的该项数据（1.4 h）最高（表 6-23）。

表 6-23　2020 年不同年龄组、性别青岛市居民每周高强度休闲性身体活动累计时间

年龄组/岁	合计/h			城市居民每周高强度休闲性身体活动累计时间/h			农村居民每周高强度休闲性身体活动累计时间/h		
	小计	男性	女性	小计	男性	女性	小计	男性	女性
18～<30	1.5	2.4	0.6	1.7	2.6	0.7	1.4	2.2	0.6
30～<40	0.6	1.0	0.2	0.7	1.2	0.2	0.5	0.8	0.2
40～<50	0.5	0.6	0.3	0.4	0.4	0.5	0.5	0.7	0.3
50～<60	0.2	0.2	0.3	0.3	0.2	0.3	0.2	0.2	0.2
60～<70	0.2	0.3	0.1	0.2	0.2	0.3	0.2	0.4	0.0

年龄组/岁	合计/h			城市居民每周高强度休闲性身体活动累计时间/h			农村居民每周高强度休闲性身体活动累计时间/h		
	小计	男性	女性	小计	男性	女性	小计	男性	女性
≥70	0.0	0.1	0.0	0.1	0.1	0.1	0.0	0.0	0.0
合计	0.5	0.8	0.3	0.6	0.8	0.3	0.5	0.8	0.2

随着文化程度升高,每周高强度休闲性身体活动累计时间数据呈现上升趋势。男性和女性中大专及以上文化程度者的该项数据均为最高,分别为1.3 h、0.5 h。男性中文盲/半文盲的该项数据最低,为0.1 h;女性中小学文化程度者的该项数据最低,为0.0 h(表6-24)。

表6-24　2020年不同文化程度、性别青岛市居民每周高强度休闲性身体活动累计时间

文化程度	合计/h			城市居民每周高强度休闲性身体活动累计时间/h			农村居民每周高强度休闲性身体活动累计时间/h		
	小计	男性	女性	小计	男性	女性	小计	男性	女性
文盲/半文盲	0.1	0.1	0.1	0.0	0.0	0.0	0.1	0.2	0.1
小学	0.1	0.2	0.0	0.0	0.0	0.0	0.1	0.2	0.0
初中	0.3	0.4	0.2	0.1	0.1	0.1	0.5	0.5	0.3
高中/中专	0.8	1.1	0.4	0.8	1.0	0.6	0.8	1.2	0.2
大专及以上	0.9	1.3	0.5	0.9	1.3	0.5	0.9	1.3	0.5

男性中未婚者每周高强度休闲性身体活动累计时间最长,为2.3 h;女性中未婚者的该项数据最高,为0.7 h。未婚和已婚/同居者中农村居民的该项数据均高于城市居民的该项数据(表6-25)。

表6-25　2020年不同婚姻状况、性别青岛市居民每周高强度休闲性身体活动累计时间

婚姻状况	合计/h			城市居民每周高强度休闲性身体活动累计时间/h			农村居民每周高强度休闲性身体活动累计时间/h		
	小计	男性	女性	小计	男性	女性	小计	男性	女性
未婚	1.6	2.3	0.7	1.6	2.4	0.1	1.7	1.8	0.5
已婚/同居	0.4	0.5	0.2	0.4	0.5	0.0	0.5	0.8	0.2
离婚/丧偶/分居	0.1	0.2	0.0	0.1	0.2	0.0	0.1	0.0	0.0

在校学生每周高强度休闲性身体活动累计时间最长,为1.9 h。男性、女性中在校学生的该项数据均为最高,分别为3.0 h、1.0 h。城市居民中和农村居民中在校学生每周高强度休闲性身体活动累计时间均最长,分别为2.3 h、1.8 h(表6-26)。

表6-26　2020年不同职业、性别青岛市居民每周高强度休闲性身体活动累计时间

职业	合计/h			城市居民每周高强度休闲性身体活动累计时间/h			农村居民每周高强度休闲性身体活动累计时间/h		
	小计	男性	女性	小计	男性	女性	小计	男性	女性
农林牧渔水利	0.4	0.7	0.2	0.1	0.0	0.1	0.5	0.7	0.2
生产运输	0.7	0.9	0.1	0.4	0.5	0.1	0.8	1.0	0.1
商业服务	0.7	0.9	0.4	0.7	0.9	0.5	0.7	1.0	0.4

职业	合计/h			城市居民每周高强度休闲性身体活动累计时间/h			农村居民每周高强度休闲性身体活动累计时间/h		
	小计	男性	女性	小计	男性	女性	小计	男性	女性
行政干部	0.8	1.1	0.3	0.7	1.0	0.3	0.8	1.1	0.4
办事人员	0.5	0.9	0.2	0.5	1.0	0.2	0.4	0.7	0.1
技术人员	0.7	0.8	0.6	1.2	1.2	1.0	0.4	0.5	0.4
其他劳动者	0.4	0.5	0.3	0.5	0.6	0.2	0.4	0.4	0.3
在校学生	1.9	3.0	1.0	2.3	3.0	1.6	1.8	3.0	0.8
未就业者	0.3	0.8	0.1	0.5	0.9	0.1	0.3	0.8	0.0
家务劳动者	0.1	0.1	0.1	0.0	0.0	0.0	0.1	0.1	0.1
离退休人员	0.2	0.2	0.3	0.3	0.1	0.4	0.1	0.1	0.2

每周高强度休闲性身体活动累计时间数据呈现随收入上升先升高后降低的趋势,中等收入者的该项数据最高,为 0.7 h,低收入者的该项数据最低,为 0.3 h(表 6-27)。

表 6-27　2020 年不同收入、性别青岛市居民每周高强度休闲性身体活动累计时间

收入情况	合计/h			城市居民每周高强度休闲性身体活动累计时间/h			农村居民每周高强度休闲性身体活动累计时间/h		
	小计	男性	女性	小计	男性	女性	小计	男性	女性
低收入	0.3	0.5	0.1	0.3	0.7	0.3	0.3	0.4	0.2
中等收入	0.7	0.9	0.4	0.5	0.8	0.7	0.7	1.0	0.4
高收入	0.6	0.8	0.3	0.6	0.9	0.6	0.5	0.7	0.2

三、身体活动水平

（一）身体活动量

青岛市 18 岁及以上居民每周身体活动量为 4 241.8 MET,男性和女性每周身体活动量差别、城市居民和农村居民每周身体活动量差别均较大,其中男性每周身体活动量为 4 962.8 MET,女性每周身体活动量为 3 617.0 MET,城市居民每周身体活动量为 3 301.3 MET,农村居民每周身体活动量为 4 167.8 MET(表 6-28)。

居民每周身体活动量呈现随年龄增长先升高后降低的趋势,50～<60 岁年龄组每周身体活动量(5 253.8 MET)最高,70 岁及以上年龄组每周身体活动量(2 144.9 MET)最低。男性、女性每周身体活动量变化趋势与全人群的相同。50～<60 岁年龄组每周身体活动量最高,分别为 5 758.0 MET、4 797.8 MET;70 岁及以上年龄组每周身体活动量最低,分别为 2 361.0 MET、2 001.0 MET。城市居民中 40～<50 岁年龄组每周身体活动量最高,为 3 664.1 MET;农村居民中 50～<60 岁年龄组最高,为 5 977.0 MET(表 6-28)。

随着文化水平升高,男性、女性每周身体活动量均呈现先升高后降低的趋势。男性、女性中小学文化程度者每周身体活动量均最高,分别为 6 045.2 MET、4 510.5 MET;大专及以上文化程度者每周身体活动量均最低,分别为 3 348.3 MET、2 554.2 MET。城市居民中初中文化程度者每周身体活动量最高,为 3 230.9 MET;农村居民中小学文化程度者最高,为 5 832.0 MET。不同文化程度农村居民每周身体活动量均高于城市居民每周身体活动量(表 6-29)。

表 6-28 2020 年不同年龄组、性别青岛市居民每周身体活动量

年龄组/岁	合计/MET			城市居民每周身体活动量/MET			农村居民每周身体活动量/MET		
	小计	男性	女性	小计	男性	女性	小计	男性	女性
18～<30	3 541.9	4 625.0	2 289.5	3 131.1	4 383.4	2 943.1	3 759.2	4 697.5	1 999.0
30～<40	4 024.7	5 034.2	3 111.3	3 059.7	3 612.5	2 530.9	4 555.3	5 684.9	3 401.5
40～<50	5 013.7	5 372.8	4 606.4	3 664.1	3 204.8	4 244.0	5 543.9	6 312.3	4 751.5
50～<60	5 253.8	5 758.0	4 797.8	3 638.9	2 987.1	3 977.8	5 977.0	6 938.8	5 159.8
60～<70	4 170.0	4 553.7	3 834.4	3 517.8	3 275.8	3 953.2	4 484.0	5 228.8	3 739.1
≥70	2 144.9	2 361.0	2 001.0	2 096.4	2 192.0	2 072.9	2 169.3	2 481.7	1 977.1
合计	4 241.8	4 962.8	3 617.0	3 301.3	3 348.2	3 254.2	4 167.8	4 307.5	3 762.3

表 6-29 2020 年不同文化程度、性别青岛市居民每周身体活动量

文化程度	合计/MET			城市居民每周身体活动量/MET			农村居民每周身体活动量/MET		
	小计	男性	女性	小计	男性	女性	小计	男性	女性
文盲/半文盲	3 760.6	4 505.1	3 472.5	2 532.4	2 580.7	2 460.1	4 049.7	5 010.2	3 761.7
小学	5 181.9	6 045.2	4 510.5	3 039.3	3 155.8	2 874.0	5 832.0	7 008.4	4 967.8
初中	4 965.5	5 710.4	4 196.7	3 230.9	3 542.6	2 967.4	5 591.8	6 433.0	4 606.4
高中/中专	4 241.4	4 890.5	3 399.7	3 156.7	3 612.5	2 653.0	4 843.9	5 517.5	3 809.2
大专及以上	2 987.3	3 348.3	2 554.2	2 457.1	3 106.1	1 735.8	3 541.7	3 566.3	3 492.8

男性中已婚/同居者每周身体活动量最高,为 5 083.3 MET;女性中已婚/同居者每周身体活动量最高,为 4 796.8 MET(表 6-30)。

表 6-30 2020 年不同婚姻状况、性别青岛市居民每周身体活动量

婚姻状况	合计/MET			城市居民每周身体活动量/MET			农村居民每周身体活动量/MET		
	小计	男性	女性	小计	男性	女性	小计	男性	女性
未婚	3 324.5	4 240.0	2 168.2	3 179.2	4 286.9	1 565.5	3 493.7	4 047.8	2 240.8
已婚/同居	4 964.1	5 083.3	4 796.8	3 373.6	3 227.8	3 326.8	5 807.5	5 902.7	5 471.5
离婚/丧偶/分居	2 410.6	3 059.2	2 074.1	2 193.8	1 517.6	2 676.7	2 530.8	3 781.7	1 953.4

从事农林牧渔水利者每周身体活动量最高,为 6 819.2 MET。男性中从事农林牧渔水利者每周身体活动量最高,为 8 117.3 MET;女性中从事农林牧渔水利者每周身体活动量最高,为 5 329.0 MET。城市居民中从事其他劳动者每周身体活动量最高,为 5 031.3 MET;农村居民中从事农林牧渔水利者每周身体活动量最高,为 7 060.0 MET(表 6-31)。

表 6-31 2020 年不同职业、性别青岛市居民每周身体活动量

职业	合计/MET			城市居民每周身体活动量/MET			农村居民每周身体活动量/MET		
	小计	男性	女性	小计	男性	女性	小计	男性	女性
农林牧渔水利	6 819.2	8 117.3	5 329.0	4 265.6	3 472.9	5 395.1	7 060.0	8 406.0	5 329.3
生产运输	5 881.9	6 120.7	5 260.9	4 988.7	4 266.4	6 724.0	6 315.8	6 843.1	4 853.3
商业服务	4 147.4	4 171.0	4 099.9	4 262.9	2 915.8	4 025.2	4 606.6	4 967.2	4 197.9

职业	合计/MET			城市居民每周身体活动量/MET			农村居民每周身体活动量/MET		
	小计	男性	女性	小计	男性	女性	小计	男性	女性
行政干部	2 891.6	3 035.4	2 699.9	3 346.4	3 011.0	2 433.5	2 892.5	2 867.3	2 966.0
办事人员	2 843.9	3 494.2	2 290.0	2 962.1	2 939.2	2 313.4	3 254.7	4 290.2	2 195.1
技术人员	4 121.1	4 554.2	3 375.1	3 442.0	3 130.3	2 552.9	4 821.2	5 495.1	3 834.4
其他劳动者	4 313.6	5 009.8	3 545.6	5 031.3	4 166.3	3 376.8	4 578.9	5 395.6	3 545.7
在校学生	3 106.7	4 070.5	2 287.6	3 010.1	3 612.1	2 359.9	3 131.0	4 167.3	2 239.3
未就业者	2 483.6	2 529.9	2 533.1	3 494.0	3 564.3	3 039.1	2 315.2	2 217.0	2 316.2
家务劳动者	4 026.1	5 371.4	3 785.9	3 592.1	1 505.4	3 353.7	4 338.8	6 623.6	3 906.0
离退休人员	2 988.0	2 794.3	3 205.4	4 139.3	2 600.7	3 253.2	3 037.2	2 988.4	3 086.0

每周身体活动量随收入上升呈现先升高后降低的趋势，高收入者每周身体活动量最低，为4 072.6 MET，中等收入者每周身体活动量最高，为5 494.4 MET（表6-32）。

表6-32　2020年不同收入、性别青岛市居民每周身体活动量

收入情况	合计/MET			城市居民每周身体活动量/MET			农村居民每周身体活动量/MET		
	小计	男性	女性	小计	男性	女性	小计	男性	女性
低收入	4 749.1	5 084.5	6 507.4	3 278.9	2 867.5	3 859.1	5 375.6	5 903.8	4 751.4
中等收入	5 494.4	6 576.2	4 268.3	3 928.5	4 022.7	4 075.2	6 217.2	7 828.9	4 437.1
高收入	4 072.6	4 288.3	3 736.9	3 469.3	3 347.8	3 831.7	4 483.4	5 083.9	3 714.5

（二）身体活动水平分类

青岛市18岁及以上居民身体活动高水平率为21.5%，男性身体活动高水平率为22.8%，女性身体活动高水平率为20.1%，城市居民身体活动高水平率为1.4%，农村居民身体活动高水平率为31.0%。青岛市18岁及以上居民身体活动中等水平率为25.4%，男性身体活动中等水平率为34.6%，女性身体活动中等水平率为16.2%，城市居民身体活动中等水平率为5.9%，农村居民身体活动中等水平率为34.9%。青岛市18岁及以上居民身体活动低水平率为53.1%，其中男性身体活动低水平率为42.6%，女性身体活动低水平率为63.7%，城市居民身体活动低水平率为92.7%，农村居民身体活动低水平率为34.1%（表6-33）。

随年龄增长，身体活动高水平率呈现波动趋势，40～<50岁年龄组身体活动高水平率（25.7%）最高，70岁及以上年龄组身体活动高水平率（12.1%）最低。男性40～<50岁年龄组身体活动高水平率（26.6%）最高，女性50～<60岁年龄组身体活动高水平率（25.4%）最高。城市居民30～<40岁年龄组身体活动高水平率（2.9%）最高，农村居民40～<50岁年龄组身体活动高水平率（36.2%）最高（表6-33）。

身体活动中等水平率随年龄增长呈现波动趋势，18～<30岁年龄组身体活动中等水平率（34.9%）最高，70岁及以上年龄组身体活动中等水平率（5.3%）最低。男性中18～<30岁年龄组身体活动中等水平率（49.5%）最高，女性中50～<60岁年龄组身体活动中等水平率（22.1%）最高。城市居民与农村居民中18～<30岁年龄组身体活动中等水平率均最高，分别为11.7%、46.0%（表6-33）。

全人群中60～<70岁年龄组身体活动低水平率（66.1%）最高，40～<50岁年龄组身体活动低水平率（42.5%）最低。城市居民70岁以上年龄组身体活动低水平率（99.4%）最高，18～<30岁年龄

组身体活动低水平率（86.0%）最低；农村居民70岁及以上年龄组身体活动低水平率（74.4%）最高，40～<50岁年龄组身体活动低水平率（20.3%）最低（表6-33）。

表6-33　2020年不同年龄组、性别青岛市居民身体活动水平率

	年龄组/岁	合计/%			城市居民身体活动水平率/%			农村居民身体活动水平率/%		
		高水平	中等水平	低水平	高水平	中等水平	低水平	高水平	中等水平	低水平
合计	18～<30	20.5	34.9	44.6	2.3	11.7	86.0	29.3	46.0	24.7
	30～<40	19.4	27.2	53.4	2.9	10.8	86.3	27.6	35.4	37.0
	40～<50	25.7	31.8	42.5	1.1	4.1	94.8	36.2	43.5	20.3
	50～<60	25.0	26.8	48.2	1.0	4.2	94.8	36.0	37.3	26.7
	60～<70	20.1	13.8	66.1	0.0	0.7	99.3	30.9	20.9	48.2
	≥70	25.6	38.4	36.0	0.0	0.6	99.4	18.0	7.6	74.4
	合计	21.5	25.4	53.1	1.4	5.9	92.7	31.0	34.9	34.1
男性	18～<30	25.8	49.5	24.7	3.7	20.0	76.3	36.6	28.0	35.4
	30～<40	20.9	41.1	38.0	4.9	19.0	76.1	28.9	30.0	41.1
	40～<50	26.6	41.3	32.1	1.0	4.6	94.4	37.7	43.8	18.5
	50～<60	24.5	31.5	44.0	1.0	5.0	94.0	35.1	43.5	21.4
	60～<70	20.1	19.5	60.4	0.0	0.7	99.3	30.9	29.7	39.4
	≥70	12.6	5.0	82.4	0.0	1.2	98.8	19.4	7.1	73.5
	合计	22.8	34.6	42.6	2.0	9.3	88.7	32.8	36.9	30.3
女性	18～<30	15.2	20.0	64.8	0.8	3.1	96.1	21.9	28.1	50.0
	30～<40	17.8	13.3	68.9	0.9	2.7	96.4	26.3	18.6	55.1
	40～<50	24.8	21.6	53.6	1.1	3.4	95.5	34.6	29.2	36.2
	50～<60	25.4	22.1	52.5	1.0	3.4	95.6	37.0	30.9	32.1
	60～<70	20.1	8.1	71.8	0.0	0.7	99.3	31.0	12.2	56.8
	≥70	11.7	5.5	82.8	0.0	2.5	97.5	17.0	8.0	75.0
	合计	20.1	16.2	63.7	0.7	20.0	79.3	29.3	22.8	47.9

随着文化程度的升高，男性、女性身体活动高水平率均呈现先升高后降低的趋势。男性中，小学文化程度者身体活动高水平率最高，为28.6%，大专及以上文化程度者身体活动高水平率最低，为15.0%。女性中大专及以上者身体活动高水平率最低，为12.5%，小学文化程度者身体活动高水平率最高，为27.1%（表6-34）。

表6-34　2020年不同文化程度、性别青岛市居民身体活动水平率

	文化程度	合计/%			城市居民身体活动水平率/%			农村居民身体活动水平率/%		
		高水平	中等水平	低水平	高水平	中等水平	低水平	高水平	中等水平	低水平
合计	文盲/半文盲	22.1	14.5	63.4	0.0	0.0	100.0	27.7	18.1	54.2
	小学	27.7	27.1	45.2	0.0	0.0	100.0	36.2	35.4	28.4
	初中	25.0	28.7	46.3	0.6	2.5	96.9	32.8	37.0	30.2
	高中/中专	20.4	26.5	53.1	2.8	10.4	86.8	29.7	35.0	35.3
	大专及以上	13.7	22.8	63.5	1.6	7.5	90.9	27.0	39.3	33.7

	文化程度	合计/%			城市居民身体活动水平率/%			农村居民身体活动水平率/%		
		高水平	中等水平	低水平	高水平	中等水平	低水平	高水平	中等水平	低水平
男性	文盲/半文盲	18.8	16.0	65.2	0.0	0.0	100.0	23.7	20.2	56.1
	小学	28.6	35.4	36.0	0.0	0.0	100.0	37.9	46.9	15.2
	初中	26.5	38.1	35.4	0.8	43.9	55.3	34.5	46.6	18.9
	高中/中专	23.3	37.7	39.0	3.7	15.0	81.3	32.4	48.3	19.4
	大专及以上	15.0	28.9	56.1	2.5	12.3	85.2	28.8	47.3	23.9
女性	文盲/半文盲	23.3	13.9	62.8	0.0	0.0	100.0	29.0	17.4	53.6
	小学	27.1	20.7	52.2	0.0	0.0	100.0	34.9	26.6	38.5
	初中	23.3	18.1	58.6	0.4	1.6	98.0	30.9	23.5	45.6
	高中/中专	16.7	12.0	71.3	1.8	5.3	92.9	25.8	16.1	58.1
	大专及以上	12.5	16.3	71.2	0.6	2.4	97.0	25.1	31.0	43.9

男性中未婚者身体活动高水平率最高，为23.9%，女性中已婚/同居者身体活动高水平率最高，为21.2%。男性中已婚/同居者身体活动中等水平率最高，为32.6%，女性中未婚者身体活动中等水平率最高，为21.0%。男性中离婚/丧偶/分居者身体活动低水平率最高，为60.0%，女性中离婚/丧偶/分居者身体活动低水平率最高，为80.2%（表6-35）。

表6-35　2020年不同婚姻状况、性别青岛市居民身体活动水平率

	婚姻状况	合计/%			城市居民身体活动水平率/%			农村居民身体活动水平率/%		
		高水平	中等水平	低水平	高水平	中等水平	低水平	高水平	中等水平	低水平
合计	未婚	19.4	36.7	43.9	2.7	12.3	85.0	28.9	50.4	20.7
	已婚/同居	22.0	24.5	53.5	1.2	5.1	93.7	31.8	33.6	34.6
	离婚/丧偶/分居	15.9	10.2	73.9	0.0	0.0	100.0	21.7	13.9	64.4
男性	未婚	23.9	24.2	51.9	4.3	20.0	75.7	34.5	26.4	39.1
	已婚/同居	22.8	32.6	44.6	1.7	7.8	90.5	32.6	44.3	23.1
	离婚/丧偶/分居	18.6	21.4	60.0	0.0	0.0	100.0	28.3	32.6	39.1
女性	未婚	13.8	21.0	65.2	0.8	3.3	95.9	21.6	31.7	46.7
	已婚/同居	21.2	16.3	62.5	0.7	2.4	96.9	30.9	22.3	46.8
	离婚/丧偶/分居	14.7	5.1	80.2	0.0	0.0	100.0	19.2	6.7	74.1

从事农林牧渔水利者身体活动高水平率最高，为41.7%。男性、女性中从事农林牧渔水利者身体活动高水平率均为最高，分别为42.7%、32.7%。在校学生身体活动中等水平率最高，为53.8%，男性中在校学生身体活动中等水平率最高，为48.0%，女性中从事农林牧渔水利者身体活动中等水平率最高，为38.9%。离退休人员身体活动低水平率最高，为84.4%，男性中离退休人员身体活动低水平率最高，为83.6%，女性中办事人员身体活动低水平率最高，为89.9%（表6-36）。

身体活动高水平率呈现随收入增加而下降的趋势，低收入者身体活动高水平率最高，为45.3%，高收入者身体活动高水平率最低，为33.1%。身体活动中等水平率呈现随收入增加而上升的趋势，高收入者身体活动中等水平率最高，为42.8%，低收入者身体活动中等水平率最低，为36.3%。身体活动

低水平率呈现随收入增加而上升的趋势,高收入者身体活动低水平率最高,为24.1%,低收入者身体活动低水平率最低,为18.4%(表6-37)。

表6-36 2020年不同职业、性别青岛市居民身体活动水平率

	职业	合计/%			城市居民身体活动水平率/%			农村居民身体活动水平率/%		
		高水平	中等水平	低水平	高水平	中等水平	低水平	高水平	中等水平	低水平
合计	农林牧渔水利	41.7	42.8	15.5	0.0	0.0	100.0	43.9	45.2	10.9
	生产运输	23.7	31.2	45.1	1.2	7.0	91.8	31.9	40.0	28.1
	商业服务	19.1	23.9	57.0	3.7	13.1	83.2	29.0	30.8	40.2
	行政干部	13.4	19.4	67.2	1.1	7.8	91.1	25.3	30.6	44.1
	办事人员	12.7	10.2	77.1	1.2	6.0	92.8	30.8	16.8	52.4
	技术人员	20.0	23.3	56.7	2.0	8.5	89.5	30.3	31.8	37.9
	其他劳动者	16.0	21.3	62.7	1.2	4.6	94.2	22.5	28.6	48.9
	在校学生	24.2	53.8	22.0	5.7	18.9	75.4	29.0	62.8	8.2
	未就业者	13.2	7.7	79.1	1.1	3.3	95.6	16.8	9.0	74.2
	家务劳动者	26.9	19.9	53.2	0.0	0.0	100.0	36.9	27.3	35.8
	离退休人员	10.8	4.8	84.4	6.1	1.6	92.3	29.1	10.3	60.6
男性	农林牧渔水利	42.7	40.2	17.1	0.0	0.0	100.0	45.7	43.0	11.3
	生产运输	24.5	39.9	35.6	1.5	9.1	89.4	33.5	52.1	14.4
	商业服务	20.9	29.9	49.2	4.5	18.0	77.5	29.5	36.2	34.3
	行政干部	12.3	22.2	65.5	1.8	11.9	86.3	23.3	33.0	43.7
	办事人员	18.3	19.8	61.9	2.9	12.9	84.2	37.5	28.6	33.9
	技术人员	19.5	28.7	51.8	2.3	10.6	87.1	30.1	39.8	30.1
	其他劳动者	18.1	28.6	53.3	1.9	7.5	90.6	26.3	39.2	34.5
	在校学生	34.1	48.0	17.9	11.1	37.0	51.9	40.6	51.0	8.4
	未就业者	11.0	13.0	76.0	0.0	0.0	100.0	14.9	17.5	67.6
	家务劳动者	26.5	30.4	43.1	0.0	0.0	100.0	37.5	43.1	19.4
	离退休人员	11.1	5.3	83.6	0.0	1.4	98.6	26.7	10.9	62.4
女性	农林牧渔水利	32.7	38.9	28.4	0.0	0.0	100.0	41.8	40.3	17.9
	生产运输	21.6	8.0	70.4	0.0	0.0	100.0	27.9	10.3	61.8
	商业服务	17.3	17.6	65.1	3.0	9.0	88.0	28.3	24.3	47.4
	行政干部	14.9	15.6	69.5	0.0	1.4	98.6	27.7	27.7	44.6
	办事人员	8.1	2.0	89.9	1.0	1.0	98.0	23.5	0.0	76.5
	技术人员	20.8	13.7	65.5	0.0	4.5	95.5	30.8	18.5	50.7
	其他劳动者	13.3	12.2	74.5	0.0	0.0	100.0	18.2	16.5	65.3
	在校学生	15.3	29.9	54.8	0.0	0.0	100.0	18.9	36.9	44.2
	未就业者	14.5	4.4	81.1	1.9	5.8	92.3	17.9	4.1	78.0
	家务劳动者	26.9	17.8	55.3	0.0	0.0	100.0	36.8	24.2	39.0
	离退休人员	10.6	4.4	85.0	0.4	1.7	97.9	31.3	9.8	58.9

表6-37 2020年不同收入、性别青岛市居民身体活动水平率

	收入情况	合计/%			城市居民身体活动水平率/%			农村居民身体活动水平率/%		
		高水平	中等水平	低水平	高水平	中等水平	低水平	高水平	中等水平	低水平
合计	低收入	45.3	36.3	18.4	44.0	41.8	14.2	45.7	34.3	20.0
	中等收入	38.6	42.0	19.4	39.7	43.7	16.6	38.0	41.0	21.0
	高收入	33.1	42.8	24.1	21.2	54.5	24.3	43.0	32.9	24.1
男性	低收入	45.0	33.6	21.4	39.1	40.8	20.1	47.1	31.0	21.9
	中等收入	37.9	40.4	21.7	39.2	43.1	17.7	37.1	38.9	24.0
	高收入	38.6	34.9	26.5	27.0	40.5	32.5	47.8	30.4	21.8
女性	低收入	45.6	39.7	14.7	49.4	42.9	7.7	44.0	37.4	17.6
	中等收入	39.5	43.8	16.7	40.2	44.3	15.5	39.0	43.4	17.6
	高收入	25.8	53.2	21.0	13.8	72.4	13.8	36.4	36.3	27.3

（三）身体活动不足率

青岛市18岁及以上居民身体活动不足率为22.2%，其中男性身体活动不足率为24.1%，女性身体活动不足率为20.2%，城市居民身体活动不足率为19.8%，农村居民身体活动不足率为23.3%（表6-38）。

50岁及以上居民身体活动不足率呈现随年龄增长而升高的趋势，70岁及以上年龄组身体活动不足率（36.0%）最高，50～<60岁年龄组身体活动不足率（17.1%）最低。男性、女性、城市居民、农村居民中70岁及以上年龄组身体活动不足率均最高，分别为32.8%、38.5%、26.1%、40.9%（表6-38）。

表6-38 2020年不同年龄组、性别青岛市居民身体活动不足率

年龄组/岁	合计/%			城市居民身体活动不足率/%			农村居民身体活动不足率/%		
	小计	男性	女性	小计	男性	女性	小计	男性	女性
18～<30	23.6	19.6	27.6	22.6	17.8	27.5	24.1	20.4	27.7
30～<40	23.1	25.2	20.9	18.4	18.6	18.1	25.4	28.5	22.3
40～<50	19.5	23.8	15.0	20.5	27.8	12.5	19.1	22.1	16.0
50～<60	17.1	21.0	13.2	16.3	25.0	7.8	17.4	19.1	15.7
60～<70	22.0	27.7	16.2	19.9	28.3	11.5	23.1	27.3	18.8
≥70	36.0	32.8	38.5	26.1	25.3	26.8	40.9	36.8	43.9
合计	22.2	24.1	20.2	19.8	23.6	16.1	23.3	24.4	22.1

文盲/半文盲身体活动不足率（31.1%）最高，初中文化程度者身体活动不足率（20.4%）最低。男性中文盲/半文盲身体活动不足率（35.4%）最高，大专及以上文化程度者身体活动不足率（19.7%）最低；女性中文盲/半文盲身体活动不足率（29.6%）最高，初中文化程度者身体活动不足率（15.7%）最低（表6-39）。

男性、女性中离婚/丧偶/分居者身体活动不足率均最高，分别为37.1%、34.0%；男性中未婚者身体活动不足率最低，为18.2%，女性中已婚/同居者身体活动不足率最低，为18.3%（表6-40）。

全人群中未就业者身体活动不足率最高，为29.6%。男性中未就业者身体活动不足率最高，为33.8%，女性中在校学生身体活动不足率最高，为28.5%。城市居民从事生产运输者身体活动不足率最高，为25.6%，农村居民中未就业者身体活动不足率最高，为32.9%（表6-41）。

表 6-39 2020年不同文化程度、性别青岛市居民身体活动不足率

文化程度	合计/%			城市居民身体活动不足率/%			农村居民身体活动不足率/%		
	小计	男性	女性	小计	男性	女性	小计	男性	女性
文盲/半文盲	31.1	35.4	29.6	33.0	36.7	31.7	30.6	35.1	29.0
小学	23.5	27.9	20.1	22.8	33.3	13.8	23.7	26.1	21.9
初中	20.4	24.7	15.7	19.3	28.9	8.9	20.8	23.3	18.0
高中/中专	21.9	23.9	19.2	19.3	23.6	14.6	23.3	24.1	22.0
大专及以上	20.8	19.7	22.0	17.9	16.7	19.2	24.0	23.0	25.1

表 6-40 2020年不同婚姻状况、性别青岛市居民身体活动不足率

婚姻状况	合计/%			城市居民身体活动不足率/%			农村居民身体活动不足率/%		
	小计	男性	女性	小计	男性	女性	小计	男性	女性
未婚	22.9	18.2	28.8	20.0	13.6	27.5	24.6	20.7	29.6
已婚/同居	21.5	24.7	18.3	19.7	24.9	14.5	22.3	24.7	20.0
离婚/丧偶/分居	35.0	37.1	34.0	23.3	37.5	13.9	39.2	37.0	40.0

表 6-41 2020年不同职业、性别青岛市居民身体活动不足率

职业	合计/%			城市居民身体活动不足率/%			农村居民身体活动不足率/%		
	小计	男性	女性	小计	男性	女性	小计	男性	女性
农林牧渔水利	20.2	20.3	20.2	22.9	23.5	21.4	20.1	20.0	20.1
生产运输	19.3	22.3	11.4	25.6	28.8	15.0	17.0	19.8	10.3
商业服务	21.7	26.8	16.3	20.1	29.7	12.0	22.7	25.2	19.7
行政干部	19.4	20.8	17.5	17.2	18.3	15.5	21.5	23.3	19.3
办事人员	21.5	19.8	22.8	16.7	15.7	17.3	29.0	25.0	33.3
技术人员	24.6	24.1	25.4	20.6	18.9	23.9	26.9	27.3	26.2
其他劳动者	25.7	28.0	22.7	23.9	25.7	21.1	26.4	29.2	23.2
在校学生	23.1	17.1	28.5	24.5	18.5	30.8	22.7	16.7	27.9
未就业者	29.6	33.8	27.0	18.5	22.5	15.4	32.9	37.7	30.1
家务劳动者	17.6	22.5	16.5	16.1	33.3	12.2	18.1	18.1	18.1
离退休人员	19.5	23.8	16.4	17.7	24.5	13.5	22.5	22.8	22.3

低收入者身体活动不足率最低,为18.4%,高收入者身体活动不足率最高,为24.1%(表6-42)。

表 6-42 2020年不同收入、性别青岛市居民身体活动不足率

收入情况	合计/%			城市居民身体活动不足率/%			农村居民身体活动不足率/%		
	小计	男性	女性	小计	男性	女性	小计	男性	女性
低收入	18.4	21.4	14.8	22.9	14.2	7.7	20.0	21.9	17.6
中等收入	19.3	21.7	16.8	16.6	17.6	15.5	21.0	24.0	17.6
高收入	24.1	26.5	21.0	24.2	32.4	13.8	24.1	21.7	27.3

（四）经常锻炼率

青岛市 18 岁及以上居民经常锻炼率为 21.9%。男性经常锻炼率（22.7%）高于女性经常锻炼率（21.1%），城市居民经常锻炼率（22.7%）高于农村居民经常锻炼率（21.4%）（表 6-43）。

经常锻炼率呈现随年龄增长而降低的趋势，18～<30 岁年龄组经常锻炼率（30.6%）最高，70 岁及以上年龄组经常锻炼率（12.1%）最低。男性、女性经常锻炼率随年龄增长变化趋势基本与全人群相同，18～<30 岁年龄组经常锻炼率最高，分别为 35.3%、25.9%；70 岁及以上年龄组经常锻炼率最低，分别为 11.3%、12.6%。城市居民中 18～<30 岁年龄组经常锻炼率最高，为 28.6%，农村居民中 18～<30 岁年龄组经常锻炼率为 31.6%，亦为最高（表 6-43）。

表 6-43　2020 年不同年龄组、性别青岛市居民经常锻炼率

年龄组/岁	合计/%			城市居民经常锻炼率/%			农村居民经常锻炼率/%		
	小计	男性	女性	小计	男性	女性	小计	男性	女性
18～<30	30.6	35.3	25.9	28.6	37.0	19.8	31.6	34.4	28.8
30～<40	22.0	24.6	19.3	26.1	31.0	21.2	19.9	21.4	18.4
40～<50	23.1	22.9	23.3	23.0	22.2	23.9	23.1	23.2	23.1
50～<60	20.7	18.8	22.6	22.7	20.0	25.4	19.7	18.2	21.2
60～<70	19.3	18.8	19.8	17.7	15.9	19.4	20.2	20.3	20.0
≥70	12.1	11.3	12.6	12.8	13.3	12.4	11.7	10.3	12.7
合计	21.9	22.7	21.1	22.7	24.2	21.3	21.4	21.9	21.0

随着文化程度的升高，经常锻炼率呈现先降低后升高的趋势。大专及以上文化程度者经常锻炼率最高，为 29.9%，小学文化程度者经常锻炼率最低，为 13.0%。男性、女性中大专及以上文化程度者经常锻炼率均最高，分别为 31.8%、27.8%（表 6-44）。

表 6-44　2020 年不同文化程度、性别青岛市居民经常锻炼率

文化程度	合计/%			城市居民经常锻炼率/%			农村居民经常锻炼率/%		
	小计	男性	女性	小计	男性	女性	小计	男性	女性
文盲/半文盲	14.1	11.1	15.1	8.9	6.7	9.8	15.4	12.3	16.5
小学	13.0	10.7	14.8	14.1	10.1	17.5	12.7	10.9	14.0
初中	19.5	18.8	20.3	18.3	15.0	21.9	19.9	20.0	19.8
高中/中专	24.8	26.4	22.7	25.4	26.8	23.9	24.5	26.2	22.0
大专及以上	29.9	31.8	27.8	28.1	33.2	22.7	31.7	30.3	33.2

男性、女性中未婚者经常锻炼率为最高，分别为 35.2%、28.8%（表 6-45）。

表 6-45　2020 年不同婚姻状况、性别青岛市居民经常锻炼率

婚姻状况	合计/%			城市居民经常锻炼率/%			农村居民经常锻炼率/%		
	小计	男性	女性	小计	男性	女性	小计	男性	女性
未婚	32.4	35.2	28.8	30.8	37.9	22.5	33.3	33.7	32.7
已婚/同居	20.7	21.1	20.2	21.8	22.3	21.4	20.1	20.6	19.6
离婚/丧偶/分居	15.0	5.7	19.2	11.7	8.3	13.9	16.3	4.3	20.8

在校学生经常锻炼率最高,为 39.2%,家务劳动者经常锻炼率最低,为 16.4%。男性、女性、城市居民、农村居民中在校学生经常锻炼率均最高,分别为 44.7%、34.3%、39.6%、39.1%(表6-46)。

表6-46　2020年不同职业、性别青岛市居民经常锻炼率

职业	合计/%			城市居民经常锻炼率/%			农村居民经常锻炼率/%		
	小计	男性	女性	小计	男性	女性	小计	男性	女性
农林牧渔水利	18.7	19.3	18.0	22.9	23.5	21.4	18.5	19.0	17.9
生产运输	25.9	24.5	29.5	19.8	18.2	25.0	28.1	26.9	30.9
商业服务	22.6	20.6	24.8	23.8	19.8	27.1	21.9	21.0	23.1
行政干部	30.3	33.0	26.6	24.4	27.5	19.7	36.0	38.8	32.5
办事人员	22.9	27.8	18.8	23.2	30.0	18.4	22.4	25.0	19.6
技术人员	24.4	23.6	25.9	26.6	28.0	23.9	23.1	20.8	26.9
其他劳动者	19.4	20.3	18.3	23.3	25.2	20.3	17.7	17.8	17.6
在校学生	39.2	44.7	34.3	39.6	51.9	26.9	39.1	42.7	36.0
未就业者	17.9	20.8	16.1	17.4	20.0	15.4	18.1	21.1	16.3
家务劳动者	16.4	8.8	18.0	14.9	6.7	16.8	16.9	9.7	18.4
离退休人员	20.9	19.7	21.7	21.2	19.6	22.3	20.2	19.8	20.5

经常锻炼率呈现随收入上升而上升的趋势,高收入者经常锻炼率最高,为 31.7%,低收入者经常锻炼率最低,为 21.8%(表6-47)。

表6-47　2020年不同收入、性别青岛市居民经常锻炼率

收入情况	合计/%			城市居民经常锻炼率/%			农村居民经常锻炼率/%		
	小计	男性	女性	小计	男性	女性	小计	男性	女性
低收入	21.8	21.4	22.3	24.0	21.8	26.4	21.0	21.2	20.6
中等收入	27.2	28.5	25.8	28.1	31.4	24.7	26.6	26.9	26.4
高收入	31.7	31.3	32.3	22.7	18.9	27.6	39.2	41.3	36.4

四、静态行为

(一)静态行为时间

青岛市 18 岁及以上居民平均每日静态行为时间为 5.9 h,男性平均每日静态行为时间为 6.0 h,女性平均每日静态行为时间为 5.9 h,城市居民平均每日静态行为时间为 6.1 h,农村居民平均每日静态行为时间为 5.8 h(表6-48)。

平均每日静态时间总体呈现随年龄增长而降低的趋势,仅 70 岁及以上年龄组平均每日静态行为时间有轻微回升。18~<30 岁年龄组平均每日静态行为时间(7.6 h)最长,60~<70 岁年龄组平均每日静态行为时间(5.1 h)最短。男性、女性、城市居民、农村居民中 18~<30 岁年龄组平均每日静态行为时间分别为 7.4 h、7.8 h、7.5 h、7.7 h,均为最长(表6-48)。

男性、女性、城市居民、农村居民中大专及以上文化程度者平均每日静态行为时间均为最长,分别为 7.0 h、7.5 h、7.1 h、7.4 h(表6-49)。

表 6-48　2020 年不同年龄组、性别青岛市居民平均每日静态行为时间

年龄组/岁	合计/h			城市居民平均每日静态行为时间/h			农村居民平均每日静态行为时间/h		
	小计	男性	女性	小计	男性	女性	小计	男性	女性
18～<30	7.6	7.4	7.8	7.5	7.2	7.9	7.7	7.6	7.8
30～<40	6.3	6.4	6.4	6.5	6.3	6.7	6.2	6.3	6.2
40～<50	5.5	5.5	5.4	5.8	5.8	5.9	5.3	5.3	5.3
50～<60	5.4	5.6	5.2	5.7	6.0	5.3	5.3	5.5	5.1
60～<70	5.1	5.2	4.9	5.5	5.8	5.3	4.8	4.9	4.7
≥70	5.6	5.7	5.6	5.7	5.7	5.7	5.6	5.7	5.5
合计	5.9	6.0	5.9	6.1	6.1	6.1	5.8	5.9	5.7

表 6-49　2020 年不同文化程度、性别青岛市居民平均每日静态行为时间

文化程度	合计/h			城市居民平均每日静态行为时间/h			农村居民平均每日静态行为时间/h		
	小计	男性	女性	小计	男性	女性	小计	男性	女性
文盲/半文盲	5.3	5.6	5.3	5.8	5.8	5.9	5.2	5.6	5.1
小学	5.2	5.3	5.0	5.5	6.2	5.0	5.0	5.0	5.1
初中	5.3	5.3	5.2	5.3	5.5	5.3	5.3	5.4	5.2
高中/中专	6.2	6.2	6.1	5.9	6.1	5.8	6.3	6.3	6.3
大专及以上	7.3	7.0	7.5	7.1	6.9	7.3	7.4	7.2	7.7

男性中未婚者平均每日静态行为时间最长，为 7.5 h，女性中未婚者平均每日静态行为时间亦为最长，为 8.2 h（表 6-50）。

表 6-50　2020 年不同婚姻状况、性别青岛市居民平均每日静态行为时间

婚姻状况	合计/h			城市居民平均每日静态行为时间/h			农村居民平均每日静态行为时间/h		
	小计	男性	女性	小计	男性	女性	小计	男性	女性
未婚	7.8	7.5	8.2	7.5	7.0	8.1	8.0	7.7	8.3
已婚/同居	5.6	5.7	5.6	5.9	6.0	5.8	5.5	5.6	5.5
离婚/丧偶/分居	6.0	6.2	5.9	6.6	6.7	6.5	5.8	5.9	5.7

在校学生平均每日静态行为时间最长，为 8.2 h。男性、女性、城市居民、农村居民中在校学生平均每日静态行为时间均最长，分别为 8.0 h、8.4 h、7.9 h、8.3 h（表 6-51）。

表 6-51　2020 年不同职业、性别青岛市居民平均每日静态行为时间

职业	合计/h			城市居民平均每日静态行为时间/h			农村居民平均每日静态行为时间/h		
	小计	男性	女性	小计	男性	女性	小计	男性	女性
农林牧渔水利	4.9	5.1	4.7	4.9	5.0	4.7	4.9	5.1	4.7
生产运输	5.3	5.1	6.1	4.9	4.9	5.1	5.5	5.1	6.3
商业服务	6.2	6.4	5.9	6.2	6.6	6.0	6.1	6.4	5.9
行政干部	7.1	6.9	7.5	7.2	7.1	7.3	7.1	6.7	7.6
办事人员	7.3	7.1	7.5	7.4	7.1	7.6	7.2	7.0	7.3

续表

职业	合计/h			城市居民平均每日静态行为时间/h			农村居民平均每日静态行为时间/h		
	小计	男性	女性	小计	男性	女性	小计	男性	女性
技术人员	6.5	6.4	6.8	6.8	6.7	7.1	6.4	6.2	6.7
其他劳动者	5.8	5.7	5.8	5.7	5.4	6.1	5.8	5.9	5.7
在校学生	8.2	8.0	8.4	7.9	7.7	8.0	8.3	8.0	8.5
未就业者	5.8	6.1	5.6	6.3	6.3	6.4	5.6	6.0	5.4
家务劳动者	5.3	5.7	5.3	5.8	7.5	5.4	5.2	5.0	5.2
离退休人员	5.4	5.7	5.3	5.3	5.6	5.2	5.6	5.8	5.4.

居民平均每日静态行为时间呈现随收入增加而增加的趋势,高收入者平均每日静态行为时间最长,为6.0 h,低收入者平均每日静态行为时间最短,为5.3 h(表6-52)。

表6-52　2020年不同收入、性别青岛市居民平均每日静态行为时间

收入情况	合计/h			城市居民平均每日静态行为时间/h			农村居民平均每日静态行为时间/h		
	小计	男性	女性	小计	男性	女性	小计	男性	女性
低收入	5.3	5.4	5.3	5.6	5.6	5.6	5.2	5.3	5.1
中等收入	5.6	5.6	5.6	5.7	5.8	5.7	5.5	5.5	5.5
高收入	6.0	6.1	5.9	5.9	6.0	5.7	6.1	6.1	6.1

(二)睡眠时间

青岛市18岁及以上居民平均每日睡眠时间为7.5 h,男性平均每日睡眠时间为7.4 h,女性平均每日睡眠时间为7.5 h,城市居民平均每日睡眠时间为7.3 h,农村居民平均每日睡眠时间为7.5 h(表6-53)。

平均每日睡眠时间随年龄增长呈现降低趋势,男性与女性平均每日睡眠时间、城市居民与农村居民平均每日睡眠时间差距较小。全人群中18～<30岁年龄组平均每日睡眠时间(7.8 h)最长,60～<70岁年龄组、70岁及以上年龄组平均每日睡眠时间(7.2 h)最短。男性中18～<30岁年龄组平均每日睡眠时间(7.8 h)最长,女性中18～<30岁年龄组和30～<40岁年龄组平均每日睡眠时间(7.8 h)最长。城市居民和农村居民中18～<30岁年龄组平均每日睡眠时间(7.7 h和7.9 h)最长(表6-53)。

表6-53　2020年不同年龄组、性别青岛市居民平均每日睡眠时间

年龄组/岁	合计/h			城市居民平均每日睡眠时间/h			农村居民平均每日睡眠时间/h		
	小计	男性	女性	小计	男性	女性	小计	男性	女性
18～<30	7.8	7.8	7.8	7.7	7.6	7.7	7.9	7.9	7.9
30～<40	7.7	7.5	7.8	7.6	7.5	7.7	7.7	7.6	7.8
40～<50	7.5	7.5	7.6	7.4	7.4	7.5	7.6	7.5	7.7
50～<60	7.3	7.3	7.3	7.2	7.1	7.2	7.3	7.3	7.3
60～<70	7.2	7.3	7.1	7.0	7.2	6.8	7.3	7.3	7.3
≥70	7.2	7.3	7.2	7.0	7.2	6.7	7.4	7.4	7.4
合计	7.5	7.4	7.5	7.3	7.3	7.3	7.5	7.5	7.6

随着文化程度升高，男性、女性平均每日睡眠时间变化均不明显。男性中文盲/半文盲和大专及以上文化程度者平均每日睡眠时间最长，为7.5 h，其他文化程度者平均每日睡眠时间均为7.4 h。女性中大专及以上文化程度者平均每日睡眠时间最长，为7.6 h，小学文化程度者平均每日睡眠时间最短，为7.3 h（表6-54）。

表6-54 2020年不同文化程度、性别青岛市居民平均每日睡眠时间

文化程度	合计/h			城市居民平均每日睡眠时间/h			农村居民平均每日睡眠时间/h		
	小计	男性	女性	小计	男性	女性	小计	男性	女性
文盲/半文盲	7.4	7.5	7.4	7.2	7.5	7.2	7.4	7.5	7.4
小学	7.4	7.4	7.3	7.2	7.4	7.0	7.4	7.4	7.4
初中	7.5	7.4	7.5	7.3	7.3	7.3	7.5	7.5	7.6
高中/中专	7.5	7.4	7.5	7.2	7.4	7.3	7.6	7.5	7.7
大专及以上	7.5	7.5	7.6	7.4	7.4	7.5	7.6	7.6	7.7

男性、女性中未婚者平均每日睡眠时间均最长，分别为7.7 h和7.8 h（表6-55）。

表6-55 2020年不同婚姻状况、性别青岛市居民平均每日睡眠时间

婚姻状况	合计/h			城市居民平均每日睡眠时间/h			农村居民平均每日睡眠时间/h		
	小计	男性	女性	小计	男性	女性	小计	男性	女性
未婚	7.8	7.7	7.8	7.6	7.6	7.7	7.8	7.8	7.9
已婚/同居	7.4	7.4	7.5	7.3	7.3	7.3	7.5	7.5	7.6
离婚/丧偶/分居	7.2	7.2	7.2	6.8	7.0	6.7	7.4	7.3	7.4

各类职业人群平均每日睡眠时间差异较小。男性、女性、城市居民、农村居民中在校学生平均每日睡眠时间均高于其他职业人群平均每日睡眠时间，分别为8.0 h、8.0 h、7.9 h和8.0 h（表6-56）。

表6-56 2020年不同职业、性别青岛市居民平均每日睡眠时间

职业	合计/h			城市居民平均每日睡眠时间/h			农村居民平均每日睡眠时间/h		
	小计	男性	女性	小计	男性	女性	小计	男性	女性
农林牧渔水利	7.5	7.5	7.5	7.3	7.4	7.1	7.5	7.5	7.5
生产运输	7.5	7.5	7.6	7.4	7.4	7.5	7.6	7.6	7.6
商业服务	7.4	7.4	7.5	7.4	7.3	7.5	7.5	7.4	7.6
行政干部	7.5	7.4	7.6	7.3	7.3	7.3	7.6	7.5	7.8
办事人员	7.5	7.3	7.7	7.4	7.2	7.7	7.5	7.4	7.6
技术人员	7.5	7.5	7.6	7.5	7.4	7.5	7.6	7.5	7.7
其他劳动者	7.5	7.4	7.5	7.4	7.4	7.5	7.5	7.5	7.6
在校学生	8.0	8.0	8.0	7.9	8.0	7.8	8.0	8.0	8.0
未就业者	7.4	7.3	7.5	7.2	7.2	7.5	7.5	7.4	7.5
家务劳动者	7.5	7.6	7.5	7.4	7.8	7.3	7.6	7.5	7.6
离退休人员	7.0	7.3	7.0	7.0	7.2	6.9	7.4	7.4	7.3

收入对睡眠时间影响较小，中等收入者平均每日睡眠时间最短，为7.3 h，高收入者平均每日睡眠

时间最长,为 7.5 h(表 6-57)。

表 6-57　2020 年不同收入、性别青岛市居民平均每日睡眠时间

收入情况	合计/h			城市居民平均每日睡眠时间/h			农村居民平均每日睡眠时间/h		
	小计	男性	女性	小计	男性	女性	小计	男性	女性
低收入	7.4	7.4	7.4	7.2	7.3	7.1	7.5	7.4	7.6
中等收入	7.3	7.3	7.4	7.2	7.2	7.2	7.4	7.4	7.4
高收入	7.5	7.4	7.5	7.3	7.4	7.3	7.6	7.5	7.7

五、与历史数据比较

2020 年,青岛市 18 岁及以上居民每周中等强度职业性身体活动累计时间为 6.3 h,较 2018 年山东省该项数据(12.8 h)减少了 6.5 h;每周高强度职业性身体活动累计时间为 2.8 h,较 2018 年山东省的 4.2 h 减少了 1.4 h,女性该项数据(1.3 h)减少了 1.1 h,男性该项数据(4.4 h)减少了 1.6 h,城市居民的该项数据(1.3 h)减少了 1.4 h,农村居民的该项数据(3.6 h)减少了 1.6 h。2020 年,青岛市 18 岁及以上居民每周交通性身体活动累计时间为 3.6 h,较 2018 年山东省的 3.3 h 增加了 0.3 h。

2020 年,青岛市 18 岁及以上居民每周身体活动量为 4 241.8 MET,较 2018 年山东省的该项数据(6 190.3 MET)减少了 1 948.5 MET;男性的该项数据为 4 962.8 MET,女性的该项数据为 3 617.0 MET,分别比 2018 年山东省的该项数据减少了 2 018.3 MET、1 820.2 MET;城市居民的该项数据为 3 301.3 MET,农村居民的该项数据为 4 167.8 MET,与 2018 年山东省城市居民每周身体活动量(4 866.8 MET)和农村居民每周身体活动量(7 088.1 MET)均有明显差距。

2020 年,青岛市 18 岁及以上居民身体活动高水平率为 21.5%,较 2018 年山东省平均水平低了 27.9 个百分点;身体活动中等水平率为 25.4%,与 2018 年山东省水平相当;身体活动低水平率为 53.1%,明显高于 2018 年山东省平均水平(24.6%)。

2020 年,青岛市 18 岁及以上居民平均每日静态行为时间为 5.9 h,较 2018 年山东省居民的该项数据(4.8 h)增加了 1.1 h,男性平均每日静态行为时间为 6.0 h,女性平均每日静态行为时间为 5.9 h,城市居民平均每日静态行为时间为 6.1 h,农村居民平均每日静态行为时间为 5.8 h,分别较山东省居民平均每日静态行为时间增加了 1.3 h、1.7 h、1.2 h 和 1.7 h。

2020 年,青岛市 18 岁及以上居民平均每日睡眠时间为 7.5 h,较 2018 年山东省 18 岁及以上居民平均每日睡眠时间延长了 0.3 h,但较 2002 年青岛市居民平均每日睡眠时间减少了 1.0 h。

报告七
超重和肥胖

一、相关定义

1. 体重指数（body mass index，BMI）

计算公式为 BMI ＝ 体重（kg）／[身高（m）]^2。

2. 超重、肥胖和中心性肥胖的诊断标准

依据《中国成人超重和肥胖症预防控制指南》[①]的分级标准，BMI ＜ 18.5 为低体重（low weight），18.5 ≤ BMI ＜ 24.0 为体重正常（normal weight），24.0 ≤ BMI ＜ 28.0 为超重（overweight），BMI ≥ 28.0 为肥胖（obesity）。男性腰围（waist circumference，WC）≥ 85 cm，女性腰围 ≥ 80 cm 为中心性肥胖（central obesity）。

3. 超重率

超重率为 BMI 计算值达到超重范围者在总人群中所占的比例。

4. 肥胖率

肥胖率为 BMI 计算值达到肥胖范围者在总人群中所占的比例。

二、BMI 的分布

（一）BMI 均值

青岛市 18 岁及以上居民 BMI 均值为 25.5 kg／m^2，男性、女性 BMI 均值差别不大，男性 BMI 均值为 25.9 kg／m^2，女性 BMI 均值为 25.1 kg／m^2，城市居民 BMI 均值为 25.3 kg／m^2，农村居民 BMI 均值为 25.6 kg／m^2（表 7-1）。

居民 BMI 均值呈现随年龄增长先升高后降低的趋势，50～＜60 岁年龄组 BMI 均值（26.1 kg／m^2）最高。男性中 40～＜50 岁年龄组 BMI 均值（26.6 kg／m^2）最高；女性 BMI 均值变化趋势与全人群的相同，60～＜70 岁年龄组 BMI 均值（26.5 kg／m^2）最高。城市居民 BMI 均值变化趋势与全人群的相同，60～＜70 岁年龄组 BMI 均值最高，为 25.9 kg／m^2；农村居民 BMI 均值变化趋势与全人群的相同，40～＜50 岁、50～＜60 岁年龄组 BMI 均值（26.2 kg／m^2）最高（表 7-1）。

随着文化程度的升高，居民 BMI 均值先升高后降低，大专及以上文化程度者 BMI 均值最低，为 24.7 kg／m^2，小学文化程度者 BMI 均值最高，为 26.1 kg／m^2。男性中，小学文化程度者 BMI 均值（25.2 kg／m^2）最低，初中、大专及以上文化程度者 BMI 均值（26.1 kg／m^2）最高；女性中，大专及以上文

---

① 陈春明,孔灵芝. 中国成人超重和肥胖症预防控制指南［M］. 北京:人民卫生出版社,2006.

化程度者 BMI 均值(23.1 kg/m²)最低,小学文化程度者 BMI 均值(26.7 kg/m²)最高(表 7-2)。

表 7-1　2020 年不同年龄组、性别青岛市居民 BMI 均值

年龄组/岁	合计/(kg/m²)			城市居民 BMI 均值/(kg/m²)			农村居民 BMI 均值/(kg/m²)		
	小计	男性	女性	小计	男性	女性	小计	男性	女性
合计	25.5	25.9	25.1	25.3	25.9	24.6	25.6	25.8	25.4
18～<30	23.5	24.5	22.5	23.4	24.8	21.9	23.6	24.4	22.8
30～<40	25.5	26.4	24.6	25.2	26.4	24.9	25.6	26.4	24.9
40～<50	26.0	26.6	25.4	25.6	26.4	24.6	26.2	26.7	25.7
50～<60	26.1	26.0	26.2	25.8	26.1	25.5	26.2	26.0	26.6
60～<70	26.0	25.5	26.5	25.9	25.6	26.2	26.0	25.5	26.6
≥70	25.3	25.0	25.6	25.5	25.1	25.9	25.2	24.9	25.5

表 7-2　2020 年不同文化程度、性别青岛市居民 BMI 均值

文化程度	合计/(kg/m²)			城市居民 BMI 均值/(kg/m²)			农村居民 BMI 均值/(kg/m²)		
	小计	男性	女性	小计	男性	女性	小计	男性	女性
文盲/半文盲	25.8	25.3	26.0	25.9	24.5	26.4	25.8	25.6	25.9
小学	26.1	25.2	26.7	25.7	25.4	26.0	26.2	25.2	27.0
初中	25.9	26.1	25.7	25.6	25.8	25.4	26.0	26.2	25.8
高中/中专	25.3	25.7	24.8	25.3	26.0	24.6	25.3	25.5	25.0
大专及以上	24.7	26.1	23.1	24.8	26.1	23.3	24.5	26.1	22.9

未婚者 BMI 均值(23.5 kg/m²)最低。男性未婚者 BMI 均值为 24.6 kg/m²,女性未婚者 BMI 均值为 22.2 kg/m²(表 7-3)。

表 7-3　2020 年不同婚姻状况、性别青岛市居民 BMI 均值

婚姻状况	合计/(kg/m²)			城市居民 BMI 均值/(kg/m²)			农村居民 BMI 均值/(kg/m²)		
	小计	男性	女性	小计	男性	女性	小计	男性	女性
未婚	23.5	24.6	22.2	23.6	25.3	21.7	23.4	24.2	22.4
已婚/同居	25.8	26.1	25.5	25.5	26.0	25.0	25.9	26.1	25.8
离婚/丧偶/分居	25.3	25.9	25.0	25.6	26.5	25.0	25.2	25.6	25.0

生产运输人员 BMI 均值最高,为 26.2 kg/m²,在校学生 BMI 均值最低,为 22.5 kg/m²,其余职业人群 BMI 均值为 24.9～26.0 kg/m²。男性中商业服务人员 BMI 均值(26.5 kg/m²)最高,女性中农林牧渔水利人员和离退休人员 BMI 均值(26.1 kg/m²)最高(表 7-4)。

表 7-4　2020 年不同职业、性别青岛市居民 BMI 均值

职业	合计/(kg/m²)			城市居民 BMI 均值/(kg/m²)			农村居民 BMI 均值/(kg/m²)		
	小计	男性	女性	小计	男性	女性	小计	男性	女性
农林牧渔水利	26.0	26.0	26.1	25.8	26.1	25.1	26.1	26.0	26.1
生产运输	26.2	26.4	25.6	26.3	26.9	24.2	26.1	26.2	26.0
商业服务	25.3	26.5	24.2	25.1	26.5	23.9	25.5	26.4	24.4

职业	合计 /（kg/m²）			城市居民 BMI 均值 /（kg/m²）			农村居民 BMI 均值 /（kg/m²）		
	小计	男性	女性	小计	男性	女性	小计	男性	女性
行政干部	25.1	26.2	23.7	25.3	26.6	23.3	25.0	25.8	24.0
办事人员	25.1	26.2	24.2	25.1	26.5	24.0	25.2	25.8	24.6
技术人员	24.9	25.5	23.7	24.7	25.4	23.4	24.9	25.6	23.9
其他劳动者	25.7	26.0	25.3	25.3	25.8	24.4	25.9	26.0	25.7
在校学生	22.5	23.6	21.5	22.4	24.2	20.5	22.5	23.4	21.8
未就业者	25.8	25.6	25.9	25.3	25.4	25.2	25.9	25.6	25.9
家务劳动者	25.9	25.4	26.0	25.7	25.3	25.8	25.9	25.4	26.0
离退休人员	25.9	25.7	26.1	25.7	25.3	25.9	26.3	26.1	26.4

不同收入水平者 BMI 均值差别不大，均在 25.6 kg/m² 左右。中等收入者 BMI 均值最高，为 25.8 kg/m²（表 7-5）。男性中等收入者 BMI 均值最高，为 26.2 kg/m²，女性中低收入者 BMI 均值最高，为 25.7 kg/m²（表 7-5）。

表 7-5 2020 年不同收入、性别青岛市居民 BMI 均值

收入情况	合计 /（kg/m²）			城市居民 BMI 均值 /（kg/m²）			农村居民 BMI 均值 /（kg/m²）		
	小计	男性	女性	小计	男性	女性	小计	男性	女性
低收入	25.6	25.6	25.7	25.4	25.3	25.5	25.7	25.7	25.8
中等收入	25.8	26.2	25.4	25.6	26.1	25.1	25.9	26.2	25.6
高收入	25.6	26.1	25.0	25.5	26.1	24.8	25.7	26.1	25.2

（二）BMI 分类

青岛市 18 岁及以上居民低体重、体重正常、超重、肥胖的人群构成分别为 2.6%、34.7%、37.4%、25.2%。男性中低体重、体重正常、超重、肥胖的人群构成分别为 1.9%、31.9%、38.2%、28.0%，女性中低体重、体重正常、超重、肥胖的人群构成分别为 3.4%、37.5%、36.6%、22.5%（表 7-6）。

表 7-6 2020 年不同年龄组、性别青岛市居民 BMI 构成分布

	年龄组 /岁	合计 /%				城市居民 BMI 构成分布 /%				农村居民 BMI 构成分布 /%			
		低体重	体重正常	超重	肥胖	低体重	体重正常	超重	肥胖	低体重	体重正常	超重	肥胖
合计	合计	2.6	34.7	37.4	25.2	2.9	36.2	37.3	23.6	2.5	34.0	37.5	26.0
	18～<30	10.1	52.7	20.5	16.6	10.5	53.8	19.2	16.5	9.9	52.2	21.2	16.7
	30～<40	3.1	37.8	32.6	26.5	4.0	40.5	30.1	25.4	2.7	36.5	33.8	27.1
	40～<50	0.6	31.5	40.9	27.0	1.1	33.5	41.4	24.1	0.5	30.6	40.8	28.2
	50～<60	0.8	27.1	43.7	28.4	1.2	29.1	43.7	25.9	0.6	26.2	43.7	29.5
	60～<70	0.6	27.5	45.2	26.6	0.4	28.5	45.5	25.6	0.8	27.0	45.0	27.2
	≥70	2.2	35.5	40.8	21.6	0.6	32.2	46.7	20.6	3.0	37.1	37.9	22.1
男性	合计	1.9	31.9	38.2	28.0	1.7	29.5	41.5	27.3	2.0	33.1	36.6	28.4
	18～<30	6.3	46.1	24.9	22.7	4.4	44.4	26.7	24.4	7.2	47.0	24.0	21.9
	30～<40	1.8	30.5	34.0	33.7	2.7	27.4	35.8	34.1	1.3	32.0	33.1	33.6

	年龄组/岁	合计/%				城市居民 BMI 构成分布/%				农村居民 BMI 构成分布/%			
		低体重	体重正常	超重	肥胖	低体重	体重正常	超重	肥胖	低体重	体重正常	超重	肥胖
男性	40～<50	0.3	24.8	42.8	32.1	0.0	22.2	48.5	29.4	0.4	25.9	40.4	33.3
	50～<60	1.4	28.7	41.3	28.6	2.0	27.0	42.0	29.0	1.1	29.5	41.0	28.4
	60～<70	0.8	30.7	47.2	21.3	0.0	27.5	52.9	19.6	1.2	32.4	44.1	22.3
	≥70	2.5	41.2	37.0	19.3	1.2	37.3	44.6	16.9	3.2	43.2	32.9	20.6
女性	合计	3.4	37.5	36.6	22.5	4.1	42.8	33.1	20.0	3.0	35.0	38.3	23.6
	18～<30	13.9	59.4	16.1	10.5	16.8	63.4	11.5	8.4	12.6	57.6	18.3	11.5
	30～<40	4.4	45.1	31.1	19.3	5.3	53.5	24.3	16.8	4.0	40.9	34.5	20.6
	40～<50	1.0	38.6	38.9	21.5	2.3	46.0	33.5	18.2	0.5	35.5	41.2	22.8
	50～<60	0.2	25.5	46.1	28.2	0.5	31.2	45.4	22.9	0.0	22.9	46.4	30.7
	60～<70	0.5	24.4	43.1	32.0	0.7	29.5	38.1	31.7	0.4	21.6	45.9	32.2
	≥70	1.9	31.1	43.7	23.3	0.0	27.8	48.5	23.7	2.8	32.5	41.5	23.1

全人群中，小学文化程度者体重正常比例（29.8%）最低，大专及以上文化程度者体重正常比例（43.0%）最高。男性中不同文化程度体重正常者所占比例随文化程度升高呈波动趋势，小学文化程度者体重正常比例（40.0%）最高；女性中小学文化程度者体重正常比例（21.8%）最低（表7-7）。

表 7-7　2020 年不同文化程度、性别青岛市居民 BMI 构成分布

	文化程度	合计/%				城市居民 BMI 构成分布/%				农村居民 BMI 构成分布/%			
		低体重	体重正常	超重	肥胖	低体重	体重正常	超重	肥胖	低体重	体重正常	超重	肥胖
合计	文盲/半文盲	1.4	30.0	41.4	27.1	0.0	33.0	41.1	25.9	1.8	29.2	41.5	27.5
	小学	1.1	29.8	42.0	27.1	2.0	28.9	45.6	23.5	0.8	30.1	40.9	28.2
	初中	1.4	31.8	39.0	27.7	1.6	32.0	40.4	26.1	1.4	31.8	38.6	28.2
	高中/中专	3.2	35.2	37.4	24.2	3.4	34.7	38.1	23.7	3.1	35.4	37.0	24.5
	大专及以上	5.2	43.0	31.0	20.7	4.3	42.2	32.1	21.4	6.3	43.9	29.9	19.9
男性	文盲/半文盲	1.4	36.8	39.6	22.2	0.0	50.0	40.0	10.0	1.8	33.3	39.5	25.4
	小学	1.4	40.0	39.6	18.9	1.4	34.8	46.4	17.4	1.4	41.7	37.4	19.4
	初中	1.7	30.6	37.5	30.2	1.9	28.6	42.5	27.1	1.6	31.2	35.9	31.2
	高中/中专	2.3	32.3	37.8	27.5	1.6	28.0	41.5	28.9	2.6	34.3	36.2	26.9
	大专及以上	2.2	29.4	38.7	29.8	1.9	28.5	40.0	29.6	2.4	30.3	37.3	30.0
女性	文盲/半文盲	1.4	27.6	42.1	28.8	0.0	26.8	41.5	31.7	1.8	27.8	42.2	28.1
	小学	0.8	21.8	43.9	33.5	2.5	23.8	45.0	28.7	0.4	21.2	43.5	34.9
	初中	1.1	33.2	40.7	24.9	1.2	35.6	38.1	25.1	1.1	32.4	41.6	24.9
	高中/中专	4.3	39.0	36.7	19.9	5.3	42.0	34.5	18.1	3.8	37.1	38.2	21.0
	大专及以上	8.5	57.4	22.9	11.1	6.8	56.9	23.6	12.7	10.3	58.0	22.3	9.4

已婚/同居者、离异/丧偶/分居者低体重、体重正常、超重、肥胖的人群构成分布相近，均是超重人群所占构成最高，分别为 39.3% 和 44.7%，未婚者体重正常的人群所占构成最高，为 50.8%，体重正常人群所占比例均高于上述两类人群（表 7-8）。

表 7-8　2020 年不同婚姻状况、性别青岛市居民 BMI 构成分布

	婚姻状况	合计 /%				城市居民 BMI 构成分布 /%				农村居民 BMI 构成分布 /%			
		低体重	体重正常	超重	肥胖	低体重	体重正常	超重	肥胖	低体重	体重正常	超重	肥胖
合计	未婚	10.6	50.8	21.7	16.9	11.5	46.5	23.8	18.1	10.0	53.3	20.4	16.3
	已婚/同居	1.5	32.5	39.3	26.6	1.7	34.7	39.0	24.7	1.5	31.5	39.4	27.6
	离婚/丧偶/分居	2.7	32.7	44.7	19.9	0.0	31.7	48.3	20.0	3.6	33.1	43.4	19.9
男性	未婚	7.0	42.9	26.2	23.9	5.0	37.9	28.6	28.6	8.0	45.6	24.9	21.5
	已婚/同居	1.1	30.2	40.0	28.7	1.2	28.1	43.5	27.2	1.0	31.1	38.4	29.4
	离婚/丧偶/分居	2.9	32.9	38.6	25.7	0.0	29.2	50.0	20.8	4.3	34.8	32.6	28.3
女性	未婚	15.0	60.8	16.0	8.2	19.2	56.7	18.3	5.8	12.6	63.3	14.6	9.5
	已婚/同居	2.0	34.9	38.6	24.6	2.1	41.2	34.6	22.1	1.9	31.9	40.4	25.7
	离婚/丧偶/分居	2.6	32.7	47.4	17.3	0.0	33.3	47.2	19.4	3.3	32.5	47.5	16.7

全人群中在校学生体重正常者所占比例最高，为 57.3%，离退休人员体重正常者所占比例最低，为 28.2%。男性中行政干部体重正常者所占比例最低，为 24.1%，在校学生体重正常者所占比例最高，为 54.5%；女性中离退休人员体重正常者所占比例最低，为 28.2%，在校学生体重正常者所占比例最高，为 59.9%（表 7-9）。

表 7-9　2020 年不同职业、性别青岛市居民 BMI 构成分布

	职业	合计 /%				城市居民 BMI 构成分布 /%				农村居民 BMI 构成分布 /%			
		低体重	正常体重	超重	肥胖	低体重	正常体重	超重	肥胖	低体重	正常体重	超重	肥胖
合计	农林牧渔水利	1.1	30.6	39.7	28.6	0.0	20.8	56.3	22.9	1.1	31.1	38.8	28.9
	生产运输	0.9	31.2	35.8	32.1	1.2	27.9	36.0	34.9	0.9	32.3	35.7	31.1
	商业服务	3.5	34.3	38.0	24.2	4.5	36.5	34.4	24.6	2.9	32.9	40.2	24.0
	行政干部	4.1	32.8	41.3	21.9	6.7	26.7	42.8	23.9	1.6	38.7	39.8	19.9
	办事人员	2.9	43.3	31.6	22.2	1.8	45.2	31.5	21.4	4.7	40.2	31.8	23.4
	技术人员	3.1	41.3	36.1	19.4	1.5	47.2	31.7	19.6	4.0	37.9	38.7	19.4
	其他劳动者	1.4	35.2	36.2	27.2	2.0	39.2	34.9	23.9	1.1	33.5	36.8	28.6
	在校学生	14.6	57.3	17.3	10.8	15.1	52.8	20.8	11.3	14.5	58.5	16.4	10.6
	未就业者	4.2	32.6	35.1	28.1	5.4	37.0	30.4	27.2	3.9	31.3	36.5	28.4
	家务劳动者	1.5	31.8	40.2	26.5	1.9	32.9	39.1	26.1	1.4	31.3	40.6	26.7
	离退休人员	0.9	28.2	45.5	25.5	1.1	30.4	45.4	23.1	0.5	24.4	45.5	29.6
男性	农林牧渔水利	0.8	32.4	38.2	28.7	0.0	17.6	55.9	26.5	0.8	33.4	37.0	28.8
	生产运输	0.4	30.0	33.9	35.6	0.0	21.2	37.9	40.9	0.6	33.5	32.3	33.5
	商业服务	2.2	25.2	39.9	32.7	1.8	24.3	39.6	34.2	2.4	25.7	40.0	31.9
	行政干部	1.4	24.1	44.8	29.7	2.8	16.5	47.7	33.0	0.0	32.0	41.7	26.2
	办事人员	1.6	34.1	36.5	27.8	0.0	31.4	40.0	28.6	3.6	37.5	32.1	26.8
	技术人员	2.6	32.8	41.7	23.0	2.3	35.6	38.6	23.5	2.8	31.0	43.5	22.7
	其他劳动者	1.3	32.4	36.5	29.8	1.4	30.8	42.1	25.7	1.2	33.3	33.7	31.8
	在校学生	6.5	54.5	22.0	17.1	0.0	51.9	29.6	18.5	8.3	55.2	19.8	16.7

	职业	合计/%				城市居民 BMI 构成分布/%				农村居民 BMI 构成分布/%			
		低体重	正常体重	超重	肥胖	低体重	正常体重	超重	肥胖	低体重	正常体重	超重	肥胖
男性	未就业者	6.5	36.4	31.2	26.0	5.0	42.5	22.5	30.0	7.0	34.2	34.2	24.6
	家务劳动者	1.0	37.3	39.2	22.5	0.0	36.7	43.3	20.0	1.4	37.5	37.5	23.6
	离退休人员	2.0	28.3	46.3	23.4	2.8	32.2	46.2	18.9	1.0	22.8	46.5	29.7
女性	农林牧渔水利	1.4	28.4	41.6	28.6	0.0	28.6	57.1	14.3	1.5	28.4	41.0	29.1
	生产运输	2.3	34.1	40.9	22.7	5.0	50.0	30.0	15.0	1.5	29.4	44.1	25.0
	商业服务	4.9	43.8	35.9	15.4	6.8	46.6	30.1	16.5	3.5	41.6	40.5	14.5
	行政干部	7.8	44.8	36.4	11.0	12.7	42.3	35.2	9.9	3.6	47.0	37.3	12.0
	办事人员	4.0	51.0	27.5	17.4	3.1	55.1	25.5	16.3	5.9	43.1	31.4	19.6
	技术人员	4.1	56.3	26.4	13.2	0.0	70.1	17.9	11.9	6.2	49.2	30.8	13.8
	其他劳动者	1.6	38.8	35.8	23.9	3.0	52.6	23.3	21.1	1.1	33.8	40.3	24.9
	在校学生	21.9	59.9	13.1	5.1	30.8	53.8	11.5	3.8	19.8	61.3	13.5	5.4
	未就业者	2.8	30.2	37.5	29.4	5.8	32.7	36.5	25.0	2.0	29.6	37.8	30.6
	家务劳动者	1.6	30.6	40.4	27.3	2.3	32.1	38.2	27.5	1.4	30.1	41.2	27.3
	离退休人员	0.0	28.2	44.9	27.0	0.0	29.3	45.0	25.8	0.0	25.9	44.6	29.5

　　不同收入水平者低体重、体重正常、超重、肥胖的人群构成分布相近,均是超重人群所占比例最高,低体重人群所占比例最低(表 7-10)。

表 7-10　2020 年不同收入、性别青岛市居民 BMI 构成分布

	收入情况	合计/%				城市居民 BMI 构成分布/%				农村居民 BMI 构成分布/%			
		低体重	体重正常	超重	肥胖	低体重	体重正常	超重	肥胖	低体重	体重正常	超重	肥胖
合计	低收入	0.9	33.5	40.1	25.5	0.0	35.3	42.0	22.7	1.3	32.7	39.4	26.5
	中等收入	2.2	32.0	38.0	27.8	2.0	33.7	36.0	28.3	2.2	31.2	39.0	27.6
	高收入	2.2	34.8	36.8	26.2	2.4	36.3	35.2	26.2	2.1	33.6	38.3	26.1
男性	低收入	0.7	34.5	39.8	25.0	0.0	38.7	40.0	21.3	1.0	33.0	39.7	26.3
	中等收入	1.8	27.2	40.3	30.8	1.4	23.3	43.8	31.5	2.0	29.1	38.6	30.4
	高收入	1.7	29.4	38.5	30.4	1.8	29.5	38.3	30.4	1.5	29.3	38.7	30.5
女性	低收入	1.2	32.3	40.6	26.0	0.0	32.0	44.0	24.0	1.7	32.4	39.1	26.8
	中等收入	2.6	37.2	35.5	24.7	2.6	43.7	28.5	25.2	2.6	33.6	39.4	24.5
	高收入	2.9	41.5	34.7	21.0	3.0	43.7	31.8	21.6	2.8	39.2	37.7	20.4

三、超重率

　　青岛市 18 岁及以上居民超重率为 37.4%,不同性别、城乡间超重率略有差异。男性超重率为 38.2%,女性超重率为 36.6%;城市居民超重率为 37.3%,农村居民超重率为 37.5%(表 7-11)。

　　随着年龄增长,居民超重率呈现先升高后降低的趋势,60~<70 岁年龄组超重率最高,达 45.2%。男性超重率变化趋势与总人群的相同,超重率高峰在 60~<70 岁年龄组(47.2%),女性超重率高峰在 50~<60 岁年龄组,为 46.1%(表 7-11)。

表 7-11　2020 年不同年龄组、性别青岛市居民超重率

年龄组/岁	合计/%			城市居民超重率/%			农村居民超重率/%		
	小计	男性	女性	小计	男性	女性	小计	男性	女性
合计	37.4	38.2	36.6	37.3	41.5	33.1	37.5	36.6	38.3
18～<30	20.5	24.9	16.1	19.2	26.7	11.5	21.2	24.0	18.3
30～<40	32.6	34.0	31.1	30.1	35.8	24.3	33.8	33.1	34.5
40～<50	40.9	42.8	38.9	41.4	48.5	33.5	40.8	40.4	41.2
50～<60	43.7	41.3	46.1	43.7	42.0	45.4	43.7	41.0	46.4
60～<70	45.2	47.2	43.1	45.5	52.9	38.1	45.0	44.1	45.9
≥70	40.8	37.0	43.7	46.7	44.6	48.5	37.9	32.9	41.5

随着文化程度的提高，居民超重率呈现先升高后降低的趋势，小学文化程度者超重率（42.0%）最高，大专及以上文化程度者超重率（31.0%）最低。男性中初中文化程度者超重率（37.5%）最低，文盲/半文盲、小学文化程度者超重率（39.6%）最高；女性中大专及以上文化程度者超重率（22.9%）最低，小学文化程度者超重率（43.9%）最高（表 7-12）。

表 7-12　2020 年不同文化程度、性别青岛市居民超重率

文化程度	合计/%			城市居民超重率/%			农村居民超重率/%		
	小计	男性	女性	小计	男性	女性	小计	男性	女性
文盲/半文盲	41.4	39.6	42.1	41.1	40.0	41.5	41.5	39.5	42.2
小学	42.0	39.6	43.9	45.6	46.4	45.0	40.9	37.4	43.5
初中	39.0	37.5	40.7	40.4	42.5	38.1	38.6	35.9	41.6
高中/中专	37.4	37.8	36.8	38.1	41.5	34.5	37.0	36.2	38.2
大专及以上	31.0	38.7	22.9	32.1	40.0	23.6	29.9	37.3	22.3

未婚者超重率最低，为 21.7%，男性未婚者超重率为 26.2%，女性未婚者超重率为 16.0%。离婚/丧偶/分居者超重率最高，为 44.7%，男性离婚/丧偶/分居者超重率为 38.6%，女性离婚/丧偶/分居者超重率为 47.4%（表 7-13）。

表 7-13　2020 年不同婚姻状况、性别青岛市居民超重率

婚姻状况	合计/%			城市居民超重率/%			农村居民超重率/%		
	小计	男性	女性	小计	男性	女性	小计	男性	女性
未婚	21.7	26.2	16.0	23.8	28.6	18.3	20.4	24.9	14.6
已婚/同居	39.3	40.0	38.6	39.0	43.5	34.6	39.4	38.4	40.4
离婚/丧偶/分居	44.7	38.6	47.4	48.3	50.0	47.2	43.4	32.6	47.5

离退休人员超重率最高，为 45.5%，在校学生超重率最低，仅为 17.3%。男性中离退休人员超重率最高，达 46.3%，女性中离退休人员超重率最高，达 44.9%（表 7-14）。

随着收入水平的增加，超重率呈下降趋势，低收入者超重率最高，为 40.1%，高收入者超重率最低，为 36.8%（表 7-15）。

表 7-14　2020 年不同职业、性别青岛市居民超重率

职业	合计/%			城市居民超重率/%			农村居民超重率/%		
	小计	男性	女性	小计	男性	女性	小计	男性	女性
农林牧渔水利	39.7	38.2	41.6	56.3	55.9	57.1	38.8	37.0	41.0
生产运输	35.8	33.9	40.9	36.0	37.9	30.0	35.7	32.3	44.1
商业服务	38.0	39.9	35.9	34.4	39.6	30.1	40.2	40.0	40.5
行政干部	41.3	44.8	36.4	42.8	47.7	35.2	39.8	41.7	37.3
办事人员	31.6	36.5	27.5	31.5	40.0	25.5	31.8	32.1	31.4
技术人员	36.1	41.7	26.4	31.7	38.6	17.9	38.7	43.5	30.8
其他劳动者	36.2	36.5	35.9	34.9	42.1	23.3	36.8	33.7	40.3
在校学生	17.3	22.0	13.1	20.8	29.6	11.5	16.4	19.8	13.5
未就业者	35.1	31.2	37.5	30.4	22.5	36.5	36.5	34.2	37.8
家务劳动者	40.2	39.2	40.4	39.1	43.3	38.2	40.6	37.5	41.2
离退休人员	45.5	46.3	44.9	45.4	46.2	45.0	45.5	46.5	44.6

表 7-15　2020 年不同收入、性别青岛市居民超重率

收入情况	合计/%			城市居民超重率/%			农村居民超重率/%		
	小计	男性	女性	小计	男性	女性	小计	男性	女性
低收入	40.1	39.8	40.6	42.0	40.0	44.0	39.4	39.7	39.1
中等收入	38.0	40.3	35.5	36.0	43.8	28.5	39.0	38.6	39.4
高收入	36.8	38.5	34.7	35.2	38.3	31.8	38.3	38.7	37.7

四、肥胖率

青岛市 18 岁及以上居民肥胖率为 25.2%，男性肥胖率高于女性肥胖率，分别为 28.0% 和 22.5%，农村居民肥胖率高于城市居民肥胖率，分别为 26.0% 和 23.6%。随着年龄增长，居民肥胖率呈现先升高后降低的趋势，50～<60 岁年龄组肥胖率最高，达 28.4%。男性、女性肥胖率变化趋势与全人群的相同，男性中 50～<60 岁年龄组肥胖率最高，达 28.6%，女性中 60～<70 岁年龄组肥胖率最高，达 32.0%（表 7-16）。

表 7-16　2020 年不同年龄组、性别青岛市居民肥胖率

年龄组/岁	合计/%			城市居民肥胖率/%			农村居民肥胖率/%		
	小计	男性	女性	小计	男性	女性	小计	男性	女性
合计	25.2	28.0	22.5	23.6	27.3	20.0	26.0	28.4	23.6
18～<30	16.6	22.7	10.5	16.5	24.2	8.4	16.7	21.9	11.5
30～<40	26.5	33.7	19.3	25.4	34.1	16.8	27.1	33.6	20.6
40～<50	27.0	32.1	21.5	24.1	29.4	18.2	28.2	33.3	22.8
50～<60	28.4	28.6	28.2	25.9	29.0	22.9	29.5	28.4	30.7
60～<70	26.6	21.3	32.0	25.6	19.6	31.7	27.2	22.3	32.2
≥70	21.6	19.3	23.3	20.6	16.9	23.7	22.1	20.6	23.1

随着文化程度升高，居民肥胖率呈现先升高后降低的趋势，初中文化程度者肥胖率（27.7%）最高，

大专及以上文化程度者肥胖率（20.7%）最低。男性中小学文化程度者肥胖率（18.9%）最低，初中文化程度者肥胖率（30.2%）最高；女性中小学文化程度者肥胖率（33.5%）最高，大专及以上文化程度者肥胖率（11.1%）最低（表7-17）。

表7-17　2020年不同文化程度、性别青岛市居民肥胖率

文化程度	合计/%			城市居民肥胖率/%			农村居民肥胖率/%		
	小计	男性	女性	小计	男性	女性	小计	男性	女性
文盲/半文盲	27.1	22.2	28.8	25.9	10.0	31.7	27.5	25.4	28.1
小学	27.1	18.9	33.5	23.5	17.4	28.7	28.2	19.4	34.9
初中	27.7	30.2	24.9	26.1	27.1	25.1	28.2	31.2	24.9
高中/中专	24.2	27.5	19.9	23.7	28.9	18.1	24.5	26.9	21.0
大专及以上	20.7	29.8	11.1	21.4	29.6	12.7	19.9	30.0	9.4

未婚者肥胖率（16.9%）最低。男性未婚者肥胖率为23.9%，女性未婚者肥胖率为8.2%。已婚/同居者肥胖率（26.6%）最高。男性已婚/同居者肥胖率为28.7%，女性已婚/同居者肥胖率为24.6%（表7-18）。

表7-18　2020年不同婚姻状况、性别青岛市居民肥胖率

婚姻状况	合计/%			城市居民肥胖率/%			农村居民肥胖率/%		
	小计	男性	女性	小计	男性	女性	小计	男性	女性
未婚	16.9	23.9	8.2	18.1	28.6	5.8	16.3	21.5	9.5
已婚/同居	26.6	28.7	24.6	24.7	27.2	22.1	27.6	29.4	25.7
离婚/丧偶/分居	19.9	25.7	17.3	20.0	20.8	19.4	19.9	28.3	16.7

不同职业人群肥胖率差异较大，生产运输人员肥胖率最高，为32.1%，在校学生肥胖率最低，仅为10.8%。男性中生产运输人员肥胖率最高，达35.6%，女性中未就业者肥胖率最高，达29.4%（表7-19）。

表7-19　2020年不同职业、性别青岛市居民肥胖率

职业	合计/%			城市居民肥胖率/%			农村居民肥胖率/%		
	小计	男性	女性	小计	男性	女性	小计	男性	女性
农林牧渔水利	28.6	28.7	28.6	22.9	26.5	14.3	28.9	28.8	29.1
生产运输	32.1	35.6	22.7	34.9	40.9	15.0	31.1	33.5	25.0
商业服务	24.2	32.7	15.4	24.6	34.2	16.5	24.0	31.9	14.5
行政干部	21.9	29.7	11.0	23.9	33.0	9.9	19.9	26.2	12.0
办事人员	22.2	27.8	17.4	21.4	28.6	16.3	23.4	26.8	19.6
技术人员	19.4	23.0	13.2	19.6	23.5	11.9	19.4	22.7	13.8
其他劳动者	27.2	29.8	23.9	23.9	25.7	21.1	28.6	31.8	24.9
在校学生	10.8	17.1	5.1	11.3	18.5	3.8	10.6	16.7	5.4
未就业者	28.1	26.0	29.4	27.2	30.0	25.0	28.4	24.6	30.6
家务劳动者	26.5	22.5	27.3	26.1	20.0	27.5	26.7	23.6	27.3
离退休人员	25.5	23.4	27.0	23.1	18.9	25.8	29.6	29.7	29.5

不同收入水平者肥胖率差别不大,在 25.5% ～ 27.8%。中等收入者肥胖率最高,为 27.8%,低收入者肥胖率最低,为 25.5%(表 7-20)。

表 7-20　2020 年不同收入、性别青岛市居民肥胖率

收入情况	合计 /%			城市居民肥胖率 /%			农村居民肥胖率 /%		
	小计	男性	女性	小计	男性	女性	小计	男性	女性
低收入	25.5	25.0	26.0	22.7	21.3	24.0	26.5	26.3	26.8
中等收入	27.8	30.8	24.7	28.3	31.5	25.2	27.6	30.4	24.5
高收入	26.2	30.4	21.1	26.2	30.4	21.6	26.1	30.5	20.4

五、中心性肥胖率

青岛市 18 岁及以上居民中心性肥胖率为 64.9%,男性中心性肥胖率(68.2%)高于女性中心性肥胖率(61.6%),农村居民中心性肥胖率(66.5%)高于城市居民中心性肥胖率(61.5%)(表 7-21)。

随着年龄增长,居民中心性肥胖率呈现先升高后降低的趋势,60 ～ <70 岁年龄组中心性肥胖率最高,达 78.8%。男性中 40 ～ <50 岁年龄组中心肥胖率最高,为 76.6%,女性中 60 ～ <70 岁年龄组中心性肥胖率最高,为 85.5%(表 7-21)。

表 7-21　2020 年不同年龄组、性别青岛市居民中心性肥胖率

年龄组 / 岁	合计 /%			城市居民中心性肥胖率 /%			农村居民中心性肥胖率 /%		
	小计	男性	女性	小计	男性	女性	小计	男性	女性
合计	64.9	68.2	61.6	61.5	68.4	54.6	66.5	68.1	65.0
18 ～ <30	37.1	48.3	25.7	34.6	51.1	17.6	38.2	47.0	29.5
30 ～ <40	57.7	67.0	48.4	54.4	66.4	42.5	59.3	67.3	51.3
40 ～ <50	68.1	76.6	59.1	62.4	74.2	49.4	70.6	77.7	63.1
50 ～ <60	73.4	71.3	75.5	67.7	69.5	65.9	76.1	72.1	80.1
60 ～ <70	78.8	72.1	85.5	77.6	75.4	79.9	79.5	70.3	88.6
≥ 70	77.3	68.5	84.1	78.9	74.7	82.5	76.6	65.2	84.9

随着文化程度的提高,居民中心性肥胖率呈持续下降趋势,文盲 / 半文盲中心性肥胖率(81.1%)最高,大专及以上文化程度者中心性肥胖率(50.2%)最低。男性、女性中心性肥胖率的变化趋势均与全人群的相同,文盲 / 半文盲中心性肥胖率均为最高,分别为 72.9% 和 83.9%,大专及以上文化程度者中心性肥胖率均最低,分别为 65.9% 和 33.6%(表 7-22)。

表 7-22　2020 年不同文化程度、性别青岛市居民中心性肥胖率

文化程度	合计 /%			城市居民中心性肥胖率 /%			农村居民中心性肥胖率 /%		
	小计	男性	女性	小计	男性	女性	小计	男性	女性
文盲 / 半文盲	81.1	72.9	83.9	83.0	76.7	85.4	80.6	71.9	83.5
小学	77.9	71.1	83.2	78.5	76.8	80.0	77.7	69.2	84.2
初中	68.2	69.8	66.5	69.4	72.2	66.4	67.8	69.0	66.5
高中 / 中专	61.7	66.0	56.0	60.8	67.9	53.1	62.1	65.2	57.8
大专及以上	50.2	65.9	33.6	49.3	63.8	33.6	51.2	68.2	33.5

未婚者中心性肥胖率（37.2%）最低，男性未婚者中心性肥胖率为49.1%，女性未婚者中心性肥胖率为22.3%。离婚／丧偶／分居者中心性肥胖率（74.8%）最高，男性离婚／丧偶／分居者中心性肥胖率为67.1%，女性离婚／丧偶／分居者中心性肥胖率为78.2%（表7-23）。

表7-23　2020年不同婚姻状况、性别青岛市居民中心性肥胖率

婚姻状况	合计／%			城市居民中心性肥胖率／%			农村居民中心性肥胖率／%		
	小计	男性	女性	小计	男性	女性	小计	男性	女性
未婚	37.2	49.1	22.3	36.9	55.0	15.8	37.4	46.0	26.1
已婚／同居	68.4	71.2	65.5	65.0	70.8	59.2	70.0	71.4	68.5
离婚／丧偶／分居	74.8	67.1	78.2	75.0	66.7	80.6	74.7	67.4	77.5

不同职业人群中心性肥胖率差异较大，离退休人员中心性肥胖率最高，为75.7%，在校学生中心性肥胖率最低，仅为28.1%。男性中商业服务人员中心性肥胖率最高，为75.1%，女性中离退休人员中心性肥胖率最高，为77.4%（表7-24）。

表7-24　2020年不同职业、性别青岛市居民中心性肥胖率

职业	合计／%			城市居民中心性肥胖率／%			农村居民中心性肥胖率／%		
	小计	男性	女性	小计	男性	女性	小计	男性	女性
农林牧渔水利	71.2	69.8	72.8	85.4	85.3	85.7	70.4	68.7	72.4
生产运输	67.3	71.7	55.7	73.3	80.3	50.0	65.1	68.3	57.4
商业服务	62.4	75.1	49.0	55.3	70.3	42.9	66.8	77.6	53.8
行政干部	57.7	70.3	40.3	56.7	72.5	32.4	58.6	68.0	47.0
办事人员	53.1	64.3	43.6	50.0	61.4	41.8	57.9	67.9	47.1
技术人员	56.1	65.8	39.1	52.3	60.6	35.8	58.4	69.0	40.8
其他劳动者	65.4	68.0	62.0	59.4	67.3	46.6	68.0	68.4	67.6
在校学生	28.1	38.2	19.0	22.6	40.7	3.8	29.5	37.5	22.5
未就业者	71.4	66.2	74.6	63.0	60.0	65.4	73.9	68.4	77.0
家务劳动者	74.7	66.7	76.3	75.8	80.0	74.8	74.2	61.1	76.9
离退休人员	75.7	73.4	77.4	73.4	72.0	74.2	79.8	75.2	83.9

随着收入水平的升高，中心性肥胖率呈下降趋势，低收入者中心性肥胖率最高，为71.9%，高收入者中心性肥胖率最低，为62.4%（表7-25）。

表7-25　2020年不同收入、性别青岛市居民中心性肥胖率

收入情况	合计／%			城市居民中心性肥胖率／%			农村居民中心性肥胖率／%		
	小计	男性	女性	小计	男性	女性	小计	男性	女性
低收入	71.9	68.7	75.6	74.0	72.0	76.0	71.1	67.5	75.4
中等收入	67.3	71.7	62.6	67.3	76.0	58.9	67.2	69.6	64.6
高收入	62.4	69.8	53.4	60.1	67.6	51.9	64.5	71.6	55.0

六、与历史数据比较

2020 年,青岛市 18 岁及以上居民 BMI 均值(25.5 kg/m²)比 2002 年(24.9 kg/m²)上升了 2.4%,男性的 BMI 均值上升了 5.3%,女性的 BMI 均值保持不变,农村居民的 BMI 均值上升了 4.1%,城市居民的 BMI 均值保持不变(表 7-26)。

表 7-26　2002、2020 年青岛市居民超重、肥胖主要指标比较

指标	合计		性别				城乡			
			男性		女性		城市		农村	
	2002 年	2020 年	2002 年	2020 年	2002 年	2020 年	2002 年	2020 年	2002 年	2020 年
BMI 均值 /(kg/m²)	24.9	25.5	24.6	25.9	25.1	25.1	25.3	25.3	24.6	25.6
超重率 /%	39.6	37.4	38.8	38.2	40.1	36.6	41.4	37.3	38.3	37.5
肥胖率 /%	19.0	25.2	15.5	28.0	21.5	22.5	22.8	23.6	16.1	26.0

2020 年,青岛市 18 岁及以上居民超重率(37.4%)比 2002 年该项数据(39.6%)下降了 5.6%,女性该项数据下降的幅度(8.7%)高于男性(1.5%),城市居民该项数据下降了 9.9%,下降幅度高于农村居民该项数据(2.1%)。2020 年,青岛市居民超重率高于 2013 年全国水平(32.4%)5.0 个百分点,男性、女性该项数据分别高了 4.5 个百分点、5.6 个百分点,城市、农村居民该项数据分别高了 3.5 个百分点、6.4 个百分点。

2020 年,青岛市 18 岁及以上居民肥胖率(25.2%)比 2002 年(19.0%)上升了 32.6%,男性该项数据上升了 80.6%,远高于女性该项数据上升幅度(4.7%),农村居民该项数据增长率(61.5%)远高于城市居民该项数据增长率(3.5%)。2020 年,青岛市居民肥胖率高于 2013 年全国水平(14.1%)11.1 个百分点,男性、女性居民该项数据分别高了 14.0 个百分点、8.4 个百分点,城市、农村居民该项数据分别高了 8.8 个百分点、12.6 个百分点。

报告八
高血压

一、相关定义

1. 高血压

本次调查对血压的测量采用欧姆龙 HBP-1300 型电子血压计。高血压是指测量收缩压（systolic blood pressure, SBP）≥ 140 mmHg[①]和 / 或舒张压（diastolic blood pressure, DBP）≥ 90 mmHg，或患者已被乡镇 / 社区级及以上医院诊断患有高血压且近 2 周服用降压药的情况。

2. 高血压患病率

高血压患病率指高血压患者占总人群的比例。

3. 高血压知晓率

高血压知晓率指所有高血压患者中明确承认被医疗机构诊断过患有高血压者所占的比例。

4. 高血压治疗率

高血压治疗率指所有高血压患者中已采用药物治疗者所占的比例。

5. 高血压控制率

高血压控制率指所有高血压患者中，血压得到有效控制（收缩压 < 140 mmHg 且舒张压 < 90 mmHg）者的比例。

二、血压水平

（一）收缩压

青岛市 18 岁及以上居民平均收缩压为 126.0 mmHg，男性平均收缩压为 129.0 mmHg，高于女性平均收缩压（122.9 mmHg），农村居民平均收缩压为 126.4 mmHg，高于城市居民平均收缩压（125.1 mmHg）（表 8-1）。

随着年龄的增长，平均收缩压逐渐升高，70 岁及以上年龄组平均收缩压较 18 ～ <30 岁年龄组平均收缩压高 22.3 mmHg。60 岁以前，男性平均收缩压高于女性平均收缩压，女性平均收缩压上升速度快于男性；60 岁以后，女性平均收缩压超过男性平均收缩压。各年龄组农村居民平均收缩压均高于城市居民平均收缩压（表 8-1）。

[①] mmHg 表示毫米汞柱，为废弃单位，但医学上仍惯用。1 mmHg = 0.133 322 4 kPa。

表 8-1　2020 年不同年龄组、性别青岛市居民平均收缩压

年龄组/岁	合计/mmHg			城市居民平均收缩压/mmHg			农村居民平均收缩压/mmHg		
	小计	男性	女性	小计	男性	女性	小计	男性	女性
合计	126.0	129.0	122.9	125.1	129.0	121.2	126.4	129.0	123.8
18～<30	117.3	123.8	110.8	117.1	124.4	109.5	117.5	123.5	111.4
30～<40	119.2	125.8	112.5	118.4	125.4	111.5	119.5	126.0	113.0
40～<50	123.3	127.6	118.7	122.9	128.6	116.7	123.4	127.1	119.6
50～<60	130.1	131.3	128.9	128.6	129.7	127.4	130.8	132.0	129.6
60～<70	134.8	134.1	135.6	133.5	134.8	132.2	135.5	133.7	137.4
≥70	139.6	136.9	141.6	137.7	136.3	138.9	140.5	137.3	138.9

随着文化程度的上升,平均收缩压逐渐降低,文盲/半文盲的平均收缩压(137.5 mmHg)最高,大专及以上文化程度者平均收缩压(118.6 mmHg)最低。男性中文盲/半文盲平均收缩压(136.3 mmHg)最高,大专及以上文化程度者平均收缩压(125.3 mmHg)最低,女性中文盲/半文盲平均收缩压(137.9 mmHg)最高,大专及以上文化程度者平均收缩压(111.5 mmHg)最低。城市居民中文盲/半文盲平均收缩压(138.8 mmHg)最高,大专及以上文化程度者(118.9 mmHg)最低,农村居民中文盲/半文盲平均收缩压(137.2 mmHg)最高,大专及以上文化程度者平均收缩压(118.3 mmHg)最低(表 8-2)。

表 8-2　2020 年不同文化程度、性别青岛市居民平均收缩压

文化程度	合计/mmHg			城市居民平均收缩压/mmHg			农村居民平均收缩压/mmHg		
	小计	男性	女性	小计	男性	女性	小计	男性	女性
文盲/半文盲	137.5	136.3	137.9	138.8	133.3	140.9	137.2	137.1	137.2
小学	132.0	131.4	132.5	132.1	135.3	129.3	132.0	130.1	133.4
初中	127.2	130.4	123.6	128.7	131.8	125.4	126.7	130.0	123.0
高中/中专	123.9	128.2	118.3	125.1	129.2	120.6	123.3	127.8	116.8
大专及以上	118.6	125.3	111.5	118.9	125.4	111.9	118.3	125.2	111.1

未婚者平均收缩压(118.4 mmHg)最低,离婚/丧偶/分居者平均收缩压(137.4 mmHg)最高(表 8-3)。

表 8-3　2020 年不同婚姻状况、性别青岛市居民平均收缩压

婚姻状况	合计/mmHg			城市居民平均收缩压/mmHg			农村居民平均收缩压/mmHg		
	小计	男性	女性	小计	男性	女性	小计	男性	女性
未婚	118.4	124.1	111.2	117.5	124.2	109.7	118.9	124.1	112.1
已婚/同居	126.5	129.6	123.5	126.0	129.7	122.3	126.8	129.6	124.0
离婚/丧偶/分居	137.4	136.2	137.9	135.0	135.2	134.8	138.3	136.8	138.9

离退休人员平均收缩压(133.2 mmHg)最高,在校学生平均收缩压(115.7 mmHg)最低。除未就业者外,其他相同职业男性平均收缩压均高于女性平均收缩压;除农林牧渔水利、生产运输和家务劳动者外,其他相同职业农村居民平均收缩压高于城市居民平均收缩压(表 8-4)。

随着收入的增加,青岛市 18 岁及以上居民的平均收缩压呈现下降趋势,低收入者平均收缩压

（129.6 mmHg）最高，高收入者平均收缩压（123.9 mmHg）最低。女性平均收缩压的变化趋势与全人群的相同，低收入者平均收缩压最高，为129.3 mmHg，高收入者平均收缩压最低，为119.0 mmHg；男性中等收入者平均收缩压最高，为130.8 mmHg（表8-5）。

表8-4　2020年不同职业、性别青岛市居民平均收缩压

职业	合计/mmHg			城市居民平均收缩压/mmHg			农村居民平均收缩压/mmHg		
	小计	男性	女性	小计	男性	女性	小计	男性	女性
农林牧渔水利	130.4	131.9	128.5	131.9	134.1	126.7	130.3	131.7	128.6
生产运输	126.8	129.3	120.2	128.1	129.6	123.3	126.3	129.2	119.3
商业服务	121.2	127.2	114.9	120.5	126.3	115.6	121.7	127.7	114.4
行政干部	120.2	125.8	112.4	119.8	125.2	111.5	120.5	126.5	113.1
办事人员	119.8	127.6	113.2	119.4	129.0	112.6	120.4	125.9	112.6
技术人员	122.0	126.8	113.6	121.8	126.9	111.8	122.1	126.7	114.5
其他劳动者	125.1	128.8	120.5	124.9	129.4	117.7	125.2	128.5	121.5
在校学生	115.7	122.6	109.6	115.1	122.2	107.8	115.9	122.7	110.0
未就业者	129.3	129.2	129.4	124.3	128.2	121.3	130.8	129.5	131.6
家务劳动者	130.5	131.8	130.3	130.7	130.2	130.8	130.5	132.4	130.1
离退休人员	133.2	134.7	132.2	132.9	135.3	131.4	133.8	133.9	133.7

表8-5　2020年不同收入、性别青岛市居民平均收缩压

收入情况	合计/mmHg			城市居民平均收缩压/mmHg			农村居民平均收缩压/mmHg		
	小计	男性	女性	小计	男性	女性	小计	男性	女性
低收入	129.6	129.8	129.3	129.2	128.5	130.0	129.7	130.3	129.1
中等收入	126.3	130.8	121.5	126.7	130.9	122.7	126.1	130.8	120.8
高收入	123.9	127.9	119.0	123.8	127.9	119.3	123.9	127.8	118.8

（二）舒张压

18岁及以上居民平均舒张压为77.3 mmHg，男性平均舒张压为80.0 mmHg，女性平均舒张压为74.6 mmHg；城市居民平均舒张压为77.1 mmHg，农村居民平均舒张压为77.4 mmHg。

随着年龄的增长，平均舒张压呈先上升后下降的趋势，至50～<60岁年龄组到达最高水平，以后有所降低。男性各年龄组平均舒张压水平均略高于女性平均舒张压，随着年龄的增长二者差异逐渐缩小。40～<50岁年龄组城市与农村居民平均舒张压基本持平，60岁以上城市居民平均舒张压高于农村居民平均舒张压，其他年龄段城市居民平均舒张压水平均低于农村居民平均舒张压，二者均在50～<60岁年龄组达到最高，后逐渐下降（表8-6）。

表8-6　2020年不同年龄组、性别青岛市居民平均舒张压

年龄组/岁	合计/mmHg			城市居民平均舒张压/mmHg			农村居民平均舒张压/mmHg		
	小计	男性	女性	小计	男性	女性	小计	男性	女性
合计	77.3	80.0	74.6	77.1	80.0	74.2	77.4	80.0	74.8
18～<30	71.2	73.3	69.1	70.8	73.3	68.1	71.5	73.4	68.1

续表

年龄组/岁	合计/mmHg			城市居民平均舒张压/mmHg			农村居民平均舒张压/mmHg		
	小计	男性	女性	小计	男性	女性	小计	男性	女性
30～<40	75.2	79.2	71.1	74.5	78.5	70.6	75.5	79.6	71.4
40～<50	78.8	82.4	74.9	78.6	82.8	74.0	78.9	82.2	75.3
50～<60	81.2	83.3	79.0	80.4	82.5	78.4	81.5	83.6	79.3
60～<70	79.7	81.1	78.3	80.4	82.4	78.3	79.3	80.4	78.2
≥70	75.8	76.6	75.2	77.4	78.7	76.3	75.0	75.5	74.6

随着文化程度的提高,平均舒张压水平呈先升高后逐渐降低趋势,初中文化程度者平均舒张压最高,为79.0 mmHg,大专及以上文化程度者平均舒张压最低,为74.4 mmHg。男性中初中文化程度者平均舒张压最高,为81.8 mmHg,大专及以上文化程度者平均舒张压最低,为78.1 mmHg;女性中小学文化程度者平均舒张压(78.2 mmHg)最高,大专及以上文化程度者平均舒张压(70.4 mmHg)最低。城市居民中初中文化程度者平均舒张压(79.8 mmHg)最高,大专及以上文化程度者平均舒张压(74.3 mmHg)最低;农村居民中初中文化程度者平均舒张压(78.8 mmHg)最高,大专及以上文化程度者平均舒张压(74.4 mmHg)最低(表8-7)。

表8-7　2020年不同文化程度、性别青岛市居民平均舒张压

文化程度	合计/mmHg			城市居民平均舒张压/mmHg			农村居民平均舒张压/mmHg		
	小计	男性	女性	小计	男性	女性	小计	男性	女性
文盲/半文盲	77.3	79.0	76.6	77.8	78.6	77.6	77.1	79.2	76.4
小学	78.7	79.3	78.2	79.7	82.1	77.6	78.4	78.3	78.4
初中	79.0	81.8	75.9	79.8	82.9	76.5	78.8	81.5	75.7
高中/中专	76.9	79.6	73.5	77.3	79.6	74.8	76.7	79.5	72.6
大专及以上	74.4	78.1	70.4	74.3	77.9	70.5	74.4	78.2	70.4

未婚者平均舒张压(71.8 mmHg)最低,已婚/同居者平均舒张压(78.1 mmHg)最高(表8-8)。

表8-8　2020年不同婚姻状况、性别青岛市居民平均舒张压

婚姻状况	合计/mmHg			城市居民平均舒张压/mmHg			农村居民平均舒张压/mmHg		
	小计	男性	女性	小计	男性	女性	小计	男性	女性
未婚	71.8	73.7	69.4	71.5	74.0	68.5	72.0	73.6	69.9
已婚/同居	78.1	81.0	75.2	78.0	81.0	75.0	78.1	81.0	75.3
离婚/丧偶/分居	76.8	79.7	75.6	77.0	80.9	74.3	76.8	79.0	75.9

农林牧渔水利从业人员平均舒张压(79.3 mmHg)最高,在校学生平均舒张压(69.7 mmHg)最低。男性中农林牧渔水利从业人员平均舒张压(81.4 mmHg)最高,在校学生平均舒张压(71.2 mmHg)最低;女性中离退休人员平均舒张压(78.1 mmHg)最高,在校学生平均舒张压(68.3 mmHg)最低。城市和农村居民中农林牧渔水利从业人员平均舒张压最高,分别为80.8 mmHg和79.3 mmHg;在校学生平均舒张压最低,分别为69.8 mmHg和69.7 mmHg(表8-9)。

表 8-9　2020 年不同职业、性别青岛市居民平均舒张压

职业	合计 /mmHg			城市居民平均舒张压 /mmHg			农村居民平均舒张压 /mmHg		
	小计	男性	女性	小计	男性	女性	小计	男性	女性
农林牧渔水利	79.3	81.4	76.9	80.8	82.1	77.5	79.3	81.3	76.8
生产运输	79.2	80.8	75.0	80.2	80.8	78.2	78.8	80.8	74.1
商业服务	76.5	80.6	72.2	75.8	79.9	72.4	77.0	81.0	72.0
行政干部	75.6	78.7	71.3	75.2	78.3	70.4	76.0	79.1	72.1
办事人员	75.5	80.4	71.3	75.2	80.8	71.1	76.0	79.8	71.8
技术人员	76.9	79.8	71.7	76.3	79.3	70.3	77.2	80.1	72.5
其他劳动者	77.8	80.9	73.9	77.9	80.8	73.1	77.7	80.9	73.9
在校学生	69.7	71.2	68.3	69.8	72.2	67.3	69.7	71.0	68.5
未就业者	76.6	77.4	76.1	75.4	78.8	72.7	76.9	76.9	76.9
家务劳动者	77.2	79.8	76.7	77.7	79.1	77.3	77.1	80.1	76.5
离退休人员	79.1	80.4	78.1	79.5	81.5	78.2	78.3	78.8	77.8

高收入者平均舒张压（77.3 mmHg）最低，中等收入者和低收入者平均舒张压稍高，分别为 78.4 mmHg 和 77.9 mmHg（表 8-10）。

表 8-10　2020 年不同收入、性别青岛市居民平均舒张压

收入情况	合计 /mmHg			城市居民平均舒张压 /mmHg			农村居民平均舒张压 /mmHg		
	小计	男性	女性	小计	男性	女性	小计	男性	女性
低收入	77.9	79.8	75.9	77.9	78.5	77.2	78.0	80.2	75.3
中等收入	78.4	81.8	74.9	77.3	80.5	74.2	79.0	82.4	75.3
高收入	77.3	80.3	73.8	76.9	79.5	74.0	77.8	80.9	73.6

三、高血压患病率

青岛市 18 岁及以上居民高血压患病率为 27.9%。男性高血压患病率（31.8%）高于女性高血压患病率（24.0%），农村居民高血压患病率（28.2%）高于城市居民高血压患病率（27.2%）。无论性别、城乡居民，随着年龄增长，高血压患病率均升高，60～<70 岁年龄组高血压患病率均接近或超过 50.0%，70 岁及以上年龄组女性居民高血压患病率超过 60.0%。70 岁之前男性高血压患病率均高于女性高血压患病率，但随着年龄的增长二者的差异逐渐缩小，70 岁以后女性高血压患病率高于男性高血压患病率。60 岁以前农村居民高血压患病率均高于同年龄组城市居民高血压患病率，60～<70 岁年龄组城市居民高血压患病率高于农村居民高血压患病率，70 岁以后农村居民高血压患病率略高于城市居民高血压患病率（表 8-11）。

表 8-11　2020 年不同年龄组、性别青岛市居民高血压患病率

年龄组 /岁	合计 /%			城市居民高血压患病率 /%			农村居民高血压患病率 /%		
	小计	男性	女性	小计	男性	女性	小计	男性	女性
合计	27.9	31.8	24.0	27.2	31.7	22.8	28.2	31.9	24.6
18～<30	6.9	11.8	2.0	6.4	10.4	2.3	7.2	12.5	1.8

年龄组/岁	合计/%			城市居民高血压患病率/%			农村居民高血压患病率/%		
	小计	男性	女性	小计	男性	女性	小计	男性	女性
30～<40	13.0	20.2	5.8	10.4	17.3	3.5	14.3	21.6	6.9
40～<50	22.0	29.9	13.5	20.3	30.4	9.1	22.7	29.7	15.3
50～<60	37.4	41.5	33.4	37.0	40.0	34.1	37.6	42.1	33.0
60～<70	48.2	48.5	48.0	49.5	55.1	43.9	47.6	44.9	50.2
≥70	58.5	51.7	63.8	58.3	49.4	66.0	58.6	52.9	62.7

高血压患病率随着文化程度的升高逐渐降低,文盲/半文盲高血压患病率较大专及以上文化程度者高40.1个百分点。男性中文盲/半文盲高血压患病率最高,为51.4%,大专及以上文化程度者高血压患病率最低,为21.0%;女性中文盲/半文盲高血压患病率最高,为53.4%,大专及以上文化程度者高血压患病率最低,为4.1%。除文盲/半文盲外,其他文化程度者男性高血压患病率均高于女性高血压患病率。城市居民中文盲/半文盲高血压患病率最高,为60.7%,大专及以上文化程度者高血压患病率最低,为12.2%;农村居民中文盲/半文盲高血压患病率最高,为50.9%,大专及以上文化程度者高血压患病率最低,为13.4%。高中/中专以下文化程度者中城市居民高血压患病率高于农村居民高血压患病率,大专及以上文化程度者情况则反之(表8-12)。

表8-12 2020年不同文化程度、性别青岛市居民高血压患病率

文化程度	合计/%			城市居民高血压患病率/%			农村居民高血压患病率/%		
	小计	男性	女性	小计	男性	女性	小计	男性	女性
文盲/半文盲	52.9	51.4	53.4	60.7	46.7	65.9	50.9	52.6	50.3
小学	39.7	40.4	39.1	45.0	55.1	36.3	38.0	35.5	39.9
初中	30.6	36.2	24.3	37.0	41.7	32.0	28.5	34.5	21.8
高中/中专	23.1	28.6	15.9	25.4	30.5	19.9	21.8	27.7	13.4
大专及以上	12.8	21.0	4.1	12.2	19.5	4.4	13.4	22.7	3.8

离婚/丧偶/分居者高血压患病率(54.0%)远远高于未婚者高血压患病率(8.5%)。离婚/丧偶/分居者中女性高血压患病率高于男性高血压患病率。未婚者中农村居民高血压患病率高于城市居民高血压患病率(表8-13)。

表8-13 2020年不同婚姻状况、性别青岛市居民高血压患病率

婚姻状况	合计/%			城市居民高血压患病率/%			农村居民高血压患病率/%		
	小计	男性	女性	小计	男性	女性	小计	男性	女性
未婚	8.5	14.0	1.6	6.9	11.4	1.7	9.3	15.3	1.5
已婚/同居	29.5	34.1	24.9	29.5	34.5	24.6	29.5	33.9	25.1
离婚/丧偶/分居	54.0	52.9	54.5	53.3	54.2	52.8	54.2	52.2	55.0

男性、女性及农村居民中离退休人员高血压患病率均最高,城市居民中农林牧渔水利从业人员高血压患病率最高,为47.9%。无论性别、城乡居民,在校学生高血压患病率均最低(表8-14)。

表 8-14　2020 年不同职业、性别青岛市居民高血压患病率

职业	合计/%			城市居民高血压患病率/%			农村居民高血压患病率/%		
	小计	男性	女性	小计	男性	女性	小计	男性	女性
农林牧渔水利	37.5	40.4	33.9	47.9	52.9	35.7	36.9	39.5	33.8
生产运输	26.8	30.0	18.2	31.4	31.8	30.0	25.1	29.3	14.7
商业服务	19.5	27.7	10.8	18.4	26.1	12.0	20.1	28.6	9.8
行政干部	17.5	24.5	7.8	16.1	22.0	7.0	18.8	27.2	8.4
办事人员	16.4	24.6	9.4	16.1	27.1	8.2	16.8	21.4	11.8
技术人员	18.3	24.4	7.6	16.1	22.7	3.0	19.7	25.5	10.0
其他劳动者	24.3	30.4	16.5	24.2	31.8	12.0	24.3	29.7	18.1
在校学生	3.8	7.3	0.7	3.8	7.4	0.0	3.9	7.3	0.9
未就业者	33.1	35.1	31.9	19.6	20.0	19.2	37.1	40.4	35.2
家务劳动者	40.7	49.0	39.0	43.5	50.0	42.0	39.7	48.6	37.9
离退休人员	44.6	48.8	41.6	46.8	52.4	43.2	40.8	43.6	38.4

　　无论性别、城乡居民，随着收入的增加，高血压患病率逐渐下降，低收入者高血压患病率最高，为37.7%。低收入者中，男性高血压患病率为38.7%，女性高血压患病率为36.6%；城市居民高血压患病率为40.0%，农村居民高血压患病率为36.9%。高收入者高血压患病率最低，为22.8%。高收入者中，男性高血压患病率为27.2%，女性高血压患病率为17.5%；城市居民高血压患病率为23.6%，农村居民高血压患病率为22.1%（表 8-15）。

表 8-15　2020 年不同收入、性别青岛市居民高血压患病率

收入情况	合计/%			城市居民高血压患病率/%			农村居民高血压患病率/%		
	小计	男性	女性	小计	男性	女性	小计	男性	女性
低收入	37.7	38.7	36.6	40.0	37.3	42.7	36.9	39.2	34.1
中等收入	30.7	40.0	20.7	32.7	40.4	25.2	29.7	39.9	18.2
高收入	22.8	27.2	17.5	23.6	26.8	20.1	22.1	27.6	14.8

四、高血压知晓率

　　青岛市 18 岁及以上居民高血压知晓率为 43.2%。女性高血压知晓率为 48.0%，高于男性高血压知晓率（39.6%）；城市居民高血压知晓率为 52.4%，高于农村居民高血压知晓率（39.1%）。

　　随着年龄增长，高血压知晓率呈逐渐上升趋势。18～<30 岁年龄组高血压知晓率最低，仅为16.1%；70 岁及以上年龄组高血压知晓率最高，为 55.0%。40～<50 岁、70 岁及以上年龄组男性高血压知晓率高于女性高血压知晓率，其他年龄组情况则反之。各年龄组城市居民高血压知晓率均高于农村居民高血压知晓率（表 8-16）。

　　小学文化程度者高血压知晓率（48.6%）最高，大专及以上文化程度者高血压知晓率（36.8%）最低。男性中文盲/半文盲高血压知晓率（50.0%）最高，大专及以上文化程度者高血压知晓率（34.7%）最低；女性中高中/中专文化程度者知晓率（51.1%）最高，初中文化程度者高血压知晓率（46.3%）最低。城市居民中文盲/半文盲高血压知晓率（58.8%）最高，大专及以上文化程度者高血压知晓率（45.2%）最低；农村居民中小学文化程度者高血压知晓率（45.7%）最高，大专及以上文化程度者高血

压知晓率(28.7%)最低(表8-17)。

表8-16　2020年不同年龄组、性别青岛市居民高血压知晓率

年龄组/岁	合计/%			城市居民高血压知晓率/%			农村居民高血压知晓率/%		
	小计	男性	女性	小计	男性	女性	小计	男性	女性
合计	43.2	39.6	48.0	52.4	48.8	57.4	39.1	35.4	44.0
18～<30	16.1	14.6	25.0	18.8	23.1	0.0	15.0	11.4	40.0
30～<40	20.5	17.5	30.8	23.4	20.5	37.5	19.4	16.3	29.0
40～<50	36.3	37.9	32.5	45.8	49.1	33.3	32.8	33.1	32.3
50～<60	47.1	45.5	49.1	52.7	51.9	53.6	44.5	42.8	46.9
60～<70	48.1	45.5	50.8	56.5	54.2	59.3	43.6	40.0	46.9
≥70	55.0	55.3	54.9	69.9	68.3	71.0	47.9	48.8	47.4

表8-17　2020年不同文化程度、性别青岛市居民高血压知晓率

文化程度	合计/%			城市居民高血压知晓率/%			农村居民高血压知晓率/%		
	小计	男性	女性	小计	男性	女性	小计	男性	女性
文盲/半文盲	48.3	50.0	47.7	58.8	42.9	63.0	45.2	51.7	42.9
小学	48.6	47.8	49.3	56.7	60.5	51.7	45.7	41.3	48.6
初中	41.1	37.9	46.3	51.4	46.7	57.7	37.0	34.8	40.9
高中/中专	42.0	38.3	51.1	53.0	50.7	57.5	35.5	32.0	46.0
大专及以上	36.8	34.7	48.1	45.2	44.9	46.7	28.7	25.3	50.0

离婚/丧偶/分居者高血压知晓率最高,为57.4%,未婚者高血压知晓率最低,为21.7%(表8-18)。

表8-18　2020年不同婚姻状况、性别青岛市居民高血压知晓率

婚姻状况	合计/%			城市居民高血压知晓率/%			农村居民高血压知晓率/%		
	小计	男性	女性	小计	男性	女性	小计	男性	女性
未婚	21.7	21.8	20.0	17.6	20.0	0.0	23.3	22.5	33.3
已婚/同居	43.0	40.0	46.9	52.8	50.2	56.4	38.5	35.3	42.7
离婚/丧偶/分居	57.4	56.8	57.6	65.6	53.8	73.7	54.4	58.3	53.0

离退休人员高血压知晓率最高,为57.6%,技术人员高血压知晓率最低,为32.0%(表8-19)。

表8-19　2020年不同职业、性别青岛市居民高血压知晓率

职业	合计/%			城市居民高血压知晓率/%			农村居民高血压知晓率/%		
	小计	男性	女性	小计	男性	女性	小计	男性	女性
农林牧渔水利	42.8	38.2	49.6	52.2	44.4	80.0	42.2	37.6	48.5
生产运输	34.9	32.9	43.8	48.1	47.6	50.0	28.8	26.5	40.0
商业服务	33.3	30.7	40.6	30.2	35.7	20.0	35.1	28.3	58.8
行政干部	52.4	49.0	66.7	57.1	52.2	80.0	48.6	46.4	57.1
办事人员	42.2	32.3	64.3	40.7	26.3	75.0	44.4	41.7	50.0

职业	合计/%			城市居民高血压知晓率/%			农村居民高血压知晓率/%		
	小计	男性	女性	小计	男性	女性	小计	男性	女性
技术人员	32.0	32.9	26.7	43.8	46.7	0.0	26.5	25.5	30.8
其他劳动者	36.2	37.6	32.9	41.8	42.2	40.0	33.9	35.2	31.3
在校学生	40.0	33.3	100.0	50.0	50.0	—	37.5	28.6	100.0
未就业者	39.1	42.6	36.7	44.4	37.5	50.0	38.3	43.5	34.8
家务劳动者	49.4	50.0	49.2	57.1	66.7	54.5	46.2	42.9	47.1
离退休人员	57.6	53.8	60.9	65.5	64.4	66.3	42.5	36.4	48.8

低收入者高血压知晓率最高，为49.8%；中等收入和高收入者高血压知晓率稍低，分别为46.5%和43.9%（表8-20）。

表8-20　2020年不同收入、性别青岛市居民高血压知晓率

收入情况	合计/%			城市居民高血压知晓率/%			农村居民高血压知晓率/%		
	小计	男性	女性	小计	男性	女性	小计	男性	女性
低收入	49.8	43.6	57.0	66.7	60.7	71.9	42.7	37.8	49.2
中等收入	46.5	42.5	54.5	55.7	54.2	57.9	41.3	36.9	52.0
高收入	43.9	37.0	57.0	54.7	47.8	64.9	33.7	28.5	46.6

五、高血压治疗率

所有高血压患者中，仅有34.1%的患者采用药物进行了治疗。女性高血压治疗率（40.3%）高于男性高血压治疗率（29.4%），城市居民高血压治疗率（42.7%）高于农村居民高血压治疗率（30.1%）。

随着年龄增长，高血压治疗率有逐渐上升趋势。18～<30岁年龄组高血压治疗率最低，为0.0%，70岁及以上年龄组高血压治疗率最高，为50.9%。除18～<30岁、40～<50岁年龄组外，其他年龄组女性高血压治疗率均高于男性高血压治疗率。城市和农村居民中70岁及以上年龄组高血压治疗率最高，分别为61.0%、46.0%（表8-21）。

表8-21　2020年不同年龄组、性别青岛市居民高血压治疗率

年龄组/岁	合计/%			城市居民高血压治疗率/%			农村居民高血压治疗率/%		
	小计	男性	女性	小计	男性	女性	小计	男性	女性
合计	34.1	29.4	40.3	42.7	38.8	48.2	30.1	24.9	36.8
18～<30	0.0	0.0	0.0	0.0	0.0	0.0	0.0	0.0	0.0
30～<40	9.7	8.8	12.8	10.6	12.8	0.0	9.3	7.1	16.1
40～<50	25.6	26.6	23.5	34.7	39.0	18.8	22.2	21.1	24.6
50～<60	36.0	32.2	40.8	46.0	42.5	50.0	31.5	27.8	36.4
60～<70	40.0	37.7	42.3	46.0	44.7	47.5	36.0	33.0	39.8
≥70	50.9	49.6	51.8	61.0	58.5	62.5	46.0	45.1	46.6

随着文化程度的提高，居民高血压治疗率逐渐降低，大专及以上文化程度者高血压治疗率

（22.5%）最低，文盲/半文盲高血压治疗率（44.3%）最高，除小学文化程度者男、女高血压治疗率相同（均为40.7%）外，其他相同文化程度女性高血压治疗率均高于男性高血压治疗率（表8-22）。

表8-22 2020年不同文化程度、性别青岛市居民高血压治疗率

文化程度	合计/%			城市居民高血压治疗率/%			农村居民高血压治疗率/%		
	小计	男性	女性	小计	男性	女性	小计	男性	女性
文盲/半文盲	44.3	40.5	45.5	54.4	28.6	61.1	41.2	43.3	40.5
小学	40.7	40.7	40.7	52.2	55.3	48.3	36.6	33.3	38.7
初中	32.8	30.0	37.4	43.7	41.4	46.8	28.2	25.6	32.9
高中/中专	28.4	24.8	36.8	38.3	37.3	40.0	22.3	18.4	34.0
大专及以上	22.5	20.5	33.3	30.2	29.6	33.3	14.9	12.0	33.3

不同婚姻状况居民高血压治疗率差异较明显，未婚者高血压治疗率（6.6%）最低，已婚/同居者高血压治疗率为34.4%，离婚/丧偶/分居者高血压治疗率（44.3%）最高（表8-23）。

表8-23 2020年不同婚姻状况、性别青岛市居民高血压治疗率

婚姻状况	合计/%			城市居民高血压治疗率/%			农村居民高血压治疗率/%		
	小计	男性	女性	小计	男性	女性	小计	男性	女性
未婚	6.6	7.1	0.0	5.6	6.3	0.0	7.0	7.5	0.0
已婚/同居	34.4	30.5	39.7	43.2	40.7	46.8	30.2	25.6	36.5
离婚/丧偶/分居	44.3	37.8	47.1	56.3	38.5	68.4	40.0	37.5	40.9

离退休人员高血压治疗率最高，为49.8%，在校学生高血压治疗率最低，为0.0%（表8-24）。

表8-24 2020年不同职业、性别青岛市居民高血压治疗率

职业	合计/%			城市居民高血压治疗率/%			农村居民高血压治疗率/%		
	小计	男性	女性	小计	男性	女性	小计	男性	女性
农林牧渔水利	30.7	25.6	38.3	34.8	27.8	60.0	30.5	25.4	37.5
生产运输	23.3	22.9	25.0	44.4	47.6	33.3	13.6	12.2	20.0
商业服务	27.9	24.7	36.4	28.9	34.5	18.8	27.3	20.0	52.9
行政干部	34.4	28.8	58.3	34.5	29.2	60.0	34.3	28.6	57.1
办事人员	28.9	19.4	50.0	29.6	15.8	62.5	27.8	25.0	33.3
技术人员	18.0	17.6	20.0	21.9	23.3	0.0	16.2	14.5	23.1
其他劳动者	30.4	29.0	33.7	39.3	36.8	50.0	26.6	24.8	29.9
在校学生	0.0	0.0	0.0	0.0	0.0	0.0	0.0	0.0	0.0
未就业者	35.3	35.2	35.4	33.3	25.0	40.0	35.7	37.0	34.8
家务劳动者	41.5	46.0	40.3	50.0	60.0	47.3	38.0	40.0	37.5
离退休人员	49.8	47.9	51.4	54.6	56.0	53.5	40.2	34.1	46.5

低收入者高血压治疗率最高，为37.9%；中等收入和高收入者高血压治疗率稍低，分别为35.3%和31.2%（表8-25）。

表 8-25　2020 年不同收入、性别青岛市居民高血压治疗率

收入情况	合计 /%			城市居民高血压治疗率 /%			农村居民高血压治疗率 /%		
	小计	男性	女性	小计	男性	女性	小计	男性	女性
低收入	37.9	34.5	41.9	56.7	53.6	59.4	30.1	28.0	32.8
中等收入	35.3	30.9	44.3	48.5	47.5	50.0	27.9	23.0	40.0
高收入	31.2	23.7	45.3	39.2	33.9	46.9	23.3	15.3	43.1

六、高血压控制率

仅有 14.2% 的高血压患者的血压得到了有效控制，女性高血压控制率（15.3%）高于男性高血压控制率（13.3%），城市居民高血压控制率（20.2%）高于农村居民高血压控制率（11.4%）。

30～<40 岁年龄组高血压控制率最低，为 8.5%，30 岁以后高血压控制率随年龄增长而升高，在 60～<70 岁、70 岁及以上年龄组达到最高，为 16.6%，70 岁之前各年龄组男性高血压控制率均低于女性高血压控制率，70 岁以后则反之。18～<30 岁和 40 岁以后年龄组城市居民高血压控制率高于农村居民高血压控制率（表 8-26）。

表 8-26　2020 年不同年龄组、性别青岛市居民高血压控制率

年龄组 / 岁	合计 /%			城市居民高血压控制率 /%			农村居民高血压控制率 /%		
	小计	男性	女性	小计	男性	女性	小计	男性	女性
合计	14.2	13.3	15.3	20.2	18.4	22.5	11.4	10.9	12.1
18～<30	8.8	6.1	25.0	17.6	14.3	33.3	5.0	2.9	20.0
30～<40	8.5	8.0	10.3	6.4	5.1	12.5	9.3	9.2	9.7
40～<50	13.2	13.0	13.6	13.3	15.3	6.3	13.1	12.0	15.4
50～<60	14.0	13.5	14.6	22.0	25.0	18.6	10.3	8.6	12.6
60～<70	16.6	15.7	17.5	23.4	22.4	24.6	12.8	11.3	14.1
≥70	16.6	18.7	15.2	24.8	17.1	29.7	12.6	19.5	8.3

初中文化程度者高血压控制率最低，为 12.7%，大专及以上文化程度者高血压控制率最高，为 18.5%；相同文化程度城市居民高血压控制率均高于农村居民高血压控制率（表 8-27）。

表 8-27　2020 年不同文化程度、性别青岛市居民高血压控制率

文化程度	合计 /%			城市居民高血压控制率 /%			农村居民高血压控制率 /%		
	小计	男性	女性	小计	男性	女性	小计	男性	女性
文盲 / 半文盲	14.2	17.6	13.1	16.2	21.4	14.8	13.6	16.7	12.5
小学	13.4	16.8	10.7	20.9	21.1	20.7	10.8	14.7	8.1
初中	12.7	10.9	15.6	20.0	15.3	26.6	9.6	9.2	10.4
高中 / 中专	15.5	12.2	23.2	21.7	18.7	26.7	11.7	8.8	20.0
大专及以上	18.5	17.1	25.9	20.9	21.1	20.0	16.1	13.3	33.3

未婚者高血压控制率最低，为 13.1%，离婚 / 丧偶 / 分居者高血压控制率最高，为 14.8%。城市居民高血压控制率均高于相同婚姻状况农村居民高血压控制率（表 8-28）。

表 8-28 2020 年不同婚姻状况、性别青岛市居民高血压控制率

婚姻状况	合计 / %			城市居民高血压控制率 / %			农村居民高血压控制率 / %		
	小计	男性	女性	小计	男性	女性	小计	男性	女性
未婚	13.1	10.7	40.0	16.7	12.5	50.0	11.6	10.0	33.3
已婚 / 同居	14.2	13.3	15.4	20.0	18.2	22.4	11.4	10.9	12.2
离婚 / 丧偶 / 分居	14.8	18.9	12.9	25.0	30.8	21.1	11.1	12.5	10.6

其他劳动者高血压控制率最低,为 8.7%,在校学生高血压控制率最高,为 30.0%。城市居民高血压控制率均高于相同职业农村居民高血压控制率(表 8-29)。

表 8-29 2020 年不同职业、性别青岛市居民高血压控制率

职业	合计 / %			城市居民高血压控制率 / %			农村居民高血压控制率 / %		
	小计	男性	女性	小计	男性	女性	小计	男性	女性
农林牧渔水利	12.1	10.6	14.2	17.4	16.7	20.0	11.7	10.1	14.0
生产运输	10.5	10.0	12.5	11.1	14.3	0.0	10.2	8.2	20.0
商业服务	19.7	16.9	27.3	20.0	27.6	6.3	19.5	11.7	47.1
行政干部	17.2	17.3	16.7	24.1	25.0	20.0	11.4	10.7	85.7
办事人员	13.3	9.7	21.4	14.8	10.5	25.0	11.1	8.3	16.7
技术人员	10.0	10.6	6.7	15.6	16.7	0.0	7.4	7.3	7.7
其他劳动者	8.7	9.3	7.2	10.7	8.8	18.8	7.8	9.6	4.5
在校学生	30.0	22.2	100.0	50.0	50.0	0.0	25.0	14.3	100.0
未就业者	10.5	18.5	5.1	11.1	12.5	10.0	10.4	19.6	4.3
家务劳动者	14.9	20.0	13.6	21.4	40.0	16.4	12.3	11.4	12.5
离退休人员	23.0	19.3	26.1	27.6	21.3	32.3	13.8	15.9	11.6

高收入者高血压控制率最低,为 14.7%,中等收入和低收入者高血压控制率分别为 15.6% 和 16.7%(表 8-30)。

表 8-30 2020 年不同收入、性别青岛市居民高血压控制率

收入情况	合计 / %			城市居民高血压控制率 / %			农村居民高血压控制率 / %		
	小计	男性	女性	小计	男性	女性	小计	男性	女性
低收入	16.7	17.3	16.1	26.7	25.0	28.1	12.6	14.6	9.8
中等收入	15.6	13.8	19.3	17.5	15.3	21.1	14.5	13.1	18.0
高收入	14.7	11.8	20.1	21.6	18.6	25.9	7.9	6.3	12.1

七、与历史数据比较

2020 年,青岛市 18 岁及以上居民平均收缩压为 126.0 mmHg(男性平均收缩压为 129.0 mmHg,女性平均收缩压为 122.9 mmHg),较 2002 年数据(131.0 mmHg)下降了 5.0 mmHg,男性平均收缩压下降了 3.4 mmHg,女性平均收缩压下降了 7.1 mmHg,城市居民平均收缩压下降了 7.8 mmHg,农村居民平均收缩压下降了 3.2 mmHg(表 8-31)。

表 8-31　2002 年、2020 年青岛市居民血压水平主要指标比较

指标	合计		性别				城乡			
	2002 年	2020 年	男性		女性		城市		农村	
			2002 年	2020 年	2002 年	2020 年	2002 年	2020 年	2002 年	2020 年
收缩压 / mmHg	131.0	126.0	132.4	129.0	130.0	122.9	132.9	125.1	129.6	126.4
舒张压 / mmHg	81.3	77.3	82.8	80.0	80.2	74.6	83.1	77.1	79.9	77.4
高血压患病率 / %	37.7	27.9	41.7	31.8	35.1	24.0	45.3	27.2	32.3	28.2
高血压知晓率 / %	18.0	43.2	—	39.6	—	48.0	24.3	52.4	11.6	39.1
高血压治疗率 / %	78.5	34.1	—	29.4	—	40.3	80.9	42.7	73.4	30.1

2020 年,青岛市 18 岁及以上居民平均舒张压为 77.3 mmHg(男性平均舒张压为 80.0 mmHg,女性平均舒张压为 74.6 mmHg),与 2002 年相比下降了 4.0 mmHg,男性平均舒张压下降了 2.8 mmHg,女性平均舒张压下降了 5.6 mmHg,城市居民平均舒张压下降了 6.0 mmHg,农村居民平均舒张压下降了 2.5 mmHg。

2020 年,青岛市 18 岁及以上居民高血压患病率为 27.9%(男性高血压患病率为 31.8%,女性高血压患病率为 24.0%),与 2013 年全国水平 27.8% 基本持平(男性高血压患病率为 29.6%,女性高血压患病率为 26.0%),与 2002 年相比,下降了 9.8 个百分点。

2020 年,青岛市 18 岁及以上居民高血压知晓率为 43.2%(男性高血压知晓率为 39.6%,女性高血压知晓率为 48.0%),略高于 2013 年全国水平 40.9%(男性高血压知晓率为 37.1%,女性高血压知晓率为 45.3%),与 2002 年相比,上升了 25.2 个百分点。

2020 年,青岛市 18 岁及以上居民高血压治疗率为 34.1%(男性高血压治疗率为 29.4%,女性高血压治疗率为 40.3%),略高于 2013 年全国水平 32.5%(男性高血压治疗率为 28.6%,女性高血压治疗率为 37.1%)。

报告九

糖尿病

一、相关定义

1. 糖尿病

根据 1999 年世界卫生组织糖尿病诊断标准，空腹血糖 ≥ 7.0 mmol/L 和 / 或口服葡萄糖耐量试验（oral glucose tolerance test，OGTT）后 2 h 血糖水平 ≥ 11.1 mmol/L 为患有糖尿病。

2. 糖尿病患病率

糖尿病患病率为本次调查血糖测量结果符合糖尿病诊断标准者和 / 或已被乡镇（社区）级或以上医院确诊为糖尿病者占总人群的比例。

3. 糖尿病知晓率

糖尿病知晓率为本次调查确定的糖尿病人群中，在测量血糖之前即知道自己患有糖尿病者（经过有资质的医疗机构或医生诊断）所占的比例。

4. 糖尿病治疗率

糖尿病治疗率为本次调查确定的糖尿病人群中，采取控制和治疗措施者（包括生活方式干预和 / 或药物治疗）所占的比例。

5. 糖尿病控制率

糖尿病控制率为本次调查确定的糖尿病人群中，目前空腹血糖控制在 7.0 mmol/L 及以下者所占的比例。

二、血糖水平

（一）空腹血糖水平

青岛市 18 岁及以上居民平均空腹血糖水平为 5.4 mmol/L。男性、女性空腹血糖水平差别不大，男性空腹血糖水平为 5.4 mmol/L，女性空腹血糖水平为 5.3 mmol/L。城市居民空腹血糖水平为 5.5 mmol/L，农村居民空腹血糖水平为 5.3 mmol/L。

空腹血糖水平呈现随年龄增长而逐渐升高的趋势，18～<30 岁年龄组空腹血糖水平（4.8 mmol/L）最低，60～<70 岁和 70 岁及以上年龄组空腹血糖水平（5.8 mmol/L）最高。男性中 60～<70 岁年龄组空腹血糖水平最高，为 5.8 mmol/L，女性中 60～<70 岁和 70 岁及以上年龄组空腹血糖水平最高，为 5.9 mmol/L。城市居民中 70 岁及以上年龄组空腹血糖水平最高，为 6.1 mmol/L，农村居民中

60～<70 岁年龄组空腹血糖水平最高，为 5.8 mmol/L（表 9-1）。

表 9-1　2020 年不同年龄组、性别青岛市居民空腹血糖水平

年龄组/岁	合计/(mmol/L)			城市居民空腹血糖水平/(mmol/L)			农村居民空腹血糖水平/(mmol/L)		
	小计	男性	女性	小计	男性	女性	小计	男性	女性
合计	5.4	5.4	5.3	5.5	5.6	5.4	5.3	5.3	5.3
18～<30	4.8	4.8	4.7	4.9	5.0	4.8	4.7	4.8	4.7
30～<40	5.1	5.1	5.1	5.2	5.3	5.2	5.0	5.0	5.0
40～<50	5.3	5.4	5.2	5.3	5.4	5.2	5.3	5.5	5.2
50～<60	5.6	5.7	5.5	5.8	5.9	5.7	5.5	5.6	5.3
60～<70	5.8	5.8	5.9	5.9	6.0	5.8	5.8	5.6	5.9
≥70	5.8	5.7	5.9	6.1	6.0	6.1	5.7	5.6	5.8

文盲/半文盲和小学文化程度者空腹血糖水平最高，均为 5.7 mmol/L。男性中小学文化程度者空腹血糖水平最高，为 5.7 mmol/L，女性中文盲/半文盲和小学文化程度者空腹血糖水平最高，为 5.7 mmol/L（表 9-2）。

表 9-2　2020 年不同文化程度、性别青岛市居民空腹血糖水平

文化程度	合计/(mmol/L)			城市居民空腹血糖水平/(mmol/L)			农村居民空腹血糖水平/(mmol/L)		
	小计	男性	女性	小计	男性	女性	小计	男性	女性
文盲/半文盲	5.7	5.6	5.7	5.8	5.7	5.8	5.7	5.6	5.7
小学	5.7	5.7	5.7	5.9	6.1	5.8	5.6	5.5	5.6
初中	5.4	5.5	5.3	5.7	5.7	5.6	5.3	5.4	5.2
高中/中专	5.3	5.4	5.2	5.5	5.6	5.4	5.3	5.3	5.0
大专及以上	5.1	5.2	5.0	5.3	5.4	5.2	4.9	5.0	4.8

离婚/丧偶/分居者空腹血糖水平最高，为 5.7 mmol/L，未婚者空腹血糖水平最低，为 4.8 mmol/L。男性、女性中离婚/丧偶/分居者空腹血糖水平均最高，分别为 5.6 mmol/L 和 5.7 mmol/L；未婚者空腹血糖水平最低，分别为 4.9 mmol/L 和 4.7 mmol/L（表 9-3）。

表 9-3　2020 年不同婚姻状况、性别青岛市居民空腹血糖水平

婚姻状况	合计/(mmol/L)			城市居民空腹血糖水平/(mmol/L)			农村居民空腹血糖水平/(mmol/L)		
	小计	男性	女性	小计	男性	女性	小计	男性	女性
未婚	4.8	4.9	4.7	5.0	5.1	4.8	4.8	4.8	4.7
已婚/同居	5.4	5.5	5.4	5.6	5.6	5.5	5.4	5.4	5.3
离婚/丧偶/分居	5.7	5.6	5.7	5.7	5.7	5.6	5.7	5.6	5.8

离退休人员的空腹血糖水平最高，为 5.9 mmol/L，在校学生空腹血糖水平最低，为 4.7 mmol/L。男性中离退休人员空腹血糖水平最高，为 5.9 mmol/L，在校学生空腹血糖水平最低，为 4.7 mmol/L；女性中离退休人员空腹血糖水平最高，为 5.9 mmol/L，在校学生空腹血糖水平最低，为 4.7 mmol/L。城市

居民中离退休人员空腹血糖水平最高,为6.0 mmol/L,在校学生空腹血糖水平最低,为4.8 mmol/L;农村居民中离退休人员空腹血糖水平最高,为5.7 mmol/L,在校学生空腹血糖水平最低,为4.7 mmol/L(表9-4)。

表9-4　2020年不同职业、性别青岛市居民空腹血糖水平

职业	合计/(mmol/L)			城市居民空腹血糖水平/(mmol/L)			农村居民空腹血糖水平/(mmol/L)		
	小计	男性	女性	小计	男性	女性	小计	男性	女性
农林牧渔水利	5.5	5.5	5.4	5.8	6.0	5.3	5.5	5.5	5.4
生产运输	5.3	5.4	5.2	5.6	5.6	5.6	5.3	5.3	5.1
商业服务	5.2	5.4	5.1	5.4	5.5	5.2	5.2	5.3	5.0
行政干部	5.1	5.2	5.1	5.2	5.3	5.1	5.0	5.0	5.0
办事人员	5.2	5.4	5.1	5.3	5.6	5.1	5.1	5.3	4.9
技术人员	5.1	5.2	5.1	5.4	5.4	5.4	5.0	5.0	4.9
其他劳动者	5.3	5.4	5.2	5.4	5.5	5.2	5.3	5.4	5.2
在校学生	4.7	4.7	4.7	4.8	4.9	4.7	4.7	4.7	4.7
未就业者	5.5	5.4	5.5	5.5	5.6	5.4	5.5	5.3	5.6
家务劳动者	5.5	5.6	5.4	5.7	6.0	5.6	5.4	5.4	5.4
离退休人员	5.9	5.9	5.9	6.0	6.0	6.0	5.7	5.8	5.7

低收入者空腹血糖水平最高,为5.6 mmol/L,中等收入和高收入者空腹血糖水平略低,均为5.4 mmol/L。城市居民中不同收入情况者空腹血糖水平差别不大(表9-5)。

表9-5　2020年不同收入、性别青岛市居民空腹血糖水平

收入情况	合计/(mmol/L)			城市居民空腹血糖水平/(mmol/L)			农村居民空腹血糖水平/(mmol/L)		
	小计	男性	女性	小计	男性	女性	小计	男性	女性
低收入	5.6	5.7	5.4	5.5	5.7	5.3	5.6	5.8	5.4
中等收入	5.4	5.4	5.3	5.5	5.5	5.4	5.3	5.3	5.3
高收入	5.4	5.5	5.3	5.6	5.6	5.5	5.2	5.3	5.1

(二)餐后血糖水平

青岛市18岁及以上居民平均餐后血糖水平为6.3 mmol/L,男性和女性餐后血糖水平均为6.3 mmol/L,城市居民餐后血糖水平为6.5 mmol/L,农村居民餐后血糖水平为6.1 mmol/L。

餐后血糖水平呈现随年龄增长而逐渐升高的趋势,70岁及以上年龄组餐后血糖水平最高,为7.5 mmol/L,男性和女性70岁及以上年龄组餐后血糖水平均最高,分别为7.5 mmol/L和7.4 mmol/L。城市居民中70岁及以上年龄组餐后血糖水平最高,为7.7 mmol/L,农村居民中70岁及以上年龄组餐后血糖水平最高,为7.3 mmol/L(表9-6)。

餐后血糖水平随文化程度增加而逐渐降低,文盲/半文盲餐后血糖水平最高,为7.0 mmol/L,大专及以上文化程度者餐后血糖水平最低,为5.9 mmol/L。男性和女性中文盲/半文盲餐后血糖水平均最高,分别为6.9 mmol/L和7.0 mmol/L(表9-7)。

表 9-6　2020 年不同年龄组、性别青岛市居民餐后血糖水平

年龄组/岁	合计/（mmol/L）			城市居民餐后 血糖水平/（mmol/L）			农村居民餐后 血糖水平/（mmol/L）		
	小计	男性	女性	小计	男性	女性	小计	男性	女性
合计	6.3	6.3	6.3	6.5	6.6	6.4	6.1	6.1	6.1
18～<30	5.4	5.5	5.4	5.4	5.6	5.2	5.5	5.4	5.5
30～<40	5.8	6.0	5.7	6.1	6.3	5.9	5.7	5.8	5.6
40～<50	6.0	6.0	6.1	6.2	6.3	6.1	5.9	5.8	6.0
50～<60	6.6	6.7	6.5	7.0	7.3	6.8	6.4	6.4	6.3
60～<70	7.1	7.1	7.0	7.2	7.2	7.2	7.0	7.0	6.0
≥70	7.5	7.5	7.4	7.7	7.8	7.6	7.3	7.3	7.4

表 9-7　2020 年不同文化程度、性别青岛市居民餐后血糖水平

文化程度	合计/（mmol/L）			城市居民餐后 血糖水平/（mmol/L）			农村居民餐后 血糖水平/（mmol/L）		
	小计	男性	女性	小计	男性	女性	小计	男性	女性
文盲/半文盲	7.0	6.9	7.0	6.9	6.5	7.0	7.0	7.1	7.0
小学	6.5	6.5	6.6	7.3	7.7	7.0	6.3	6.0	6.5
初中	6.3	6.3	6.2	6.7	6.8	6.6	6.1	6.2	6.1
高中/中专	6.2	6.3	6.1	6.7	6.8	6.6	5.9	6.0	5.8
大专及以上	5.9	6.1	5.7	6.1	6.3	5.8	5.7	5.9	5.6

离婚/丧偶/分居者餐后血糖水平最高，为 7.2 mmol/L，未婚者餐后血糖水平最低，为 5.6 mmol/L。男性和女性中离婚/丧偶/分居者餐后血糖水平均最高，分别为 7.6 mmol/L 和 7.0 mmol/L，未婚者餐后血糖水平均最低，分别为 5.7 mmol/L 和 5.3 mmol/L（表 9-8）。

表 9-8　2020 年不同婚姻状况、性别青岛市居民餐后血糖水平

婚姻状况	合计居民餐后 血糖水平/（mmol/L）			城市居民餐后 血糖水平/（mmol/L）			农村居民餐后 血糖水平/（mmol/L）		
	小计	男性	女性	小计	男性	女性	小计	男性	女性
未婚	5.6	5.7	5.3	5.6	6.0	5.1	5.5	5.6	5.5
已婚/同居	6.3	6.4	6.3	6.6	6.7	6.5	6.2	6.2	6.1
离婚/丧偶/分居	7.2	7.6	7.0	7.3	7.9	6.8	7.2	7.3	7.1

离退休人员的餐后血糖水平最高，为 7.2 mmol/L，在校学生餐后血糖水平最低，为 5.5 mmol/L。男性和女性中离退休人员餐后血糖水平均最高，分别为 7.5 mmol/L 和 7.0 mmol/L。城市和农村居民中离退休人员餐后血糖水平均最高，分别为 7.3 mmol/L 和 7.1 mmol/L，在校学生餐后血糖水平均最低，均为 5.5 mmol/L（表 9-9）。

低收入者餐后血糖水平最高，为 6.5 mmol/L，中等收入者和高收入者餐后血糖水平略低，均为 6.3 mmol/L。男性和女性中低收入者餐后血糖水平均最高，分别为 6.5 mmol/L 和 6.4 mmol/L。城市不同收入情况居民的餐后血糖水平均高于同等收入情况的农村居民餐后血糖水平（表 9-10）。

表 9-9　2020 年不同职业、性别青岛市居民餐后血糖水平

职业	合计居民餐后血糖水平/（mmol/L）			城市居民餐后血糖水平/（mmol/L）			农村居民餐后血糖水平/（mmol/L）		
	小计	男性	女性	小计	男性	女性	小计	男性	女性
农林牧渔水利	6.3	6.2	6.5	6.7	6.6	7.1	6.3	6.2	6.5
生产运输	6.1	6.1	6.2	7.0	6.8	7.6	5.8	5.8	5.8
商业服务	5.9	6.2	5.7	6.1	6.5	5.7	5.8	5.9	5.7
行政干部	6.0	6.1	5.8	6.3	6.4	6.0	5.6	5.7	5.6
办事人员	6.0	6.3	5.7	6.0	6.3	5.8	6.0	6.4	5.6
技术人员	6.1	6.1	5.9	6.3	6.4	6.1	5.9	5.9	5.9
其他劳动者	6.1	6.2	6.0	6.4	6.4	6.3	6.0	6.1	5.9
在校学生	5.5	5.5	5.5	5.5	5.9	5.0	5.5	5.4	5.6
未就业者	6.3	6.6	6.1	6.3	6.7	6.0	6.3	6.6	6.1
家务劳动者	6.7	6.8	6.7	6.9	7.3	6.8	6.6	6.6	6.6
离退休人员	7.2	7.5	7.0	7.3	7.5	7.1	7.1	7.5	6.7

表 9-10　2020 年不同收入、性别青岛市居民餐后血糖水平

收入情况	合计/（mmol/L）			城市居民餐后血糖水平/（mmol/L）			农村居民餐后血糖水平/（mmol/L）		
	小计	男性	女性	小计	男性	女性	小计	男性	女性
低收入	6.5	6.5	6.4	6.5	6.5	6.4	6.4	6.5	6.4
中等收入	6.3	6.3	6.3	6.6	6.7	6.5	6.1	6.0	6.2
高收入	6.3	6.4	6.2	6.6	6.8	6.4	6.0	6.0	6.0

（三）糖尿病患病率

青岛市 18 岁及以上居民糖尿病患病率为 9.9%，男性糖尿病患病率为 10.8%，女性糖尿病患病率为 8.9%，城市居民糖尿病患病率为 10.5%，农村居民糖尿病患病率为 9.6%。

糖尿病患病率呈现随年龄增长而逐渐升高的趋势，70 岁及以上年龄组糖尿病患病率最高，为 23.8%，18～<30 岁年龄组糖尿病患病率最低，为 1.0%。无论是男性、女性、城市居民、农村居民，70 岁及以上年龄组糖尿病患病率均最高，分别为 23.9%、23.6%、27.2%、22.1%（表 9-11）。

表 9-11　2020 年不同年龄组、性别青岛市居民糖尿病患病率

年龄组/岁	合计/%			城市居民糖尿病患病率/%			农村居民糖尿病患病率/%		
	小计	男性	女性	小计	男性	女性	小计	男性	女性
合计	9.9	10.8	8.9	10.5	12.4	8.5	9.6	10.0	9.1
18～<30	1.0	1.0	1.0	1.5	1.5	1.5	0.7	0.7	0.7
30～<40	3.8	4.6	2.9	3.8	4.4	3.1	3.8	4.6	2.9
40～<50	7.4	9.8	4.8	5.7	9.3	1.7	8.1	10.0	6.1
50～<60	13.1	15.8	10.3	14.8	17.5	12.2	12.3	15.1	9.5
60～<70	18.5	17.0	20.1	19.1	21.7	16.5	18.2	14.5	22.0
≥70	23.8	23.9	23.6	27.2	31.3	23.7	22.1	20.0	23.6

糖尿病患病率随着文化程度升高呈逐渐下降趋势,文盲/半文盲糖尿病患病率(19.6%)最高,大专及以上文化程度者糖尿病患病率(4.2%)最低。男性、女性、城市居民和农村居民糖尿病患病率变化趋势均与全人群的相同。除小学文化程度者外,男性糖尿病患病率均高于相同文化程度女性糖尿病患病率。小学以上文化程度城市居民糖尿病患病率均高于相同文化程度农村居民糖尿病患病率(表9-12)。

表9-12　2020年不同文化程度、性别青岛市居民糖尿病患病率

文化程度	合计/%			城市居民糖尿病患病率/%			农村居民糖尿病患病率/%		
	小计	男性	女性	小计	男性	女性	小计	男性	女性
文盲/半文盲	19.6	23.6	18.3	17.9	23.3	15.9	20.1	23.7	18.9
小学	14.1	12.9	15.1	16.8	23.2	11.3	13.3	9.5	16.2
初中	10.6	12.6	8.5	13.8	15.0	12.6	9.6	11.8	7.2
高中/中专	8.2	9.8	6.2	10.2	12.6	7.5	7.2	8.5	5.4
大专及以上	4.2	5.5	2.9	5.7	7.4	3.8	2.6	3.3	1.9

离婚/丧偶/分居者糖尿病患病率最高,为20.4%。男性、女性中离婚/丧偶/分居者糖尿病患病率均最高,分别为18.6%和21.2%。未婚者、已婚/同居者中城市居民糖尿病患病率均高于农村居民糖尿病患病率,离婚/丧偶/分居者中城市居民糖尿病患病率低于农村居民糖尿病患病率(表9-13)。

表9-13　2020年不同婚姻状况、性别青岛市居民糖尿病患病率

婚姻状况	合计/%			城市居民糖尿病患病率/%			农村居民糖尿病患病率/%		
	小计	男性	女性	小计	男性	女性	小计	男性	女性
未婚	1.9	3.0	0.6	2.3	4.3	0.0	1.7	2.3	1.0
已婚/同居	10.5	11.8	9.2	11.5	13.5	9.4	10.0	10.9	9.2
离婚/丧偶/分居	20.4	18.6	21.2	18.3	20.8	16.7	21.1	17.4	22.5

离退休人员的糖尿病患病率最高,为19.8%,在校学生糖尿病患病率最低,为0.4%。男性、女性、农村居民中离退休人员糖尿病患病率均最高,分别为22.5%、17.9%、19.7%,城市居民中农林牧渔水利从业人员糖尿病患病率最高,为20.8%(表9-14)。

表9-14　2020年不同职业、性别青岛市居民糖尿病患病率

职业	合计/%			城市居民糖尿病患病率/%			农村居民糖尿病患病率/%		
	小计	男性	女性	小计	男性	女性	小计	男性	女性
农林牧渔水利	12.5	12.7	12.3	20.8	26.5	7.1	12.0	11.7	12.4
生产运输	8.1	9.4	4.5	14.0	13.6	15.0	6.0	7.8	1.5
商业服务	5.4	7.5	3.3	5.3	8.1	3.0	5.5	7.1	3.5
行政干部	5.2	7.1	2.6	6.7	8.3	4.2	3.8	5.8	1.2
办事人员	7.3	10.3	4.7	7.7	11.4	5.1	6.5	8.9	3.9
技术人员	4.8	5.5	3.6	4.0	5.3	1.5	5.2	5.6	4.6
其他劳动者	8.6	10.9	5.8	7.5	10.3	3.0	9.1	11.2	6.8
在校学生	0.4	0.8	0.0	1.9	3.7	0.0	0.0	0.0	0.0

职业	合计/%			城市居民糖尿病患病率/%			农村居民糖尿病患病率/%		
	小计	男性	女性	小计	男性	女性	小计	男性	女性
未就业者	13.7	13.6	13.7	7.6	7.5	7.7	15.5	15.8	15.3
家务劳动者	14.2	19.6	13.1	17.4	33.3	13.7	13.0	13.9	12.8
离退休人员	19.8	22.5	17.9	19.9	23.8	17.5	19.7	20.8	18.8

随着收入的增加,糖尿病患病率呈下降趋势,低收入者糖尿病患病率最高,为15.1%,高收入者糖尿病患病率最低,为8.7%。相同收入情况者中男性糖尿病患病率均高于女性糖尿病患病率;中等收入以上者中城市居民糖尿病患病率均高于农村居民糖尿病患病率(表9-15)。

表9-15 2020年不同收入、性别青岛市居民糖尿病患病率

收入情况	合计/%			城市居民糖尿病患病率/%			农村居民糖尿病患病率/%		
	小计	男性	女性	小计	男性	女性	小计	男性	女性
低收入	15.1	16.2	13.8	14.7	16.0	13.3	15.2	16.3	14.0
中等收入	8.9	9.5	8.2	10.8	13.0	8.6	7.9	7.8	8.0
高收入	8.7	10.5	6.5	9.8	12.5	6.9	7.7	8.8	6.1

(四)糖尿病知晓率

青岛市18岁及以上居民糖尿病知晓率为43.0%,男性糖尿病知晓率为39.8%,女性糖尿病知晓率为46.9%,城市居民糖尿病知晓率为47.1%,农村居民糖尿病知晓率为40.9%。

青岛市18岁及以上居民糖尿病知晓率呈现随年龄增长而逐渐升高的趋势,70岁及以上年龄组糖尿病知晓率(53.8%)最高,18~<30岁年龄组糖尿病知晓率最低,为0.0%。男性、女性居民中70岁及以上年龄组糖尿病知晓率均最高,分别为52.6%和54.8%。城市居民中70岁及以上年龄组糖尿病知晓率最高,为63.3%,农村居民中60~<70岁年龄组糖尿病知晓率最高,为48.4%(表9-16)。

表9-16 2020年不同年龄组、性别青岛市居民糖尿病知晓率

年龄组/岁	合计/%			城市居民糖尿病知晓率/%			农村居民糖尿病知晓率/%		
	小计	男性	女性	小计	男性	女性	小计	男性	女性
合计	43.0	39.8	46.9	47.1	44.6	50.6	40.9	36.9	45.2
18~<30	0.0	0.0	0.0	0.0	0.0	0.0	0.0	0.0	0.0
30~<40	13.7	9.7	20.0	17.6	10.0	28.6	11.8	9.5	15.4
40~<50	32.6	30.2	37.9	28.6	27.8	33.3	33.8	31.1	38.5
50~<60	45.8	44.1	48.5	48.3	48.6	48.0	44.4	41.8	48.8
60~<70	49.3	47.8	50.6	50.9	50.0	52.2	48.4	45.9	50.0
≥70	53.8	52.6	54.8	63.3	61.5	65.2	48.1	45.2	50.0

文盲/半文盲糖尿病知晓率(50.0%)最高,高中/中专文化程度者糖尿病知晓率(35.4%)最低。男性中文盲/半文盲糖尿病知晓率最高,为52.9%,女性中小学文化程度者糖尿病知晓率最高,为51.9%(表9-17)。

表 9-17　2020 年不同文化程度、性别青岛市居民糖尿病知晓率

文化程度	合计 /%			城市居民糖尿病知晓率 /%			农村居民糖尿病知晓率 /%		
	小计	男性	女性	小计	男性	女性	小计	男性	女性
文盲 / 半文盲	50.0	52.9	48.7	70.0	71.4	69.2	45.6	48.1	44.4
小学	47.8	41.7	51.9	36.0	37.5	33.3	52.3	45.0	55.6
初中	41.8	40.0	44.7	45.1	42.5	48.4	40.3	39.0	42.6
高中 / 中专	35.4	31.6	43.2	47.9	45.2	52.9	26.2	22.2	35.0
大专及以上	42.1	42.1	42.1	45.0	44.4	46.2	35.3	36.4	33.3

已婚 / 同居者糖尿病知晓率最高，为 44.1%。男性和女性中已婚 / 同居者糖尿病知晓率均最高，分别为 41.5% 和 47.5%。城市居民中未婚、已婚 / 同居、离婚 / 丧偶 / 分居者糖尿病知晓率均明显高于相同婚姻状况农村居民糖尿病知晓率（表 9-18）。

表 9-18　2020 年不同婚姻状况、性别青岛市居民糖尿病知晓率

婚姻状况	合计 /%			城市居民糖尿病知晓率 /%			农村居民糖尿病知晓率 /%		
	小计	男性	女性	小计	男性	女性	小计	男性	女性
未婚	21.4	25.0	0.0	33.3	33.3	0.0	12.5	16.7	0.0
已婚 / 同居	44.1	41.5	47.5	47.6	47.3	48.1	42.2	38.1	47.2
离婚 / 丧偶 / 分居	37.0	15.4	45.5	45.5	0.0	83.3	34.3	25.0	37.0

行政干部的糖尿病知晓率最高，为 57.9%，在校学生的糖尿病知晓率最低，为 0.0%。男性中家务劳动者的糖尿病知晓率最高，为 60.0%，女性中行政干部的糖尿病知晓率最高，为 75.0%。城市居民中技术人员的糖尿病知晓率最高，为 75.0%，农村居民中行政干部的糖尿病知晓率最高，为 71.4%（表 9-19）。

表 9-19　2020 年不同职业、性别青岛市居民糖尿病知晓率

职业	合计 /%			城市居民糖尿病知晓率 /%			农村居民糖尿病知晓率 /%		
	小计	男性	女性	小计	男性	女性	小计	男性	女性
农林牧渔水利	44.0	41.5	47.1	40.0	44.4	0.0	44.3	41.1	48.0
生产运输	15.4	18.2	0.0	25.0	33.3	0.0	7.1	7.7	0.0
商业服务	32.4	33.3	30.0	23.1	22.2	25.0	38.1	40.0	33.3
行政干部	57.9	53.3	75.0	50.0	44.4	66.7	71.4	66.7	100.0
办事人员	30.0	23.1	42.9	46.2	37.5	60.0	0.0	0.0	0.0
技术人员	46.2	36.8	71.4	75.0	71.4	100.0	33.3	16.7	66.7
其他劳动者	35.7	39.1	27.6	38.5	40.9	25.0	34.7	38.3	28.0
在校学生	0.0	0.0	0.0	0.0	0.0	0.0	0.0	0.0	0.0
未就业者	43.6	42.9	44.1	28.6	33.3	25.0	45.8	44.4	46.7
家务劳动者	50.0	60.0	46.9	53.6	70.0	44.4	48.2	50.0	47.8
离退休人员	51.7	43.6	59.0	55.4	47.1	62.5	45.2	38.1	52.4

低收入者糖尿病知晓率最高，为 50.6%，中等收入者糖尿病知晓率最低，为 38.5%。城市居民中低收入者、高收入者糖尿病知晓率均高于相同收入情况农村居民糖尿病知晓率（表 9-20）。

表9-20　2020年不同收入、性别青岛市居民糖尿病知晓率

收入情况	合计/%			城市居民糖尿病知晓率/%			农村居民糖尿病知晓率/%		
	小计	男性	女性	小计	男性	女性	小计	男性	女性
低收入	50.6	52.2	48.6	72.7	83.3	60.0	42.4	41.2	44.0
中等收入	38.5	39.5	37.1	37.5	42.1	30.8	39.1	37.5	40.9
高收入	41.2	39.6	44.2	43.4	41.8	46.4	38.6	37.0	41.7

（五）糖尿病治疗率

青岛市18岁及以上居民糖尿病治疗率为26.6%,男性糖尿病治疗率为22.2%,女性糖尿病治疗率为31.7%,城市居民糖尿病治疗率为24.0%,农村居民糖尿病治疗率为27.9%。

糖尿病治疗率呈现随年龄增长逐渐上升的趋势,18～<30岁年龄组糖尿病治疗率(0.0%)最低,70岁及以上年龄组糖尿病治疗率(34.6%)最高。男性、女性、城市居民中70岁及以上年龄组糖尿病治疗率均最高,分别为28.1%、39.7%和38.8%,农村居民中60～<70岁年龄组糖尿病治疗率最高,为34.4%(表9-21)。

表9-21　2020年不同年龄组、性别青岛市居民糖尿病治疗率

年龄组/岁	合计/%			城市居民糖尿病治疗率/%			农村居民糖尿病治疗率/%		
	小计	男性	女性	小计	男性	女性	小计	男性	女性
合计	26.6	22.2	31.7	24.0	22.3	26.5	27.9	22.2	34.0
18～<30	0.0	0.0	0.0	0.0	0.0	0.0	0.0	0.0	0.0
30～<40	7.8	3.2	15.0	5.9	0.0	14.3	8.8	4.8	15.4
40～<50	25.0	27.0	20.7	23.8	27.8	0.0	25.4	26.7	23.1
50～<60	26.2	22.5	31.8	23.3	22.9	24.0	27.8	22.4	36.6
60～<70	28.8	22.4	34.2	18.9	16.7	21.7	34.4	27.0	39.3
≥70	34.6	28.1	39.7	38.8	34.6	43.5	32.1	22.6	38.0

文盲/半文盲糖尿病治疗率(32.7%)最高,高中/中专文化程度者糖尿病治疗率(15.0%)最低。男性中初中文化程度者糖尿病治疗率最高,为26.4%,女性中小学文化程度者糖尿病治疗率最高,为37.0%。城市居民中文盲/半文盲糖尿病治疗率最高,为45.0%,农村居民中小学文化程度者糖尿病治疗率最高,为35.4%(表9-22)。

表9-22　2020年不同文化程度、性别青岛市居民糖尿病治疗率

文化程度	合计/%			城市居民糖尿病治疗率/%			农村居民糖尿病治疗率/%		
	小计	男性	女性	小计	男性	女性	小计	男性	女性
文盲/半文盲	32.7	23.5	36.8	45.0	28.6	53.8	30.0	22.2	33.3
小学	32.2	25.0	37.0	24.0	31.3	11.1	35.4	20.0	42.2
初中	28.0	26.4	30.6	25.4	22.5	29.0	29.2	28.0	31.5
高中/中专	15.0	13.2	18.9	14.6	16.1	11.8	15.4	11.1	25.0
大专及以上	22.8	21.1	26.3	22.5	22.2	23.1	23.5	18.2	33.3

离婚/丧偶/分居者糖尿病治疗率最高,为30.4%,男性中已婚/同居者糖尿病治疗率最高,为

23.1%，女性中离婚/丧偶/分居者糖尿病治疗率最高，为36.4%。已婚/同居者中农村居民糖尿病治疗率（28.4%）明显高于城市居民糖尿病治疗率（23.5%）（表9-23）。

表9-23　2020年不同婚姻状况、性别青岛市居民糖尿病治疗率

婚姻状况	合计/%			城市居民糖尿病治疗率/%			农村居民糖尿病治疗率/%		
	小计	男性	女性	小计	男性	女性	小计	男性	女性
未婚	7.1	8.3	0.0	16.7	16.7	0.0	0.0	0.0	0.0
已婚/同居	26.7	23.1	31.4	23.5	23.6	23.4	28.4	22.8	35.2
离婚/丧偶/分居	30.4	15.4	36.4	36.4	0.0	66.7	28.6	25.0	29.6

家务劳动者的糖尿病治疗率最高，为33.3%，在校学生糖尿病治疗率最低，为0.0%。男性中家务劳动者的糖尿病治疗率最高，为35.0%，女性中行政干部糖尿病治疗率最高，为75.0%。城市居民中家务劳动者的糖尿病治疗率最高，为39.3%，农村居民中行政干部糖尿病治疗率最高，为57.1%（表9-24）。

表9-24　2020年不同职业、性别青岛市居民糖尿病治疗率

职业	合计/%			城市居民糖尿病治疗率/%			农村居民糖尿病治疗率/%		
	小计	男性	女性	小计	男性	女性	小计	男性	女性
农林牧渔水利	31.9	23.1	43.1	30.0	33.3	0.0	32.1	21.4	44.0
生产运输	3.8	4.5	0.0	8.3	11.1	0.0	0.0	0.0	0.0
商业服务	17.6	16.7	20.0	15.4	11.1	25.0	19.0	20.0	16.7
行政干部	31.6	20.0	75.0	16.7	0.0	66.7	57.1	50.0	100.0
办事人员	15.0	23.1	0.0	23.1	37.5	0.0	0.0	0.0	0.0
技术人员	23.1	21.1	28.6	37.5	42.9	0.0	16.7	8.3	33.3
其他劳动者	25.5	26.1	24.1	23.1	22.7	25.0	26.4	27.7	24.0
在校学生	0.0	0.0	0.0	0.0	0.0	0.0	0.0	0.0	0.0
未就业者	30.9	28.6	32.4	14.3	0.0	25.0	33.3	33.3	33.3
家务劳动者	33.3	35.0	32.8	39.3	40.0	38.9	30.4	30.0	30.4
离退休人员	25.0	20.0	29.5	23.0	20.6	25.0	28.6	19.0	38.1

糖尿病治疗率呈现随着收入的增加逐渐下降的趋势，低收入者糖尿病治疗率最高，为30.9%，高收入者糖尿病治疗率最低，为19.6%。中等收入者、高收入者中农村居民糖尿病治疗率高于城市居民糖尿病治疗率（表9-25）。

表9-25　2020年不同收入、性别青岛市居民糖尿病治疗率

收入情况	合计/%			城市居民糖尿病治疗率/%			农村居民糖尿病治疗率/%		
	小计	男性	女性	小计	男性	女性	小计	男性	女性
低收入	30.9	34.8	25.7	50.0	66.7	30.0	23.7	23.5	24.0
中等收入	28.2	25.6	31.4	21.9	21.1	23.1	32.6	29.2	36.4
高收入	19.6	18.8	21.2	15.7	18.2	10.7	24.3	19.6	33.3

（六）糖尿病控制率

青岛市 18 岁及以上居民糖尿病控制率为 31.4%，男性糖尿病控制率为 30.6%，女性糖尿病控制率为 32.5%，城市居民糖尿病控制率为 30.9%，农村居民糖尿病控制率为 31.7%。

70 岁及以上年龄组糖尿病控制率（43.8%）最高，40～<50 岁年龄组糖尿病控制率（21.7%）最低。男性、女性居民中 70 岁及以上年龄组糖尿病控制率均最高，分别为 49.1% 和 39.7%。城市居民中 18～<30 岁年龄组糖尿病控制率最高，为 50.0%，农村居民中 70 岁及以上年龄组糖尿病控制率最高，为 48.1%（表 9-26）。

表 9-26　2020 年不同年龄组、性别青岛市居民糖尿病控制率

年龄组/岁	合计/%			城市居民糖尿病控制率/%			农村居民糖尿病控制率/%		
	小计	男性	女性	小计	男性	女性	小计	男性	女性
合计	31.4	30.6	32.5	30.9	32.2	28.9	31.7	29.6	34.0
18～<30	25.0	25.0	25.0	50.0	50.0	50.0	0.0	0.0	0.0
30～<40	21.6	22.6	20.0	17.6	20.0	14.3	23.5	23.8	23.1
40～<50	21.7	17.5	31.0	19.0	22.2	0.0	22.5	15.6	34.6
50～<60	27.4	28.4	25.8	25.0	28.6	20.0	28.7	28.4	29.3
60～<70	34.9	34.3	35.4	39.6	36.7	43.5	32.3	32.4	32.1
≥70	43.8	49.1	39.7	36.7	42.3	30.4	48.1	54.8	44.0

文盲/半文盲糖尿病控制率（42.7%）最高，大专及以上文化程度者糖尿病控制率（21.1%）最低。男性、女性中文盲/半文盲糖尿病控制率均最高，分别为 55.9% 和 36.8%，大专及以上文化程度者糖尿病控制率均最低，分别为 23.7% 和 15.8%。除文盲/半文盲和高中/中专文化程度者外，其他文化程度者中农村居民糖尿病控制率均高于相同文化程度城市居民糖尿病控制率（表 9-27）。

表 9-27　2020 年不同文化程度、性别青岛市居民糖尿病控制率

文化程度	合计/%			城市居民糖尿病控制率/%			农村居民糖尿病控制率/%		
	小计	男性	女性	小计	男性	女性	小计	男性	女性
文盲/半文盲	42.7	55.9	36.8	45.0	57.1	38.5	42.2	55.6	36.5
小学	32.2	27.8	35.2	32.0	31.3	33.3	32.3	25.0	35.6
初中	30.7	28.6	34.1	29.6	30.0	29.0	31.2	28.0	37.0
高中/中专	26.5	27.6	24.3	35.4	38.7	29.4	20.0	20.0	20.0
大专及以上	21.1	23.7	15.8	20.0	22.2	15.4	23.5	27.3	16.7

离婚/丧偶/分居者糖尿病控制率最高，为 47.8%。男性和女性中离婚/丧偶/分居者糖尿病控制率均最高，分别为 53.8% 和 45.5%。未婚和离婚/丧偶/分居者中城市居民糖尿病控制率均高于相同婚姻状况农村居民糖尿病控制率（表 9-28）。

在校学生糖尿病控制率最高，为 100.0%，生产运输者糖尿病控制率最低，为 15.4%。男性中在校学生糖尿病控制率最高，为 100.0%，女性中行政干部糖尿病控制率最高，为 50.0%。城市居民中在校学生的糖尿病控制率最高，为 100.0%，农村居民中从事家务者糖尿病控制率最高，为 42.9%（表 9-29）。

表 9-28　2020 年不同婚姻状况、性别青岛市居民糖尿病控制率

婚姻状况	合计/%			城市居民糖尿病控制率/%			农村居民糖尿病控制率/%		
	小计	男性	女性	小计	男性	女性	小计	男性	女性
未婚	14.3	16.7	0.0	16.7	16.7	0.0	12.5	16.7	0.0
已婚/同居	30.5	30.1	30.9	29.4	31.8	26.0	31.0	29.1	33.3
离婚/丧偶/分居	47.8	53.8	45.5	63.6	60.0	66.7	42.9	50.0	40.7

表 9-29　2020 年不同职业、性别青岛市居民糖尿病控制率

职业	合计/%			城市居民糖尿病控制率/%			农村居民糖尿病控制率/%		
	小计	男性	女性	小计	男性	女性	小计	男性	女性
农林牧渔水利	30.2	27.7	33.3	30.0	22.2	100.0	30.2	28.6	32.0
生产运输	15.4	18.2	0.0	16.7	22.2	0.0	14.3	15.4	0.0
商业服务	17.6	16.7	20.0	15.4	22.2	0.0	19.0	13.3	33.3
行政干部	26.3	20.0	50.0	25.0	11.1	66.7	28.6	33.3	0.0
办事人员	25.0	23.1	28.6	23.1	12.5	40.0	28.6	40.0	0.0
技术人员	30.8	31.6	28.6	25.0	28.6	0.0	33.3	33.3	33.3
其他劳动者	29.6	29.0	31.0	30.0	36.4	0.0	29.2	25.5	36.0
在校学生	100.0	100.0	0.0	100.0	100.0	0.0	0.0	0.0	0.0
未就业者	34.5	42.9	29.4	28.6	0.0	50.0	35.4	50.0	73.3
家务劳动者	45.2	55.0	42.2	50.0	60.0	44.4	42.9	50.0	41.3
离退休人员	31.9	36.4	27.9	31.1	41.2	22.5	33.3	28.6	38.1

中等收入者、低收入者糖尿病控制率最高，均为 33.3%，高收入者糖尿病控制率最低，为 20.9%。城市居民糖尿病控制率均高于相同收入情况农村居民糖尿病控制率（表 9-30）。

表 9-30　2020 年不同收入、性别青岛市居民糖尿病控制率

收入情况	合计/%			城市居民糖尿病控制率/%			农村居民糖尿病控制率/%		
	小计	男性	女性	小计	男性	女性	小计	男性	女性
低收入	33.3	32.6	34.3	40.9	41.7	40.0	30.5	29.4	32.0
中等收入	33.3	32.6	34.3	40.6	42.1	38.5	28.3	25.0	31.8
高收入	20.9	20.8	21.2	22.9	23.6	21.4	18.6	17.4	20.8

三、与历史数据比较

2020 年，青岛市 18 岁及以上居民平均空腹血糖水平为 5.4 mmol/L（男性空腹血糖水平为 5.4 mmol/L，女性空腹血糖水平为 5.3 mmol/L），与 2002 年的空腹血糖水平（5.4 mmol/L）相同。

2020 年，青岛市 18 岁及以上居民糖尿病患病率为 9.9%（男性该项数据为 10.8%，女性该项数据为 8.9%），较 2002 年的 7.2%（男性该项数据为 6.1%，女性该项数据为 8.1%）高了 2.7 个百分点（男性该数据提高了 4.7 个百分点，女性该数据提高了 0.8 个百分点）。与 2013 年全国 18 岁及以上居民糖尿病患病率 10.4% 相比，2020 年青岛市 18 岁及以上居民糖尿病患病率略低。

2020 年，青岛市 18 岁及以上居民糖尿病知晓率为 43.0%（男性该项数据为 39.8%，女性该项数据

为 46.9%），较 2002 年青岛市的 17.2% 高了 25.8 个百分点（表 9-31），与 2013 年全国 18 岁及以上居民糖尿病知晓率 38.6% 相比高了 4.4 个百分点。

表 9-31　2002 年和 2020 年青岛市居民空腹血糖水平、糖尿病患病率和糖尿病知晓率

指标	合计		性别				城乡			
			男性		女性		城市		农村	
	2002 年	2020 年	2002 年	2020 年	2002 年	2020 年	2002 年	2020 年	2002 年	2020 年
空腹血糖/（mmol/L）	5.4	5.4	5.4	5.4	5.5	5.3	5.6	5.5	5.3	5.3
糖尿病患病率/%	7.2	9.9	6.1	10.8	8.1	8.9	11.7	10.5	4.0	9.6
糖尿病知晓率/%	17.2	43.0	—	39.8	—	46.9	20.3	47.1	10.3	40.9

报告十
血脂异常

一、相关定义

1. 血脂

血脂是血浆中的中性脂肪(三酰甘油和胆固醇)和类脂(磷脂、糖脂、固醇、类固醇)的总称,广泛存在于人体中。它们是细胞的基础代谢必需物质。一般来说,血脂中的主要成分是三酰甘油和胆固醇。循环血液中的胆固醇和三酰甘油必须与特殊的蛋白质(即载脂蛋白,apolipoprotein, Apo)结合形成脂蛋白,才能被运输至组织进行代谢。

2. 总胆固醇(total cholesterol, TC)

总胆固醇指血液中各脂蛋白所含胆固醇水平的总和。按照《中国成人血脂异常防治指南》(2016年修订版)[①]的标准,TC 水平 < 5. 18 mmol/L(200 mg/dL)为合适范围,5. 18 mmol/L(200 mg/dL)≤ TC 水平 < 6. 22 mmol/L(240 mg/dL)为边缘升高,TC 水平 ≥ 6. 22 mmol/L(240 mg/dL)为升高。

3. 甘油三酯(triglyceride, TG)

临床上所测定的 TG 水平是血浆中各脂蛋白所含 TG 水平的总和。TG 水平 < 1. 70 mmol/L (150 mg/dL)为合适范围,1. 70 mmol/L(150 mg/dL)≤ TG 水平 < 2. 26 mmol/L(200 mg/dL)为边缘升高,TG 水平 ≥ 2. 26 mmol/L(200 mg/dL)为升高。

4. 高密度脂蛋白胆固醇(high density lipoprotein-cholesterol, HDL-C)

HDL-C 指高密度脂蛋白中的胆固醇,它可以反映高密度脂蛋白的多少。基础研究证实,HDL-C 能将外周组织(如血管壁)内胆固醇转运至肝脏进行分解代谢,提示 HDL-C 具有抗动脉粥样硬化作用。HDL-C 水平 < 1. 04 mmol/L(40 mg/dL)为降低,HDL-C 水平 ≥ 1. 55 mmol/L(60 mg/dL)为升高。

5. 低密度脂蛋白胆固醇(low density lipoprotein-cholesterol, LDL-C)

LDL-C 指低密度脂蛋白中的胆固醇,它可以反映低密度脂蛋白的多少。LDL-C 水平 < 3. 37 mmol/L (130 mg/dL)为合适范围,3. 37 mmol/L(130 mg/dL)≤ LDL-C 水平 < 4. 14 mmol/L(160 mg/dL)为边缘升高,LDL-C 水平 ≥ 4. 14 mmol/L(160 mg/dL)为升高。

6. 血脂异常

采用《中国成人血脂异常防治指南(2016年修订版)》血脂异常诊断标准:TC水平 ≥ 6. 22 mmol/L,

[①] 诸骏仁,高润霖,赵水平,等. 中国成人血脂异常防治指南(2016年修订版)[J]. 中国循环杂志,2016,31(10):937-950.

TG 水平≥2.26 mmol/L,LDL-C 水平≥4.14 mmol/L,HDL-C 水平<1.04 mmol/L,符合其中任意一项定义为血脂异常。

二、总胆固醇

(一)平均水平

2020 年青岛市 18 岁及以上居民总胆固醇平均水平为 5.1 mmol/L。男性、女性总胆固醇平均水平均为 5.1 mmol/L。城市、农村居民总胆固醇平均水平也均为 5.1 mmol/L。总胆固醇平均水平随年龄增长而逐渐升高,18～<30 岁年龄组该项数据最低,为 4.5 mmol/L,60～<70 岁年龄组该项数据最高,为 5.5 mmol/L。男性中 40～<70 岁者总胆固醇平均水平最高,为 5.2 mmol/L,女性 60～<70 岁年龄组该项数据最高,为 5.7 mmol/L。城市居民中 50～<70 岁者总胆固醇平均水平最高,为 5.4 mmol/L,农村居民中 60～<70 岁年龄组总胆固醇平均水平最高,均为 5.5 mmol/L(表 10-1)。

表 10-1　2020 年不同年龄组、性别青岛市居民总胆固醇平均水平

年龄组/岁	合计/(mmol/L)			城市居民总胆固醇平均水平/(mmol/L)			农村居民总胆固醇平均水平/(mmol/L)		
	小计	男性	女性	小计	男性	女性	小计	男性	女性
合计	5.1	5.1	5.1	5.1	5.0	5.1	5.1	5.1	5.1
18～<30	4.5	4.6	4.5	4.5	4.5	4.5	4.5	4.6	4.4
30～<40	4.8	5.0	4.6	4.8	5.0	4.7	4.8	5.0	4.6
40～<50	5.0	5.2	4.9	5.0	5.1	4.9	5.0	5.2	4.9
50～<60	5.4	5.2	5.6	5.4	5.2	5.6	5.4	5.2	5.6
60～<70	5.5	5.2	5.7	5.4	5.1	5.7	5.5	5.3	5.8
≥70	5.4	5.1	5.6	5.3	5.0	5.6	5.4	5.1	5.6

随着文化程度升高,18 岁及以上居民总胆固醇平均水平呈现降低趋势,文盲/半文盲总胆固醇平均水平最高,为 5.5 mmol/L,大专及以上文化程度者总胆固醇平均水平最低,为 4.9 mmol/L。男性中不同文化程度者总胆固醇平均水平差别不大;女性中文盲/半文盲总胆固醇平均水平最高,为 5.6 mmol/L,大专及以上文化程度者总胆固醇平均水平最低,为 4.8 mmol/L(表 10-2)。

表 10-2　2020 年不同文化程度、性别青岛市居民总胆固醇平均水平

文化程度	合计/(mmol/L)			城市居民总胆固醇平均水平/(mmol/L)			农村居民总胆固醇平均水平/(mmol/L)		
	小计	男性	女性	小计	男性	女性	小计	男性	女性
文盲/半文盲	5.5	5.0	5.6	5.3	4.6	5.6	5.5	5.1	5.6
小学	5.2	5.1	5.3	5.2	5.1	5.3	5.2	5.1	5.3
初中	5.1	5.1	5.1	5.2	5.2	5.3	5.1	5.1	5.0
高中/中专	5.0	5.0	5.0	5.0	5.0	5.1	5.0	5.0	4.9
大专及以上	4.9	5.0	4.8	4.9	4.9	4.9	4.8	5.0	4.6

离异/丧偶/分居者总胆固醇平均水平最高,为 5.5 mmol/L,未婚者总胆固醇平均水平最低,为 4.5 mmol/L。男性中已婚/同居和离异/丧偶/分居者总胆固醇平均水平相同,均为 5.1 mmol/L,高于未婚者总胆固醇平均水平(4.6 mmol/L);女性中离异/丧偶/分居者总胆固醇平均水平明显高于未婚

者或已婚/同居者总胆固醇平均水平（表10-3）。

表10-3 2020年不同婚姻状况、性别青岛市居民总胆固醇平均水平

婚姻状况	合计/（mmol/L）			城市居民总胆固醇平均水平/（mmol/L）			农村居民总胆固醇平均水平/（mmol/L）		
	小计	男性	女性	小计	男性	女性	小计	男性	女性
未婚	4.5	4.6	4.5	4.6	4.6	4.6	4.5	4.6	4.4
已婚/同居	5.1	5.1	5.1	5.1	5.1	5.2	5.1	5.2	5.1
离婚/丧偶/分居	5.5	5.1	5.7	5.4	5.1	5.6	5.5	5.0	5.7

离退休人员总胆固醇平均水平最高，为5.5 mmol/L。男性中农林牧渔水利人员、办事人员和离退休人员总胆固醇平均水平最高，均为5.2 mmol/L，女性中离退休人员总胆固醇平均水平最高，为5.7 mmol/L。城市、农村居民中离退休人员总胆固醇平均水平最高，均为5.5 mmol/L（表10-4）。

表10-4 2020年不同职业、性别青岛市居民总胆固醇平均水平

职业	合计/（mmol/L）			城市居民总胆固醇平均水平/（mmol/L）			农村居民总胆固醇平均水平/（mmol/L）		
	小计	男性	女性	小计	男性	女性	小计	男性	女性
农林牧渔水利	5.3	5.2	5.3	5.0	5.1	4.8	5.3	5.2	5.4
生产运输	4.9	5.0	4.6	5.0	5.0	4.8	4.8	4.9	4.5
商业服务	4.9	5.0	4.8	4.8	4.9	4.8	5.0	5.1	4.9
行政干部	5.0	5.1	4.9	5.0	5.1	4.9	4.9	5.0	4.8
办事人员	5.0	5.2	4.9	5.0	5.1	4.8	5.1	5.2	4.9
技术人员	5.0	5.0	4.9	5.1	5.0	5.1	4.9	5.0	4.8
其他劳动者	5.0	5.1	5.0	4.9	5.0	4.9	5.1	5.1	5.0
在校学生	4.3	4.3	4.3	4.5	4.4	4.6	4.3	4.3	4.3
未就业者	5.1	4.9	5.2	5.0	4.8	5.2	5.1	4.9	5.2
家务劳动者	5.2	5.1	5.3	5.3	5.0	5.4	5.2	5.2	5.2
离退休人员	5.5	5.2	5.7	5.5	5.1	5.6	5.5	5.2	5.9

低收入人群总胆固醇平均水平最高，为5.2 mmol/L。男性中中等收入和低收入人群总胆固醇平均水平均最高，为5.1 mmol/L，女性低收入人群总胆固醇平均水平最高，为5.3 mmol/L。城市中不同收入水平人群的总胆固醇平均水平相同，均为5.0 mmol/L；农村中低收入人群总胆固醇平均水平最高，为5.3 mmol/L（表10-5）。

表10-5 2020年不同收入、性别青岛市居民总胆固醇平均水平

收入情况	合计/（mmol/L）			城市居民总胆固醇平均水平/（mmol/L）			农村居民总胆固醇平均水平/（mmol/L）		
	小计	男性	女性	小计	男性	女性	小计	男性	女性
低收入	5.2	5.1	5.3	5.0	4.8	5.1	5.3	5.2	5.4
中等收入	5.1	5.1	5.0	5.0	5.0	5.0	5.1	5.1	5.0
高收入	5.0	5.0	5.0	5.0	5.0	5.0	5.0	5.0	4.9

（二）高胆固醇血症

青岛市18岁及以上居民高胆固醇血症患病率为12.9%，女性高胆固醇血症患病率（14.3%）高于男性高胆固醇血症患病率（11.4%），农村居民高胆固醇血症患病率（13.1%）高于城市居民高胆固醇血症患病率（12.4%）。

高胆固醇血症患病率随年龄增长而逐渐升高，60岁以后略有下降。18～<30岁年龄组高胆固醇血症患病率（3.0%）最低，50～<60岁年龄组高胆固醇血症患病率（20.4%）最高。男性中50～<60岁年龄组高胆固醇血症患病率（15.5%）最高，女性中60～<70岁年龄组高胆固醇血症患病率（27.2%）最高。城市、农村居民中50～<60岁年龄组高胆固醇血症患病率最高，分别为19.3%和21.0%（表10-6）。

表10-6 2020年不同年龄组、性别青岛市居民高胆固醇血症患病率

年龄组/岁	合计/%			城市居民高胆固醇血症患病率/%			农村居民高胆固醇血症患病率/%		
	小计	男性	女性	小计	男性	女性	小计	男性	女性
合计	12.9	11.4	14.3	12.4	10.2	14.5	13.1	12.0	14.3
18～<30	3.0	3.4	2.7	3.4	3.7	3.1	2.9	3.2	2.5
30～<40	7.9	10.8	5.0	8.0	10.2	5.8	7.8	11.0	4.6
40～<50	10.0	12.1	7.7	8.9	9.3	8.5	10.4	13.4	7.3
50～<60	20.4	15.5	25.4	19.3	13.5	24.9	21.0	16.4	25.6
60～<70	19.8	12.4	27.2	18.8	10.9	26.6	20.4	13.3	27.5
≥70	19.0	12.6	23.9	18.3	14.5	21.6	19.3	11.6	25.0

随文化程度升高，高胆固醇血症患病率呈下降趋势，文盲/半文盲高胆固醇血症患病率最高，为20.9%，大专及以上文化程度者高胆固醇血症患病率最低，为8.4%。男性中初中文化程度者高胆固醇血症患病率最高，为13.1%，大专及以上文化程度者高胆固醇血症患病率最低，为9.1%；女性中文盲/半文盲高胆固醇血症患病率最高，为24.8%，大专及以上文化程度者高胆固醇血症患病率最低，为7.6%。城市居民中小学文化程度者高胆固醇血症患病率最高，为15.4%，农村居民中文盲/半文盲高胆固醇血症患病率最高，为22.5%，城市、农村居民中大专及以上文化程度者高胆固醇血症患病率最低，分别为8.4%、8.3%（表10-7）。

表10-7 2020年不同文化程度、性别青岛市居民高胆固醇血症患病率

文化程度	合计/%			城市居民高胆固醇血症患病率/%			农村居民高胆固醇血症患病率/%		
	小计	男性	女性	小计	男性	女性	小计	男性	女性
文盲/半文盲	20.9	9.7	24.8	14.3	3.3	18.3	22.5	11.4	26.3
小学	15.0	12.1	17.3	15.4	13.0	17.5	14.9	11.8	17.3
初中	13.7	13.1	14.4	15.2	12.0	18.6	13.2	13.4	13.0
高中/中专	11.8	11.2	12.5	13.8	12.2	15.5	10.7	10.7	10.8
大专及以上	8.4	9.1	7.6	8.4	7.7	9.1	8.3	10.6	6.0

离异/丧偶/分居者高胆固醇血症患病率最高，为22.1%，未婚者高胆固醇血症患病率最低，为3.9%。男性中已婚/同居者高胆固醇血症患病率最高，为12.6%，女性中离异/丧偶/分居者高胆固醇血症患病率最高，为27.6%。城市和农村居民中离异/丧偶/分居者高胆固醇血症患病率最高（分别

为20.0%和22.9%），未婚者高胆固醇血症患病率最低（分别为3.8%和3.9%）（表10-8）。

表10-8　2020年不同婚姻状况、性别青岛市居民高胆固醇血症患病率

婚姻状况	合计/%			城市居民高胆固醇血症患病率/%			农村居民高胆固醇血症患病率/%		
	小计	男性	女性	小计	男性	女性	小计	男性	女性
未婚	3.9	4.5	3.1	3.8	3.6	4.2	3.9	5.0	2.5
已婚/同居	13.7	12.6	14.9	13.4	11.3	15.5	13.9	13.1	14.6
离婚/丧偶/分居	22.1	10.0	27.6	20.0	12.5	25.0	22.9	8.7	28.3

离退休人员高胆固醇血症患病率最高，为22.1%，在校学生高胆固醇血症患病率最低，为1.5%。男性中从事家务劳动者高胆固醇血症患病率最高，为17.6%，女性中离退休人员高胆固醇血症患病率最高，为28.7%（表10-9）。

表10-9　2020年不同职业、性别青岛市居民高胆固醇血症患病率

职业	合计/%			城市居民高胆固醇血症患病率/%			农村居民高胆固醇血症患病率/%		
	小计	男性	女性	小计	男性	女性	小计	男性	女性
农林牧渔水利	17.1	15.8	18.8	6.3	8.8	0.0	17.7	16.3	19.4
生产运输	8.1	8.2	8.0	11.6	12.1	10.0	6.8	6.6	7.4
商业服务	8.9	11.2	6.5	6.6	7.2	6.0	10.4	13.3	6.9
行政干部	10.4	12.3	7.8	11.7	11.9	11.3	9.1	12.6	4.8
办事人员	11.3	12.7	10.1	9.5	11.4	8.2	14.0	14.3	13.7
技术人员	11.2	11.8	10.2	14.6	13.6	16.4	9.2	10.6	6.9
其他劳动者	10.8	9.9	11.9	6.9	6.1	8.3	12.5	11.9	13.2
在校学生	1.5	2.4	0.7	5.7	7.4	3.8	0.5	1.0	0.0
未就业者	12.7	6.5	16.5	12.0	7.5	15.4	12.9	6.1	16.8
家务劳动者	16.9	17.6	16.7	16.1	13.3	16.8	17.2	19.4	16.7
离退休人员	22.1	12.7	28.7	22.0	14.0	27.1	21.1	10.9	32.1

低收入人群高胆固醇血症患病率最高，为15.8%，高收入者高胆固醇血症患病率最低，为10.4%。农村居民高胆固醇血症患病率明显高于相同收入情况城市居民高胆固醇血症患病率（表10-10）。

表10-10　2020年不同收入、性别青岛市居民高胆固醇血症患病率

收入情况	合计/%			城市居民高胆固醇血症患病率/%			农村居民高胆固醇血症患病率/%		
	小计	男性	女性	小计	男性	女性	小计	男性	女性
低收入	15.8	11.3	20.9	10.0	5.3	14.7	18.0	13.4	23.5
中等收入	13.2	14.2	12.2	12.8	13.0	12.6	13.4	14.7	12.0
高收入	10.4	10.0	10.9	9.8	7.9	11.9	10.9	11.7	9.9

三、甘油三酯

（一）平均水平

青岛市18岁及以上居民甘油三酯平均水平为1.8 mmol/L。男性甘油三酯平均水平为2.1 mmol/L，

女性甘油三酯平均水平为 1.6 mmol/L。城市居民甘油三酯平均水平为 1.7 mmol/L,农村居民甘油三酯平均水平为 1.9 mmol/L。甘油三酯平均水平随着年龄增长有先升高后降低的趋势,40～<50 岁、50～<60 岁年龄组甘油三酯平均水平最高,均为 2.0 mmol/L,18～<30 岁年龄组甘油三酯平均水平最低,为 1.4 mmol/L(表 10-11)。

表 10-11　2020 年不同年龄组、性别青岛市居民甘油三酯平均水平

年龄组/岁	合计/(mmol/L)			城市居民甘油三酯平均水平/(mmol/L)			农村居民甘油三酯平均水平/(mmol/L)		
	小计	男性	女性	小计	男性	女性	小计	男性	女性
合计	1.8	2.1	1.6	1.7	1.9	1.5	1.9	2.1	1.6
18～<30	1.4	1.7	1.2	1.4	1.7	1.1	1.5	1.7	1.2
30～<40	1.8	2.3	1.3	1.8	2.2	1.3	1.9	2.4	1.4
40～<50	2.0	2.4	1.6	1.7	2.0	1.5	2.1	2.6	1.7
50～<60	2.0	2.1	1.9	1.9	2.0	1.7	2.1	2.2	2.0
60～<70	1.8	1.7	1.9	1.7	1.7	1.8	1.8	1.7	1.9
≥70	1.6	1.5	1.7	1.6	1.5	1.7	1.7	1.6	1.7

甘油三酯平均水平与文化程度无明显关系,男性和女性甘油三酯平均水平之间差别较大。文化程度较高的男性甘油三酯平均水平较高,而文化程度较高的女性甘油三酯平均水平较低。城市居民甘油三酯平均水平总体低于农村居民甘油三酯平均水平(表 10-12)。

表 10-12　2020 年不同文化程度、性别青岛市居民甘油三酯平均水平

文化程度	合计/(mmol/L)			城市居民甘油三酯平均水平/(mmol/L)			农村居民甘油三酯平均水平/(mmol/L)		
	小计	男性	女性	小计	男性	女性	小计	男性	女性
文盲/半文盲	1.8	1.8	1.8	1.8	1.7	1.8	1.8	1.8	1.8
小学	1.8	1.7	1.8	1.7	1.6	1.7	1.8	1.8	1.9
初中	1.9	2.2	1.7	1.7	1.9	1.7	2.0	2.3	1.7
高中/中专	1.9	2.1	1.5	1.8	2.1	1.5	1.9	2.2	1.5
大专及以上	1.7	2.0	1.3	1.6	1.9	1.3	1.7	2.1	1.3

已婚/同居者甘油三酯平均水平最高,为 1.9 mmol/L。男性中已婚/同居者甘油三酯平均水平最高,为 2.1 mmol/L,女性中已婚/同居者、离婚/丧偶/分居者甘油三酯平均水平最高,均为 1.6 mmol/L。无论是城市居民还是农村居民,已婚/同居者甘油三酯平均水平均最高,分别为 1.8 mmol/L、2.0 mmol/L(表 10-13)。

表 10-13　2020 年不同婚姻状况、性别青岛市居民甘油三酯平均水平

婚姻状况	合计/(mmol/L)			城市居民甘油三酯平均水平/(mmol/L)			农村居民甘油三酯平均水平/(mmol/L)		
	小计	男性	女性	小计	男性	女性	小计	男性	女性
未婚	1.4	1.6	1.2	1.3	1.6	1.0	1.5	1.6	1.2
已婚/同居	1.9	2.1	1.6	1.8	2.0	1.6	2.0	2.2	1.7
离婚/丧偶/分居	1.7	1.8	1.6	1.5	1.6	1.4	1.7	1.9	1.7

从事生产运输及其他劳动者甘油三酯平均水平最高，为2.0 mmol/L，在校学生甘油三酯平均水平最低，为1.2 mmol/L。男性中其他劳动者甘油三酯平均水平最高，为2.4 mmol/L；女性中离退休人员甘油三酯平均水平最高，为1.8 mmol/L。城市男性中生产运输、技术人员、其他劳动者甘油三酯平均水平最高，均为2.2 mmol/L，城市女性中离退休人员甘油三酯平均水平最高，为1.8 mmol/L；农村男性中其他劳动者甘油三酯平均水平最高，为2.5 mmol/L，农村女性中离退休人员甘油三酯平均水平最高，为1.9 mmol/L（表10-14）。

表10-14　2020年不同职业、性别青岛市居民甘油三酯平均水平

职业	合计/（mmol/L）			城市居民甘油三酯平均水平/（mmol/L）			农村居民甘油三酯平均水平/（mmol/L）		
	小计	男性	女性	小计	男性	女性	小计	男性	女性
农林牧渔水利	1.9	2.1	1.7	1.9	2.1	1.5	1.9	2.1	1.7
生产运输	2.0	2.2	1.4	2.0	2.2	1.2	2.0	2.2	1.5
商业服务	1.8	2.1	1.5	1.6	1.9	1.3	2.0	2.2	1.6
行政干部	1.8	2.0	1.6	1.7	2.0	1.4	2.0	2.2	1.8
办事人员	1.6	1.9	1.4	1.4	1.8	1.2	1.9	2.1	1.7
技术人员	1.9	2.1	1.5	2.0	2.2	1.7	1.8	2.1	1.4
其他劳动者	2.0	2.4	1.6	1.9	2.2	1.4	2.1	2.5	1.6
在校学生	1.2	1.3	1.1	1.1	1.2	1.0	1.2	1.3	1.1
未就业者	1.8	1.9	1.7	1.7	1.9	1.6	1.8	1.9	1.8
家务劳动者	1.7	1.7	1.7	1.5	1.5	1.5	1.7	1.7	1.7
离退休人员	1.7	1.7	1.8	1.7	1.5	1.8	1.9	1.9	1.9

收入情况对甘油三酯平均水平影响不大。但是不同性别间差别较大，男性中高收入者甘油三酯平均水平最高，为2.1 mmol/L，女性恰恰相反，低收入者甘油三酯平均水平最高，为1.7 mmol/L。农村居民甘油三酯平均水平均高于相同收入情况城市居民甘油三酯平均水平（表10-15）。

表10-15　2020年不同收入、性别青岛市居民甘油三酯平均水平

收入情况	合计/（mmol/L）			城市居民甘油三酯平均水平/（mmol/L）			农村居民甘油三酯平均水平/（mmol/L）		
	小计	男性	女性	小计	男性	女性	小计	男性	女性
低收入	1.8	2.0	1.7	1.5	1.5	1.5	2.0	2.2	1.8
中等收入	1.8	2.1	1.5	1.7	2.0	1.5	1.9	2.2	1.6
高收入	1.9	2.1	1.5	1.7	1.9	1.5	2.0	2.3	1.6

（二）高甘油三酯血症患病率

青岛市18岁及以上居民高甘油三酯血症患病率为21.1%。男性、女性高甘油三酯血症患病率差别较大，男性该病患病率为26.5%，女性该病患病率为15.8%。农村居民该病患病率高于城市居民该病患病率，两者分别为22.6%、18.1%。

高甘油三酯血症患病率呈现随年龄增长先升高后降低的趋势。18～<30岁年龄组该病患病率（11.1%）最低，40～<50岁年龄组该病患病率（25.3%）最高。男性中30～<40岁年龄组高甘油三

酯血症患病率最高,为 35.1%,女性中 50~<60 岁年龄组该病患病率最高,为 23.2%。城市居民中 50~<60 岁年龄组高甘油三酯血症患病率最高,为 23.7%,农村居民中 40~<50 岁年龄组高甘油三酯血症患病率最高,为 27.6%(表 10-16)。

表 10-16　2020 年不同年龄组、性别青岛市居民高甘油三酯血症患病率

年龄组/岁	合计/%			城市居民高甘油三酯血症患病率/%			农村居民高甘油三酯血症患病率/%		
	小计	男性	女性	小计	男性	女性	小计	男性	女性
合计	21.1	26.5	15.8	18.1	23.5	12.6	22.6	27.9	17.3
18~<30	11.1	16.4	5.6	10.5	17.0	3.8	11.3	16.1	6.5
30~<40	22.3	35.1	9.6	19.0	29.2	8.8	24.0	38.0	10.0
40~<50	25.3	34.1	15.8	19.7	27.3	11.4	27.6	37.1	17.6
50~<60	25.0	26.7	23.2	23.7	28.5	19.0	25.5	25.9	25.2
60~<70	19.4	17.5	21.3	15.5	15.9	15.1	21.5	18.4	24.7
≥70	17.2	13.0	20.4	14.4	9.6	18.6	18.5	14.8	21.2

高甘油三酯血症患病率随文化程度升高呈先升高后降低的趋势,初中文化程度者该病患病率最高,为 23.6%。男性中初中文化程度者该病患病率最高,为 28.8%;女性中小学文化程度者该病患病率最高,为 22.1%。无论是城市居民还是农村居民,初中文化程度者高甘油三酯血症患病率均最高,分别为 20.9%、24.4%(表 10-17)。

表 10-17　2020 年不同文化程度、性别青岛市居民高甘油三酯血症患病率

文化程度	合计/%			城市居民高甘油三酯血症患病率/%			农村居民高甘油三酯血症患病率/%		
	小计	男性	女性	小计	男性	女性	小计	男性	女性
文盲/半文盲	20.0	18.1	20.7	16.1	13.3	17.1	21.0	19.3	21.6
小学	21.0	19.6	22.1	14.8	15.9	13.8	22.9	20.9	24.5
初中	23.6	28.8	17.7	20.9	24.1	17.4	24.4	30.3	17.8
高中/中专	21.8	27.3	14.7	20.6	26.4	14.2	22.5	27.7	15.1
大专及以上	17.1	26.3	7.3	15.3	23.3	6.8	19.0	29.7	7.8

已婚/同居者高甘油三酯血症患病率最高,为 22.9%,男性、女性中已婚/同居者高甘油三酯血症患病率均最高,分别为 28.7%、17.2%,除未婚者外,农村居民高甘油三酯血症患病率均高于相同婚姻状况城市居民该病患病率(表 10-18)。

表 10-18　2020 年不同婚姻状况、性别青岛市居民高甘油三酯血症患病率

婚姻状况	合计/%			城市居民高甘油三酯血症患病率/%			农村居民高甘油三酯血症患病率/%		
	小计	男性	女性	小计	男性	女性	小计	男性	女性
未婚	9.7	14.2	4.1	10.0	16.4	2.5	9.6	13.0	5.0
已婚/同居	22.9	28.7	17.2	19.5	24.9	14.2	24.6	30.5	18.7
离婚/丧偶/分居	15.9	15.7	16.0	13.3	16.7	11.1	16.9	15.2	17.5

在校学生高甘油三酯血症患病率最低,为 5.0%,其他劳动者高甘油三酯血症患病率最高,为 25.0%。男性中其他劳动者高甘油三酯血症患病率最高,为 32.0%,女性中离退休人员高甘油三酯血

症患病率最高,为20.5%。城市居民中农林牧渔水利人员高甘油三酯血症患病率最高,为31.3%,农村居民中其他劳动者高甘油三酯血症患病率最高,为27.3%(表10-19)。

表10-19 2020年不同职业、性别青岛市居民高甘油三酯血症患病率

职业	合计/%			城市居民高甘油三酯血症患病率/%			农村居民高甘油三酯血症患病率/%		
	小计	男性	女性	小计	男性	女性	小计	男性	女性
农林牧渔水利	23.5	25.9	20.4	31.3	35.3	21.4	23.0	25.3	20.4
生产运输	24.0	29.2	10.2	23.3	28.8	5.0	24.3	29.3	11.8
商业服务	21.7	31.2	11.8	17.2	27.9	8.3	24.5	32.9	14.5
行政干部	22.7	30.2	12.3	19.4	25.7	9.9	25.8	35.0	14.5
办事人员	15.3	22.2	9.4	13.1	24.3	5.1	18.7	19.6	17.6
技术人员	23.1	28.4	13.7	24.1	28.8	14.9	22.5	28.2	13.1
其他劳动者	25.0	32.0	16.1	19.6	24.8	11.3	27.3	35.6	17.8
在校学生	5.0	7.3	2.9	5.7	7.4	3.8	4.8	7.3	2.7
未就业者	18.7	20.1	17.7	15.2	17.5	13.5	19.7	21.1	18.9
家务劳动者	17.9	16.7	18.2	13.7	16.7	13.0	19.5	16.7	20.1
离退休人员	19.7	18.4	20.5	16.9	11.9	20.1	24.4	27.7	21.4

高收入者高甘油三酯血症患病率最高,为22.1%,中等收入者高甘油三酯血症患病率最低,为21.2%。城市居民中,中等收入者高甘油三酯血症患病率最高,为19.9%,农村居民中,高收入者高甘油三酯血症患病率最高,为25.4%(表10-20)。

表10-20 2020年不同收入、性别青岛市居民高甘油三酯血症患病率

收入情况	合计/%			城市居民高甘油三酯血症患病率/%			农村居民高甘油三酯血症患病率/%		
	小计	男性	女性	小计	男性	女性	小计	男性	女性
低收入	21.6	22.5	20.5	16.0	14.7	17.3	23.7	25.4	21.8
中等收入	21.2	27.9	14.1	19.9	27.4	12.6	21.9	28.1	15.0
高收入	22.1	29.1	13.6	18.5	24.3	12.2	25.4	33.1	15.0

四、低密度脂蛋白

(一)平均水平

青岛市18岁及以上居民低密度脂蛋白平均水平为2.9 mmol/L,男性、女性低密度脂蛋白平均水平差别不大,男性该项数据为3.0 mmol/L,女性该项数据为2.9 mmol/L。城市居民低密度脂蛋白平均水平为3.0 mmol/L,农村居民低密度脂蛋白平均水平为2.9 mmol/L。18～<30岁年龄组低密度脂蛋白平均水平最低,为2.6 mmol/L,50～<60岁、60～<70岁、70岁及以上年龄组该项数据最高,均为3.2 mmol/L(表10-21)。

文盲/半文盲低密度脂蛋白平均水平(3.2 mmol/L)最高,大专及以上文化程度者该项数据(2.8 mmol/L)最低。男性与女性、城市居民与农村居民低密度脂蛋白平均水平差别不大(表10-22)。

表 10-21 2020 年不同年龄组、性别青岛市居民低密度脂蛋白平均水平

年龄组/岁	合计/(mmol/L)			城市居民低密度脂蛋白平均水平/(mmol/L)			农村居民低密度脂蛋白平均水平/(mmol/L)		
	小计	男性	女性	小计	男性	女性	小计	男性	女性
合计	2.9	3.0	2.9	3.0	3.0	3.0	2.9	3.0	2.9
18～<30	2.6	2.7	2.5	2.6	2.7	2.6	2.6	2.7	2.5
30～<40	2.8	2.9	2.6	2.8	2.9	2.6	2.8	2.9	2.6
40～<50	2.9	3.0	2.8	3.0	3.1	2.9	2.9	3.0	2.8
50～<60	3.2	3.1	3.2	3.2	3.1	3.3	3.1	3.0	3.2
60～<70	3.2	3.1	3.4	3.2	3.0	3.4	3.2	3.1	3.4
≥70	3.2	3.0	3.3	3.1	3.0	3.3	3.2	3.0	3.3

表 10-22 2020 年不同文化程度、性别青岛市居民低密度脂蛋白平均水平

文化程度	合计/(mmol/L)			城市居民低密度脂蛋白平均水平/(mmol/L)			农村居民低密度脂蛋白平均水平/(mmol/L)		
	小计	男性	女性	小计	男性	女性	小计	男性	女性
文盲/半文盲	3.2	2.9	3.2	3.0	2.5	3.2	3.2	3.0	3.3
小学	3.0	3.0	3.1	3.0	2.9	3.1	3.1	3.0	3.1
初中	3.0	3.0	3.0	3.1	3.1	3.1	2.9	3.0	2.9
高中/中专	2.9	2.9	2.8	3.0	3.0	3.0	2.9	2.9	2.8
大专及以上	2.8	2.9	2.7	2.9	3.0	2.8	2.8	2.9	2.6

离婚/丧偶/分居者低密度脂蛋白平均水平最高,为 3.3 mmol/L,未婚者低密度脂蛋白平均水平最低,为 2.6 mmol/L。不同婚姻状况男性、女性、城市居民、农村居民的低密度脂蛋白平均水平变化情况均与总体相同(表 10-23)。

表 10-23 2020 年不同婚姻状况、性别青岛市居民低密度脂蛋白平均水平

婚姻状况	合计/(mmol/L)			城市居民低密度脂蛋白平均水平/(mmol/L)			农村居民低密度脂蛋白平均水平/(mmol/L)		
	小计	男性	女性	小计	男性	女性	小计	男性	女性
未婚	2.6	2.7	2.5	2.7	2.8	2.7	2.6	2.7	2.5
已婚/同居	3.0	3.0	3.0	3.0	3.0	3.0	3.0	3.0	2.9
离婚/丧偶/分居	3.3	3.1	3.4	3.3	3.3	3.3	3.3	3.0	3.4

离退休人员低密度脂蛋白平均水平最高,为 3.3 mmol/L,在校学生低密度脂蛋白平均水平最低,为 2.5 mmol/L。男性中农林牧渔水利人员、办事人员、家务劳动者和离退休人员低密度脂蛋白平均水平最高,均为 3.1 mmol/L,女性中离退休人员低密度脂蛋白平均水平最高,为 3.4 mmol/L。城市、农村居民中离退休人员低密度脂蛋白平均水平最高,均为 3.3 mmol/L(表 10-24)。

低密度脂蛋白平均水平呈现随收入升高而下降的趋势,低收入者低密度脂蛋白平均水平最高,为 3.1 mmol/L,中等收入、高收入者低密度脂蛋白平均水平均为 2.9 mmol/L。不同收入水平的男性与女性低密度脂蛋白平均水平相近。不同收入水平的城乡居民低密度脂蛋白平均水平相差不大(表 10-25)。

表 10-24　2020 年不同职业、性别青岛市居民低密度脂蛋白平均水平

职业	合计 /（mmol/L）			城市居民低密度脂蛋白平均水平 /（mmol/L）			农村居民低密度脂蛋白平均水平 /（mmol/L）		
	小计	男性	女性	小计	男性	女性	小计	男性	女性
农林牧渔水利	3.1	3.1	3.1	2.8	2.9	2.7	3.1	3.1	3.1
生产运输	2.8	2.9	2.6	2.9	3.0	2.9	2.7	2.8	2.6
商业服务	2.9	3.0	2.7	2.8	2.9	2.7	2.9	3.0	2.7
行政干部	2.9	3.0	2.8	3.1	3.2	3.0	2.8	2.9	2.6
办事人员	2.9	3.1	2.8	2.9	3.0	2.9	2.9	3.1	2.7
技术人员	2.8	2.9	2.7	2.8	2.9	2.7	2.9	3.0	2.7
其他劳动者	2.9	2.9	2.8	2.9	3.0	2.8	2.9	2.9	2.9
在校学生	2.5	2.6	2.4	2.5	2.5	2.5	2.5	2.6	2.4
未就业者	2.9	2.8	3.0	3.0	2.8	3.1	2.9	2.9	3.0
家务劳动者	3.0	3.1	3.0	3.1	3.0	3.1	3.0	3.1	3.0
离退休人员	3.3	3.1	3.4	3.3	3.1	3.4	3.3	3.0	3.5

表 10-25　2020 年不同收入、性别青岛市居民低密度脂蛋白平均水平

收入情况	合计 /（mmol/L）			城市居民低密度脂蛋白平均水平 /（mmol/L）			农村居民低密度脂蛋白平均水平 /（mmol/L）		
	小计	男性	女性	小计	男性	女性	小计	男性	女性
低收入	3.1	3.0	3.1	3.0	2.9	3.1	3.1	3.0	3.1
中等收入	2.9	3.0	2.9	3.0	3.0	3.0	2.9	3.0	2.9
高收入	2.9	2.9	2.9	3.0	3.0	3.0	2.9	2.9	2.8

（二）高低密度脂蛋白血症患病率

青岛市 18 岁及以上居民高低密度脂蛋白血症患病率为 7.5%。男性、女性高低密度脂蛋白血症患病率差别不大，男性的该项数据为 7.4%，女性的该项数据为 7.6%。城市居民的该项数据（8.8%）高于农村居民的该项数据（6.9%）。

随着年龄增长，高低密度脂蛋白血症患病率呈上升趋势，70 岁及以上年龄组该项数据略有下降，18～<30 岁年龄组该项数据（2.7%）最低，60～<70 岁年龄组该项数据（13.3%）最高。男性、女性的高低密度脂蛋白血症患病率的年龄分布均与总体一致。城市居民中 30～<40 岁年龄组高低密度脂蛋白血症患病率（3.1%）最低，60～<70 岁年龄组该项数据（16.2%）最高；农村居民中 18～<30 岁年龄组高低密度脂蛋白血症患病率（1.8%）最低，60～<70 岁年龄组该项数据（11.7%）最高（表 10-26）。

表 10-26　2020 年不同年龄组、性别青岛市居民高低密度脂蛋白血症患病率

年龄组 / 岁	合计 /%			城市居民高低密度脂蛋白血症患病率 /%			农村居民高低密度脂蛋白血症患病率 /%		
	小计	男性	女性	小计	男性	女性	小计	男性	女性
合计	7.5	7.4	7.6	8.8	8.1	9.4	6.9	7.0	6.7
18～<30	2.7	3.6	1.7	4.5	5.9	3.1	1.8	2.5	1.1
30～<40	3.9	6.2	1.6	3.1	5.3	0.9	4.3	6.6	2.0

续表

年龄组/岁	合计/%			城市居民高低密度脂蛋白血症患病率/%			农村居民高低密度脂蛋白血症患病率/%		
	小计	男性	女性	小计	男性	女性	小计	男性	女性
40～<50	5.2	7.2	3.2	7.0	9.3	4.5	4.5	6.3	2.6
50～<60	10.9	9.6	12.2	11.6	9.5	13.7	10.6	9.7	11.5
60～<70	13.3	9.4	17.3	16.2	9.4	23.0	11.7	9.4	14.1
≥70	12.2	8.4	15.2	15.0	10.8	18.6	10.9	7.1	13.7

随着文化程度升高,高低密度脂蛋白血症患病率呈下降趋势,文盲/半文盲该病患病率最高,为10.7%,大专及以上文化程度者该病患病率最低,为5.2%。高中以下文化程度者中女性高低密度脂蛋白血症患病率均高于男性该病患病率,小学以上文化程度者中城市居民高低密度脂蛋白血症患病率均高于农村居民该病患病率(表10-27)。

表10-27 2020年不同文化程度、性别青岛市居民高低密度脂蛋白血症患病率

文化程度	合计/%			城市居民高低密度脂蛋白血症患病率/%			农村居民高低密度脂蛋白血症患病率/%		
	小计	男性	女性	小计	男性	女性	小计	男性	女性
文盲/半文盲	10.7	5.6	12.5	8.0	3.3	9.8	11.4	6.1	13.2
小学	9.1	7.5	10.3	10.7	8.7	12.5	8.6	7.1	9.7
初中	7.5	7.3	7.8	11.1	8.3	14.2	6.4	6.9	5.7
高中/中专	7.6	8.8	6.0	9.3	9.8	8.8	6.6	8.3	4.3
大专及以上	5.2	6.3	4.1	6.4	7.1	5.6	4.0	5.5	2.5

离婚/丧偶/分居者高低密度脂蛋白血症患病率最高,为13.3%,未婚者该病患病率最低,为3.9%。女性、城市居民、农村居民高低密度脂蛋白血症患病率随婚姻状况的分布情况与总体一致(表10-28)。

表10-28 2020年不同婚姻状况、性别青岛市居民高低密度脂蛋白血症患病率

婚姻状况	合计/%			城市居民高低密度脂蛋白血症患病率/%			农村居民高低密度脂蛋白血症患病率/%		
	小计	男性	女性	小计	男性	女性	小计	男性	女性
未婚	3.9	4.7	2.8	6.2	7.9	4.2	2.6	3.1	2.0
已婚/同居	7.7	7.8	7.6	8.9	8.1	9.7	7.2	7.7	6.7
离婚/丧偶/分居	13.3	5.7	16.7	16.7	8.3	22.2	12.0	4.3	15.0

离退休人员高低密度脂蛋白血症患病率最高,为16.9%,在校学生该病患病率最低,为0.8%。女性中离退休人员该病患病率最高,为22.0%,男性中办事人员该病患病率最高,为11.1%。城市居民中离退休人员高低密度脂蛋白血症患病率最高,为18.8%,商业服务人员该病患病率最低,为2.9%;农村居民中离退休人员高低密度脂蛋白血症患病率最高,为13.6%,在校学生该病患病率最低,为0.0%(表10-29)。

低收入者的高低密度脂蛋白血症患病率最高,为8.9%,中等收入者该病患病率最低,为7.3%。女性高低密度脂蛋白血症患病率随收入状况的分布情况与总体一致,中等收入者和高收入者中城市居

民的高低密度脂蛋白血症患病率均高于农村居民该病患病率（表 10-30）。

表 10-29　2020 年不同职业、性别青岛市居民高低密度脂蛋白血症患病率

职业	合计/%			城市居民高低密度脂蛋白血症患病率/%			农村居民高低密度脂蛋白血症患病率/%		
	小计	男性	女性	小计	男性	女性	小计	男性	女性
农林牧渔水利	9.1	9.7	8.4	4.2	5.9	0.0	9.4	10.0	8.7
生产运输	6.2	6.9	4.5	11.6	12.1	10.0	4.3	4.8	2.9
商业服务	4.5	7.2	1.6	2.9	5.4	0.8	5.5	8.1	2.3
行政干部	6.3	7.5	4.5	7.8	7.3	8.5	4.8	7.8	1.2
办事人员	7.6	11.1	4.7	7.7	11.4	5.1	7.5	10.7	3.9
技术人员	5.1	5.7	4.1	7.0	7.6	6.0	4.0	4.6	3.1
其他劳动者	6.0	6.1	5.8	4.9	6.1	3.0	6.4	6.2	6.8
在校学生	0.8	1.6	0.0	3.8	7.4	0.0	0.0	0.0	0.0
未就业者	7.5	6.5	8.1	8.7	7.5	9.6	7.1	6.1	7.7
家务劳动者	8.1	7.8	8.2	8.7	3.3	9.9	7.9	9.7	7.5
离退休人员	16.9	9.8	22.0	18.8	12.6	22.7	13.6	5.9	20.5

表 10-30　2020 年不同收入、性别青岛市居民高低密度脂蛋白血症患病率

收入情况	合计/%			城市居民高低密度脂蛋白血症患病率/%			农村居民高低密度脂蛋白血症患病率/%		
	小计	男性	女性	小计	男性	女性	小计	男性	女性
低收入	8.9	6.7	11.4	7.3	5.3	9.3	9.5	7.2	12.3
中等收入	7.3	8.6	5.9	8.1	6.8	9.3	6.9	9.5	4.0
高收入	7.7	7.6	7.8	10.4	9.8	11.2	5.1	5.7	4.3

五、高密度脂蛋白

（一）平均水平

青岛市 18 岁及以上居民高密度脂蛋白平均水平为 1.3 mmol/L，男性、女性高密度脂蛋白平均水平差别不大，男性该项数据为 1.3 mmol/L，女性该项数据为 1.4 mmol/L。城市居民高密度脂蛋白平均水平为 1.4 mmol/L，农村居民高密度脂蛋白平均水平为 1.3 mmol/L（表 10-31）。

表 10-31　2020 年不同年龄组、性别青岛市居民高密度脂蛋白平均水平

年龄组/岁	合计/(mmol/L)			城市居民高密度脂蛋白平均水平/(mmol/L)			农村居民高密度脂蛋白平均水平/(mmol/L)		
	小计	男性	女性	小计	男性	女性	小计	男性	女性
合计	1.3	1.3	1.4	1.4	1.3	1.4	1.3	1.3	1.4
18～<30	1.3	1.2	1.3	1.3	1.2	1.4	1.3	1.2	1.3
30～<40	1.3	1.3	1.3	1.3	1.2	1.4	1.2	1.2	1.3
40～<50	1.3	1.3	1.3	1.3	1.3	1.3	1.3	1.3	1.3
50～<60	1.4	1.3	1.4	1.4	1.3	1.4	1.4	1.3	1.4

年龄组/岁	合计/（mmol/L）			城市居民高密度脂蛋白平均水平/（mmol/L）			农村居民高密度脂蛋白平均水平/（mmol/L）		
	小计	男性	女性	小计	男性	女性	小计	男性	女性
60～＜70	1.4	1.4	1.4	1.4	1.4	1.4	1.4	1.3	1.4
≥70	1.4	1.3	1.5	1.5	1.4	1.5	1.4	1.3	1.5

不同文化程度者高密度脂蛋白平均水平差别不大，均在1.2～1.5 mmol/L（表10-32）。

表10-32　2020年不同文化程度、性别青岛市居民高密度脂蛋白平均水平

文化程度	合计/（mmol/L）			城市居民高密度脂蛋白平均水平/（mmol/L）			农村居民高密度脂蛋白平均水平/（mmol/L）		
	小计	男性	女性	小计	男性	女性	小计	男性	女性
文盲/半文盲	1.4	1.3	1.4	1.4	1.3	1.5	1.4	1.3	1.4
小学	1.4	1.3	1.4	1.4	1.3	1.4	1.3	1.3	1.3
初中	1.3	1.3	1.4	1.4	1.3	1.4	1.3	1.3	1.3
高中/中专	1.3	1.3	1.4	1.3	1.3	1.4	1.3	1.3	1.3
大专及以上	1.3	1.2	1.4	1.3	1.2	1.5	1.3	1.2	1.3

不同婚姻状况高密度脂蛋白平均水平差别不大，均在1.2～1.5 mmol/L（表10-33）。

表10-33　2020年不同婚姻状况、性别青岛市居民高密度脂蛋白平均水平

婚姻状况	合计/（mmol/L）			城市居民高密度脂蛋白平均水平/（mmol/L）			农村居民高密度脂蛋白平均水平/（mmol/L）		
	小计	男性	女性	小计	男性	女性	小计	男性	女性
未婚	1.3	1.2	1.3	1.3	1.2	1.4	1.3	1.2	1.3
已婚/同居	1.3	1.3	1.4	1.4	1.3	1.4	1.3	1.3	1.4
离婚/丧偶/分居	1.4	1.3	1.5	1.4	1.3	1.5	1.4	1.3	1.5

各职业人群高密度脂蛋白平均水平差别不大，均在1.2～1.5 mmol/L（表10-34）。

表10-34　2020年不同职业、性别青岛市居民高密度脂蛋白平均水平

职业	合计/（mmol/L）			城市居民高密度脂蛋白平均水平/（mmol/L）			农村居民高密度脂蛋白平均水平/（mmol/L）		
	小计	男性	女性	小计	男性	女性	小计	男性	女性
农林牧渔水利	1.4	1.3	1.4	1.3	1.4	1.2	1.4	1.3	1.4
生产运输	1.3	1.3	1.3	1.3	1.2	1.4	1.3	1.3	1.3
商业服务	1.3	1.2	1.4	1.3	1.2	1.4	1.3	1.3	1.4
行政干部	1.3	1.2	1.4	1.3	1.2	1.4	1.3	1.2	1.3
办事人员	1.3	1.3	1.4	1.4	1.3	1.4	1.3	1.3	1.4
技术人员	1.3	1.2	1.4	1.3	1.2	1.5	1.3	1.2	1.4
其他劳动者	1.3	1.3	1.3	1.3	1.3	1.3	1.3	1.3	1.3
在校学生	1.3	1.2	1.3	1.4	1.3	1.5	1.2	1.2	1.3

职业	合计 /（mmol/L）			城市居民高密度脂蛋白平均水平 /（mmol/L）			农村居民高密度脂蛋白平均水平 /（mmol/L）		
	小计	男性	女性	小计	男性	女性	小计	男性	女性
未就业者	1.3	1.2	1.4	1.3	1.2	1.4	1.3	1.3	1.4
家务劳动者	1.4	1.3	1.4	1.4	1.2	1.4	1.4	1.4	1.4
离退休人员	1.4	1.3	1.5	1.5	1.4	1.5	1.4	1.3	1.4

高密度脂蛋白平均水平没有明显的随收入情况变化趋势，不同收入情况、性别青岛市居民高密度脂蛋白平均水平均在 1.2～1.4 mmol/L（表 10-35）。

表 10-35　2020 年不同收入、性别青岛市居民高密度脂蛋白平均水平

收入情况	合计 /（mmol/L）			城市居民高密度脂蛋白平均水平 /（mmol/L）			农村居民高密度脂蛋白平均水平 /（mmol/L）		
	小计	男性	女性	小计	男性	女性	小计	男性	女性
低收入	1.3	1.3	1.4	1.2	1.2	1.3	1.4	1.3	1.4
中等收入	1.3	1.3	1.4	1.3	1.2	1.3	1.3	1.3	1.4
高收入	1.3	1.3	1.4	1.3	1.3	1.4	1.3	1.2	1.3

（二）低高密度脂蛋白血症患病率

青岛市 18 岁及以上居民低高密度脂蛋白血症患病率为 15.2%，男性的该病患病率（20.4%）高于女性的该病患病率（10.0%），城市居民的该病患病率（16.9%）高于农村居民的该病患病率（14.4%）。

低高密度脂蛋白血症患病率随年龄增长而降低，60～<70 岁年龄组的该病患病率（10.3%）最低，30～<40 岁年龄组的该病患病率（19.3%）最高。男性中 30～<40 岁年龄组的该病患病率最高，为 26.5%，女性中 18～<30 年龄组的该病患病率最高，为 13.4%。城市居民中 40～<50 岁年龄组低高密度脂蛋白患病率最高，为 20.5%，农村居民中 30～<40 岁年龄组的该病患病率最高，为 19.9%（表 10-36）。

表 10-36　2020 年不同年龄组、性别青岛市居民低高密度脂蛋白血症患病率

年龄组 / 岁	合计 /%			城市居民低高密度脂蛋白血症患病率 /%			农村居民低高密度脂蛋白血症患病率 /%		
	小计	男性	女性	小计	男性	女性	小计	男性	女性
合计	15.2	20.4	10.0	16.9	23.2	10.7	14.4	19.1	9.7
18～<30	19.2	24.9	13.4	20.3	30.4	9.9	18.7	22.2	15.1
30～<40	19.3	26.5	12.1	18.1	24.8	11.5	19.9	27.4	12.4
40～<50	16.0	20.2	11.5	20.5	25.8	14.8	14.1	17.9	10.1
50～<60	12.2	17.1	7.4	14.6	20.5	8.8	11.2	15.5	6.7
60～<70	10.3	14.0	6.6	12.6	18.1	7.2	9.0	11.7	6.3
≥ 70	11.3	15.5	8.1	13.3	15.7	11.3	10.4	15.5	6.6

低高密度脂蛋白血症患病率随着文化程度升高而明显升高，大专及以上文化程度者该病患病率最高，为 18.3%，文盲 / 半文盲该病患病率最低，为 8.4%。男性、城市居民低高密度脂蛋白血症患病率随

文化程度的变化情况与总体一致(表 10-37)。

表 10-37　2020 年不同文化程度、性别青岛市居民低高密度脂蛋白血症患病率

文化程度	合计 /%			城市居民低高密度脂蛋白血症患病率 /%			农村居民低高密度脂蛋白血症患病率 /%		
	小计	男性	女性	小计	男性	女性	小计	男性	女性
文盲 / 半文盲	8.4	13.2	6.7	9.8	16.7	7.3	8.0	12.3	6.6
小学	11.9	13.9	10.3	15.4	14.5	16.3	10.8	13.7	8.6
初中	14.3	18.4	9.7	14.0	18.8	8.9	14.4	18.3	10.0
高中 / 中专	18.0	22.4	12.2	18.9	24.8	12.4	17.5	21.3	12.1
大专及以上	18.3	25.6	10.5	19.2	27.4	10.3	17.3	23.6	10.7

未婚者低高密度脂蛋白血症患病率最高,为 19.0%,离婚 / 丧偶 / 分居者该病患病率最低,为9.3%。男性、女性、城市居民、农村居民低高密度脂蛋白血症患病率随婚姻状况的变化与总体一致(表10-38)。

表 10-38　2020 年不同婚姻状况、性别青岛市居民低高密度脂蛋白血症患病率

婚姻状况	合计 /%			城市居民低高密度脂蛋白血症患病率 /%			农村居民低高密度脂蛋白血症患病率 /%		
	小计	男性	女性	小计	男性	女性	小计	男性	女性
未婚	19.0	24.4	12.2	18.8	27.1	9.2	19.1	23.0	14.1
已婚 / 同居	14.9	20.0	9.9	16.7	22.7	10.9	14.1	18.7	9.5
离婚 / 丧偶 / 分居	9.3	14.3	7.1	13.3	16.7	11.1	7.8	13.0	5.8

生产运输人员低高密度脂蛋白血症患病率最高,为 20.6%,农林牧渔水利人员该病患病率最低,为10.4%。男性低高密度脂蛋白血症患病率均高于相同职业的女性该病患病率。除农林牧渔水利人员、在校学生和离退休人员外,其他职业人群城市居民该病患病率均高于农村居民该病患病率(表 10-39)。

表 10-39　2020 年不同职业、性别青岛市居民低高密度脂蛋白血症患病率

职业	合计 /%			城市居民低高密度脂蛋白血症患病率 /%			农村居民低高密度脂蛋白血症患病率 /%		
	小计	男性	女性	小计	男性	女性	小计	男性	女性
农林牧渔水利	10.4	14.6	5.3	10.4	11.8	7.1	10.4	14.8	5.2
生产运输	20.6	21.0	19.3	20.9	25.8	5.0	20.4	19.2	23.5
商业服务	18.8	25.9	11.4	20.1	30.6	11.3	18.0	23.3	11.6
行政干部	16.4	20.3	11.0	18.3	22.9	11.3	14.5	17.5	10.8
办事人员	13.4	19.8	7.4	13.7	21.4	8.2	12.1	17.9	5.9
技术人员	19.4	23.6	12.2	21.6	25.8	13.4	18.2	22.2	11.5
其他劳动者	17.1	21.9	11.1	18.4	22.9	11.3	16.6	21.4	11.1
在校学生	17.7	25.2	10.9	13.2	22.2	3.8	18.8	26.0	12.6
未就业者	15.9	22.1	12.1	26.1	32.5	21.2	12.9	18.4	9.7
家务劳动者	10.6	16.7	9.4	13.0	30.0	9.2	9.7	11.1	9.5
离退休人员	11.6	15.2	9.1	11.6	14.0	10.0	11.7	16.8	7.1

低高密度脂蛋白血症患病率随收入水平升高而升高,低收入人群该病患病率最低,为14.5%,高收入人群该病患病率最高,为18.2%。男性、女性、农村居民低高密度脂蛋白血症患病率随收入情况的变化与总体一致(表10-40)。

表10-40　2020年不同收入、性别青岛市居民低高密度脂蛋白血症患病率

收入情况	合计/%			城市居民低高密度脂蛋白血症患病率/%			农村居民低高密度脂蛋白血症患病率/%		
	小计	男性	女性	小计	男性	女性	小计	男性	女性
低收入	14.5	18.0	10.6	22.7	29.3	16.0	11.3	13.9	8.4
中等收入	16.4	21.5	11.1	18.5	24.7	12.6	15.3	19.9	10.2
高收入	18.2	22.8	12.7	19.1	25.2	12.4	17.5	20.9	13.0

六、血脂异常

青岛市18岁及以上居民血脂异常患病率为40.5%。男性血脂异常患病率为47.5%,女性血脂异常患病率为33.6%。城市居民血脂异常患病率为40.8%,农村居民血脂异常患病率为40.4%。

血脂异常患病率随年龄增长呈现先升高后下降趋势。50～<60岁年龄组血脂异常患病率(46.8%)最高,18～<30岁年龄组血脂异常患病率(28.4%)最低。男性中30～<40岁年龄组血脂异常患病率最高,为56.4%,女性中50～<60岁年龄组血脂异常患病率最高,为45.3%,60岁以前男性血脂异常患病率高于女性血脂异常患病率。城市居民和农村居民中50～<60岁年龄组血脂异常患病率均最高,分别为48.1%、46.2%(表10-41)。

表10-41　2020年不同年龄组、性别青岛市居民血脂异常患病率

年龄组/岁	合计/%			城市居民血脂异常患病率/%			农村居民血脂异常患病率/%		
	小计	男性	女性	小计	男性	女性	小计	男性	女性
合计	40.5	47.5	33.6	40.8	49.0	32.5	40.4	46.8	34.1
18～<30	28.4	37.4	19.3	29.7	42.2	16.8	27.8	35.1	20.5
30～<40	39.8	56.4	23.2	37.6	52.7	22.6	40.9	58.3	23.5
40～<50	42.1	53.1	30.7	41.9	52.6	30.1	42.2	53.3	30.4
50～<60	46.8	48.3	45.3	48.1	53.5	42.9	46.2	45.9	46.4
60～<70	41.4	38.6	44.2	42.2	42.0	42.4	40.9	36.7	45.1
≥70	41.1	37.4	44.0	43.9	42.2	45.4	39.9	34.8	43.4

从文化程度方面分析,高中/中专文化程度者血脂异常患病率最高,为42.3%,大专以上文化程度者血脂异常患病率最低,为36.7%。男性中高中/中专文化程度者血脂异常患病率最高,为50.2%,女性文盲/半文盲血脂异常患病率最高,为42.3%。随着文化程度升高,农村男性血脂异常患病率逐渐升高(表10-42)。

已婚/同居者血脂异常患病率最高,为42.3%,未婚者血脂异常患病率最低,为28.5%。男性血脂异常患病率与婚姻状况的关系与总体一致,女性中离婚/丧偶/分居者血脂异常患病率最高,为40.4%(表10-43)。

表 10-42　2020 年不同文化程度、性别青岛市居民血脂异常患病率

文化程度	合计 / %			城市居民血脂异常患病率 / %			农村居民血脂异常患病率 / %		
	小计	男性	女性	小计	男性	女性	小计	男性	女性
文盲 / 半文盲	39.8	32.6	42.3	36.6	33.3	37.8	40.6	32.5	43.4
小学	40.1	40.0	40.2	38.3	40.6	36.3	40.7	39.8	41.4
初中	42.1	48.1	35.5	44.4	49.6	38.9	41.4	47.6	34.4
高中 / 中专	42.3	50.2	32.1	43.6	52.8	33.6	41.6	49.0	31.2
大专及以上	36.7	49.8	22.8	37.4	48.8	25.1	35.9	50.9	20.4

表 10-43　2020 年不同婚姻状况、性别青岛市居民血脂异常患病率

婚姻状况	合计 / %			城市居民血脂异常患病率 / %			农村居民血脂异常患病率 / %		
	小计	男性	女性	小计	男性	女性	小计	男性	女性
未婚	28.5	36.7	18.2	28.5	39.3	15.8	28.5	35.2	19.6
已婚 / 同居	42.3	49.5	35.1	42.6	50.7	34.6	42.1	48.9	35.3
离婚 / 丧偶 / 分居	39.8	38.6	40.4	43.3	45.8	41.7	38.6	34.8	40.0

从职业方面分析，离退休人员血脂异常患病率最高，为 46.3%，在校学生血脂异常患病率最低，为 21.5%。男性中商业服务人员血脂异常患病率最高，为 53.9%，女性中离退休人员血脂异常患病率最高，为 49.6%。城市居民中，从事生产运输人员血脂异常患病率最高，为 46.5%，在校学生血脂异常患病率最低，为 18.9%。农村居民中，离退休人员血脂异常患病率最高，为 47.9%，在校学生血脂异常患病率最低，为 22.2%（表 10-44）。

表 10-44　2020 年不同职业、性别青岛市居民血脂异常患病率

职业	合计 / %			城市居民血脂异常患病率 / %			农村居民血脂异常患病率 / %		
	小计	男性	女性	小计	男性	女性	小计	男性	女性
农林牧渔水利	41.9	44.4	38.7	41.7	47.1	28.6	41.9	44.3	39.1
生产运输	42.7	47.2	30.7	46.5	56.1	15.0	41.3	43.7	35.3
商业服务	40.7	53.9	26.8	37.7	55.0	23.3	42.6	53.3	29.5
行政干部	40.7	51.4	26.0	39.4	48.6	25.4	41.9	54.4	26.5
办事人员	33.8	44.4	24.8	32.1	47.1	21.4	36.4	41.1	31.4
技术人员	42.6	51.1	27.4	46.2	53.0	32.8	40.5	50.0	24.6
其他劳动者	42.4	51.5	31.0	41.5	50.5	27.1	42.9	52.0	32.4
在校学生	21.5	29.3	14.6	18.9	25.9	11.5	22.2	30.2	15.3
未就业者	37.8	40.3	36.3	45.7	50.0	42.3	35.5	36.8	34.7
家务劳动者	39.0	49.0	36.3	37.9	60.0	32.8	39.4	44.4	38.4
离退休人员	46.3	41.8	49.6	45.4	38.5	49.8	47.9	46.5	49.1

血脂异常患病率随收入无明显变化趋势，低收入者血脂异常患病率最高，为 42.4%，中等收入者血脂异常患病率最低，为 41.3%。城市居民中中等收入者血脂异常患病率最高，为 44.1%，农村居民中高收入者血脂异常患病率最高，为 43.6%（表 10-45）。

表 10-45　2020 年不同收入、性别青岛市居民血脂异常患病率

收入情况	合计/%			城市居民血脂异常患病率/%			农村居民血脂异常患病率/%		
	小计	男性	女性	小计	男性	女性	小计	男性	女性
低收入	42.4	42.6	42.1	42.7	42.7	42.7	42.3	42.6	41.9
中等收入	41.3	50.7	31.3	44.1	56.2	32.5	39.8	48.0	30.7
高收入	42.2	50.9	31.8	40.8	49.4	31.3	43.6	52.1	32.3

七、与历史数据比较

2020 年，青岛市 18 岁及以上居民总胆固醇平均水平为 5.1 mmol/L（男性、女性总胆固醇平均水平均为 5.1 mmol/L），与 2002 年比较呈现下降趋势，下降了 0.4 mmol/L，男性总胆固醇平均水平下降了 0.3 mmol/L，女性总胆固醇平均水平下降了 0.5 mmol/L；城市居民总胆固醇平均水平下降了 0.2 mmol/L，农村居民总胆固醇平均水平下降了 0.6 mmol/L。

2020 年，青岛市 18 岁及以上居民低密度脂蛋白平均水平为 2.9 mmol/L（男性该项数据为 3.0 mmol/L，女性该项数据为 2.9 mmol/L），低于 2002 年水平（3.1 mmol/L）。与 2002 年比较，男性该项数据下降了 0.1 mmol/L，女性该项数据下降了 0.3 mmol/L，城市居民该项数据下降了 0.3 mmol/L，农村居民该项数据下降了 0.1 mmol/L。

2020 年，青岛市 18 岁及以上居民高密度脂蛋白平均水平为 1.3 mmol/L（男性该项数据为 1.3 mmol/L，女性该项数据为 1.4 mmol/L），低于 2002 年水平（1.6 mmol/L）。与 2002 年比较，男、女该项数据均下降了 0.2 mmol/L，城市居民该项数据下降了 0.1 mmol/L，农村居民该项数据下降了 0.3 mmol/L。

2020 年，青岛市 18 岁及以上居民血脂异常患病率为 40.5%（男性血脂异常患病率为 47.5%，女性血脂异常患病率为 33.6%），与 2002 年数据（62.5%）比较大幅度下降，下降了 22 个百分点，男性血脂异常患病率下降了 16.4 个百分点，女性血脂异常患病率下降了 27.8 个百分点；城市居民血脂异常患病率下降了 22.3 个百分点，农村居民血脂异常患病率下降了 21.6 个百分点（表 10-46）。

表 10-46　2002 年、2020 年青岛市居民血脂水平及患病率比较

指标	合计		性别				城乡			
			男性		女性		城市		农村	
	2002 年	2020 年	2002 年	2020 年	2002 年	2020 年	2002 年	2020 年	2002 年	2020 年
总胆固醇平均水平/(mmol/L)	5.5	5.1	5.4	5.1	5.6	5.1	5.3	5.1	5.7	5.1
低密度脂蛋白平均水平/(mmol/L)	3.1	2.9	3.1	3.0	3.2	2.9	3.3	3.0	3.0	2.9
高密度脂蛋白平均水平/(mmol/L)	1.6	1.3	1.5	1.3	1.6	1.4	1.5	1.4	1.6	1.3
血脂异常患病率/%	62.5	40.5	63.9	47.5	61.4	33.6	63.1	40.8	62.0	40.4

报告十一

高尿酸血症

一、相关定义

1. 高尿酸血症

按照《高尿酸血症和痛风治疗的中国专家共识》[①]的标准,男性血尿酸水平高于 420 μmol/L,女性血尿酸水平高于 360 μmol/L 诊断为高尿酸血症。

2. 高尿酸血症患病率

本次调查确定的高尿酸血症患者占总人群的比例为高尿酸血症患病率。

二、血尿酸平均水平

2020 年青岛市 18 岁及以上居民血尿酸平均水平为 345.9 μmol/L,男性血尿酸平均水平为 392.9 μmol/L,女性血尿酸平均水平为 299.1 μmol/L。城市居民血尿酸平均水平为 347.8 μmol/L,农村居民血尿酸平均水平为 345.0 μmol/L。血尿酸平均水平总体呈随年龄增长而逐渐下降趋势,18～<30 岁年龄组血尿酸平均水平最高,为 358.0 μmol/L,70 岁及以上年龄组血尿酸平均水平最低,为 334.4 μmol/L。男性中 18～<30 岁年龄组血尿酸平均水平最高,为 413.6 μmol/L,女性中 60～<70 岁年龄组血尿酸水平最高,为 311.2 μmol/L。城市、农村居民中 18～<30 岁年龄组血尿酸平均水平均最高,分别为 356.4 μmol/L、358.8 μmol/L(表 11-1)。

表 11-1　2020 年不同年龄组、性别青岛市居民血尿酸平均水平

年龄组/岁	合计/(μmol/L)			城市居民血尿酸平均水平/(μmol/L)			农村居民血尿酸平均水平/(μmol/L)		
	小计	男性	女性	小计	男性	女性	小计	男性	女性
合计	345.9	392.9	299.1	347.8	395.1	300.4	345.0	391.9	298.5
18～<30	358.0	413.6	301.8	356.4	418.4	292.5	358.8	411.2	306.3
30～<40	354.1	413.1	295.1	351.4	410.2	292.5	355.5	414.5	296.3
40～<50	340.0	395.4	280.8	347.9	399.1	291.5	336.6	393.8	276.4
50～<60	345.5	384.5	306.1	346.1	387.1	306.2	345.2	383.4	306.0
60～<70	337.0	362.8	311.2	342.8	369.2	316.6	333.9	359.3	308.3
≥70	334.4	365.4	310.6	337.5	368.6	310.8	332.9	363.6	310.4

---

① 中华医学会内分泌学会.高尿酸血症和痛风治疗的中国专家共识[J].中华内分泌代谢杂志,2013,29(11):913-920.

随着文化程度升高，18岁及以上居民血尿酸平均水平呈现上升趋势，文盲/半文盲血尿酸平均水平最低，为323.2 μmol/L，高中/中专文化程度者血尿酸平均水平最高，为355.7 μmol/L。男性中大专及以上文化程度者血尿酸平均水平最高，为411.4 μmol/L；女性中文盲/半文盲血尿酸平均水平最高，为306.7 μmol/L，初中文化程度者血尿酸平均水平最低，为293.8 μmol/L。城市居民中高中/中专文化程度者血尿酸平均水平最高，为353.3 μmol/L；农村居民中大专及以上文化程度者血尿酸平均水平最高，为358.9 μmol/L（表11-2）。

表11-2 2020年不同文化程度、性别青岛市居民血尿酸平均水平

文化程度	合计/(μmol/L)			城市居民血尿酸平均水平/(μmol/L)			农村居民血尿酸平均水平/(μmol/L)		
	小计	男性	女性	小计	男性	女性	小计	男性	女性
文盲/半文盲	323.2	370.9	306.7	333.8	388.1	313.9	320.6	366.3	305.0
小学	336.8	377.1	305.3	342.5	379.4	310.7	335.1	376.4	303.7
初中	342.2	385.5	293.8	341.5	383.8	295.9	342.4	386.1	293.1
高中/中专	355.7	396.8	302.3	353.3	398.2	304.4	357.0	396.2	301.1
大专及以上	355.4	411.4	296.2	352.1	404.7	295.4	358.9	418.7	297.1

离异/丧偶/分居者血尿酸平均水平最低，为324.9 μmol/L，未婚者血尿酸平均水平最高，为362.0 μmol/L。男性血尿酸平均水平与婚姻状况的关系与总体一致，女性离异/丧偶/分居者血尿酸平均水平最高，为310.7 μmol/L，已婚/同居者血尿酸平均水平最低，为297.9 μmol/L。城市、农村居民血尿酸平均水平与婚姻状况的关系也与总体一致（表11-3）。

表11-3 2020年不同婚姻状况、性别青岛市居民血尿酸平均水平

婚姻状况	合计/(μmol/L)			城市居民血尿酸平均水平/(μmol/L)			农村居民血尿酸平均水平/(μmol/L)		
	小计	男性	女性	小计	男性	女性	小计	男性	女性
未婚	362.0	408.2	303.8	359.7	416.2	293.7	363.3	403.9	310.0
已婚/同居	344.6	391.5	297.9	346.0	391.7	300.6	343.9	391.4	296.6
离婚/丧偶/分居	324.9	356.6	310.7	346.0	384.6	320.2	317.3	342.0	307.8

技术人员血尿酸平均水平最高，为360.9 μmol/L。男性中行政干部血尿酸平均水平均最高，为410.5 μmol/L，女性中离退休人员血尿酸平均水平最高，为315.5 μmol/L。城市居民中农林牧渔水利人员血尿酸平均水平最高，为380.1 μmol/L，农村居民中办事人员血尿酸平均水平最高，为371.4 μmol/L（表11-4）。

表11-4 2020年不同职业、性别青岛市居民血尿酸平均水平

职业	合计/(μmol/L)			城市居民血尿酸平均水平/(μmol/L)			农村居民血尿酸平均水平/(μmol/L)		
	小计	男性	女性	小计	男性	女性	小计	男性	女性
农林牧渔水利	345.2	381.2	300.8	380.1	395.2	343.6	343.3	380.2	299.3
生产运输	356.1	388.1	271.4	364.2	392.9	269.2	353.1	386.2	272.0
商业服务	349.1	409.9	285.3	338.9	416.0	274.6	355.5	406.6	293.5

职业	合计/(μmol/L)			城市居民血尿酸 平均水平/(μmol/L)			农村居民血尿酸 平均水平/(μmol/L)		
	小计	男性	女性	小计	男性	女性	小计	男性	女性
行政干部	360.5	410.5	291.6	364.5	413.0	290.1	356.8	407.8	292.9
办事人员	350.0	404.4	304.0	336.3	394.5	294.7	371.4	416.6	321.7
技术人员	360.9	398.6	294.3	365.1	399.5	297.3	358.5	398.1	292.7
其他劳动者	351.1	395.3	295.3	357.8	390.3	305.6	348.1	397.8	291.6
在校学生	354.1	404.9	308.5	360.4	423.2	295.3	352.5	399.8	311.6
未就业者	338.8	394.8	304.0	345.6	393.2	309.0	336.7	395.3	302.7
家务劳动者	313.7	371.0	301.7	316.1	383.4	300.7	312.8	365.8	302.1
离退休人员	336.7	366.4	315.5	336.6	367.1	317.6	336.9	365.5	311.2

高收入人群血尿酸平均水平最高,为 353.4 μmol/L,中等收入人群血尿酸平均水平最低,为 342.9 μmol/L。男性血尿酸平均水平随着收入增加逐渐升高,女性中低收入人群血尿酸平均水平最高,为 302.8 μmol/L,中等收入人群血尿酸平均水平最低,为 293.5 μmol/L。城市、农村居民中高收入人群血尿酸平均水平均最高,分别为 349.5 μmol/L、356.9 μmol/L,中等收入人群血尿酸平均水平均最低,分别为 343.2 μmol/L、342.7 μmol/L(表 11-5)。

表 11-5　2020 年不同收入、性别青岛市居民血尿酸平均水平

收入情况	合计/(μmol/L)			城市居民血尿酸 平均水平/(μmol/L)			农村居民血尿酸 平均水平/(μmol/L)		
	小计	男性	女性	小计	男性	女性	小计	男性	女性
低收入	344.6	381.9	302.8	347.0	387.8	306.2	343.6	379.8	301.4
中等收入	342.9	389.3	293.5	343.2	395.4	292.7	342.7	386.4	293.9
高收入	353.4	399.0	298.2	349.5	393.0	301.9	356.9	404.1	294.3

三、高尿酸血症患病率

青岛市 18 岁及以上居民高尿酸血症患病率为 28.9%,男性高尿酸血症患病率(35.7%)高于女性高尿酸血症患病率(22.2%),城市居民高尿酸血症患病率(29.7%)高于农村居民高尿酸血症患病率(28.6%)。18~<30 岁年龄组高尿酸血症患病率(33.3%)最高,60~<70 岁年龄组高尿酸血症患病率(24.2%)最低。男性中 30~<40 岁年龄组高尿酸血症患病率(45.2%)最高,女性中 70 岁及以上年龄组高尿酸血症患病率(30.1%)最高。城市、农村居民中 18~<30 岁年龄组高尿酸血症患病率最高,分别为 31.6%、34.1%(表 11-6)。

表 11-6　2020 年不同年龄组、性别青岛市居民高尿酸血症患病率

年龄组/岁	合计/%			城市居民高尿酸血症患病率/%			农村居民高尿酸血症患病率/%		
	小计	男性	女性	小计	男性	女性	小计	男性	女性
合计	28.9	35.7	22.2	29.7	37.2	22.2	28.6	34.9	22.2
18~<30	33.3	43.7	22.7	31.6	45.9	16.8	34.1	42.7	25.5
30~<40	31.5	45.2	17.8	31.0	45.1	16.8	31.8	45.3	18.4

年龄组/岁	合计/%			城市居民高尿酸血症患病率/%			农村居民高尿酸血症患病率/%		
	小计	男性	女性	小计	男性	女性	小计	男性	女性
40～<50	26.8	37.7	15.1	31.4	42.3	19.3	24.9	35.7	13.4
50～<60	29.1	31.5	26.6	28.4	31.0	25.9	29.4	31.8	27.0
60～<70	24.2	21.8	26.6	27.4	25.4	29.5	22.5	19.9	25.1
≥70	27.1	23.1	30.1	26.7	24.1	28.9	27.2	22.6	30.7

　　文盲/半文盲高尿酸血症患病率最低，为26.3%，大专及以上文化程度者高尿酸血症患病率最高，为31.6%。随着文化程度升高，男性高尿酸血症患病率逐渐上升，女性中小学文化程度者高尿酸血症患病率最高，为27.1%，大专及以上文化程度者高尿酸血症患病率最低，为19.1%。城市居民中高中/中专文化程度者高尿酸血症患病率最高，为33.1%，初中文化程度者高尿酸血症患病率最低，为26.9%；农村居民中大专及以上文化程度者患病率最高，为34.2%，文盲/半文盲高尿酸血症患病率最低，为25.4%（表11-7）。

表11-7　2020年不同文化程度、性别青岛市居民高尿酸血症患病率

文化程度	合计/%			城市居民高尿酸血症患病率/%			农村居民高尿酸血症患病率/%		
	小计	男性	女性	小计	男性	女性	小计	男性	女性
文盲/半文盲	26.3	27.1	26.0	29.5	33.3	28.0	25.4	25.4	25.4
小学	27.9	28.9	27.1	30.9	36.2	26.3	27.0	26.5	27.3
初中	26.8	32.0	20.9	26.9	30.5	23.1	26.7	32.5	20.2
高中/中专	31.1	38.0	22.2	33.1	40.2	25.2	30.1	36.9	20.4
大专及以上	31.6	43.5	19.1	29.3	40.5	17.1	34.2	46.7	21.3

　　未婚者高尿酸血症患病率最高，为33.2%，离异/丧偶/分居者高尿酸血症患病率最低，为27.9%。男性、农村居民高尿酸血症患病情况的分布与总体相同，女性、城市居民中离异/丧偶/分居者高尿酸血症患病率最高，分别为31.4%、33.3%（表11-8）。

表11-8　2020年不同婚姻状况、性别青岛市居民高尿酸血症患病率

婚姻状况	合计/%			城市居民高尿酸血症患病率/%			农村居民高尿酸血症患病率/%		
	小计	男性	女性	小计	男性	女性	小计	男性	女性
未婚	33.2	41.1	23.2	32.3	43.6	19.2	33.7	39.8	25.6
已婚/同居	28.4	35.2	21.5	29.1	36.3	22.0	28.0	34.7	21.3
离婚/丧偶/分居	27.9	20.0	31.4	33.3	29.2	36.1	25.9	15.2	30.0

　　技术人员高尿酸血症患病率最高，为33.0%，从事家务劳动者高尿酸血症患病率最低，为25.3%。男性中行政干部高尿酸血症患病率最高，为43.9%，女性中离退休人员高尿酸血症患病率最高，为29.9%（表11-9）。

　　高收入者高尿酸血症患病率最高，为31.0%，中等收入者高尿酸血症患病率最低，为27.0%。中等收入、低收入者中城市居民高尿酸血症患病率高于农村居民高尿酸血症患病率，高收入者则反之（表11-10）。

表 11-9　2020 年不同职业、性别青岛市居民高尿酸血症患病率

职业	合计/%			城市居民高尿酸血症患病率/%			农村居民高尿酸血症患病率/%		
	小计	男性	女性	小计	男性	女性	小计	男性	女性
农林牧渔水利	27.7	31.4	23.1	43.8	44.1	42.9	26.8	30.5	22.4
生产运输	27.1	31.8	14.8	32.6	39.4	10.0	25.1	28.7	16.2
商业服务	28.9	40.5	16.7	28.7	46.8	13.5	29.0	37.1	19.1
行政干部	32.8	43.9	17.5	33.3	44.0	16.9	32.3	43.7	18.1
办事人员	29.5	39.7	20.8	24.4	35.7	16.3	37.4	44.6	29.4
技术人员	33.0	41.1	18.8	33.7	39.4	22.4	32.7	42.1	16.9
其他劳动者	29.7	37.8	19.5	32.0	36.4	24.8	28.7	38.5	17.6
在校学生	32.7	39.0	27.0	32.1	44.4	19.2	32.9	37.5	28.8
未就业者	27.6	33.1	24.2	29.3	32.5	26.9	27.1	33.3	23.5
家务劳动者	25.3	28.4	24.7	22.4	26.7	21.4	26.5	29.2	25.9
离退休人员	26.8	22.5	29.9	27.2	23.8	29.3	26.3	20.8	31.3

表 11-10　2020 年不同收入、性别青岛市居民高尿酸血症患病率

收入情况	合计/%			城市居民高尿酸血症患病率/%			农村居民高尿酸血症患病率/%		
	小计	男性	女性	小计	男性	女性	小计	男性	女性
低收入	29.7	31.7	27.6	30.0	33.3	26.7	29.6	31.1	27.9
中等收入	27.0	33.4	20.2	27.3	35.6	19.2	26.9	32.4	20.8
高收入	31.0	39.8	20.4	30.1	37.6	21.8	31.8	41.6	18.8

报告十二
自报健康状况

一、相关定义

1. 健康体检率

健康体检率是有过健康体检行为的居民占调查总人群的比例。

2. 体重测量率

体重测量率是过去 30 天测量过体重的居民占调查总人群的比例。

二、自报健康行为

（一）健康体检率

青岛市 18 岁及以上居民健康体检率为 64.9％，女性健康体检率高于男性健康体检率，两者分别为 65.9％和 63.8％。城市居民健康体检率为 75.8％，农村居民健康体检率为 59.6％。不同年龄组健康体检率呈"U"形分布，50～<60 岁年龄组健康体检率（56.9％）最低，70 岁及以上年龄组健康体检率（78.2％）和 18～<30 岁年龄组健康体检率（69.9％）较高。各年龄组女性健康体检率均高于男性健康体检率，城市居民健康体检率均高于农村居民健康体检率（表 12-1）。

表 12-1 2020 年不同年龄组、性别青岛市居民健康体检率

年龄组/岁	合计/%			城市居民健康体检率/%			农村居民健康体检率/%		
	小计	男性	女性	小计	男性	女性	小计	男性	女性
合计	64.9	63.8	65.9	75.8	75.3	76.3	59.6	58.3	61.0
18～<30	69.9	67.9	71.9	73.3	74.8	71.8	68.2	64.5	71.9
30～<40	65.7	65.5	65.9	76.3	78.8	73.9	60.4	58.9	61.9
40～<50	60.2	59.7	60.7	74.9	74.7	75.0	54.0	53.1	54.8
50～<60	56.9	55.7	58.2	70.4	66.5	74.1	50.7	50.9	50.6
60～<70	69.2	68.3	70.1	81.9	82.6	81.3	62.2	60.5	63.9
≥70	78.2	77.3	79.0	82.8	77.1	87.6	76.0	77.4	75.0

初中文化程度者健康体检率（54.9％）最低，大专及以上文化程度者健康体检率（80.9％）最高。男性、女性、城市居民、农村居民中大专及以上文化程度者健康体检率均最高，分别为 81.0％、80.8％、84.2％、77.3％，男性、城市居民中初中文化程度者健康体检率均最低，分别为 53.3％、65.3％，女性、农

村居民中小学文化程度者健康体检率均最低,分别为 55.3%、47.9%(表 12-2)。

表 12-2　2020 年不同文化程度、性别青岛市居民健康体检率

文化程度	合计/%			城市居民健康体检率/%			农村居民健康体检率/%		
	小计	男性	女性	小计	男性	女性	小计	男性	女性
文盲/半文盲	64.3	54.2	67.8	79.5	63.3	85.4	60.5	51.8	63.5
小学	55.0	54.6	55.3	78.5	78.3	78.8	47.9	46.9	48.6
初中	54.9	53.3	56.8	65.3	63.9	66.8	51.6	49.9	53.5
高中/中专	69.2	68.6	69.9	72.9	73.6	72.1	67.2	66.3	68.5
大专及以上	80.9	81.0	80.8	84.2	85.2	83.2	77.3	76.4	78.3

未婚、离婚/丧偶/分居者健康体检率(70.8%)均最高,已婚/同居者健康体检率(63.8%)最低。男性、女性中未婚者健康体检率均为最高,分别为 66.8%、75.9%,已婚/同居者健康体检率均最低,分别为 63.3%、64.2%。城市居民中离婚/丧偶/分居者健康体检率最高,为 81.7%,农村居民中未婚者健康体检率最高,为 68.9%(表 12-3)。

表 12-3　2020 年不同婚姻状况、性别青岛市居民健康体检率

婚姻状况	合计/%			城市居民健康体检率/%			农村居民健康体检率/%		
	小计	男性	女性	小计	男性	女性	小计	男性	女性
未婚	70.8	66.8	75.9	74.2	75.0	73.3	68.9	62.5	77.4
已婚/同居	63.8	63.3	64.2	75.8	75.4	76.3	58.1	57.6	58.5
离婚/丧偶/分居	70.8	64.3	73.7	81.7	75.0	86.1	66.9	58.7	70.0

办事人员、行政干部和离退休人员的健康体检率较高,分别为 85.1%、82.8%、81.7%,农林牧渔水利从业人员、未就业者健康体检率较低,分别为 48.9%、59.7%。行政干部、生产运输人员、商业服务人员、其他劳动者、离退休人员中男性健康体检率高于女性健康体检率。在校学生、离退休人员中农村居民健康体检率高于城市居民健康体检率(表 12-4)。

表 12-4　2020 年不同职业、性别青岛市居民健康体检率

职业	合计/%			城市居民健康体检率/%			农村居民健康体检率/%		
	小计	男性	女性	小计	男性	女性	小计	男性	女性
农林牧渔水利	48.9	44.1	54.8	72.9	67.6	85.7	47.6	42.4	53.7
生产运输	62.3	65.7	53.4	65.1	68.2	55.0	61.3	64.7	52.9
商业服务	61.1	61.7	60.5	69.3	71.2	67.7	55.9	56.7	54.9
行政干部	82.8	83.0	82.5	88.9	90.8	85.9	76.9	74.8	79.5
办事人员	85.1	83.3	86.6	89.9	87.1	91.8	77.6	78.6	76.5
技术人员	74.8	74.4	75.5	82.4	84.8	77.6	70.4	68.1	74.4
其他劳动者	55.8	57.2	54.1	63.7	62.6	65.4	52.3	54.4	50.0
在校学生	77.7	74.0	81.0	73.6	77.8	69.2	78.7	72.9	83.8
未就业者	59.7	54.5	62.9	66.3	62.5	69.2	57.7	51.8	61.2
家务劳动者	64.4	61.8	64.9	74.5	73.3	74.8	60.6	56.9	61.3
离退休人员	81.7	83.2	80.6	81.2	79.7	82.1	82.6	88.1	77.7

高收入者健康体检率最高，为 73.0%，中等收入者健康体检率最低，为 63.7%。男性、女性、农村居民中高收入者健康体检率均最高，分别为 72.4%、73.7%、67.5%，城市居民中低收入者健康体检率最高，为 86.0%（表 12-5）。

表 12-5　2020 年不同收入、性别青岛市居民健康体检率

收入情况	合计 /%			城市居民健康体检率 /%			农村居民健康体检率 /%		
	小计	男性	女性	小计	男性	女性	小计	男性	女性
低收入	66.7	67.6	65.7	86.0	88.0	84.0	59.3	60.3	58.1
中等收入	63.7	60.0	67.8	79.8	74.0	85.4	55.5	53.3	58.0
高收入	73.0	72.4	73.7	78.9	79.1	78.7	67.5	66.7	68.6

（二）体重测量率

青岛市 18 岁及以上居民过去 30 天体重测量率为 70.0%，女性该项数据高于男性该项数据，两者分别为 72.7% 和 67.4%。城市居民该项数据高于农村居民该项数据，两者分别为 74.6% 和 68.5%。

随着年龄增长，居民过去 30 天体重测量率逐渐下降，18～<30 岁年龄组该项数据（80.6%）最高，70 岁及以上年龄组该项数据（47.2%）最低。男性中 30～<40 岁年龄组该项数据（75.5%）最高，之后逐渐降低，70 岁及以上年龄组该项数据（54.1%）最低；女性中 18～<30 岁年龄组该项数据（86.2%）最高，70 岁及以上年龄组该项数据最低，为 42.0%。城市和农村居民中 18～<30 岁年龄组该项数据均最高，该项数据随年龄增长逐渐下降（表 12-6）。

表 12-6　2020 年不同年龄组、性别青岛市居民过去 30 天体重测量率

年龄组 / 岁	合计 /%			城市居民过去 30 天体重测量率 /%			农村居民过去 30 天体重测量率 /%		
	小计	男性	女性	小计	男性	女性	小计	男性	女性
合计	70.0	67.4	72.7	74.6	70.1	79.0	68.5	66.4	70.6
18～<30	80.6	75.0	86.2	83.8	82.8	84.7	79.5	72.4	86.7
30～<40	78.5	75.5	81.5	80.8	76.7	85.0	77.7	75.1	80.3
40～<50	73.9	69.9	78.3	76.4	66.0	88.6	73.2	71.2	75.3
50～<60	66.7	62.1	71.4	72.2	66.9	77.6	65.0	60.6	69.5
60～<70	59.0	57.1	60.9	67.8	63.1	72.0	56.0	55.1	56.9
≥70	47.2	54.1	42.0	56.0	59.3	53.5	44.1	52.3	38.2

随着文化程度升高，过去 30 天体重测量率逐渐升高。无论男、女，还是城乡人群情况均如此。文盲/半文盲过去 30 天体重测量率最低，为 47.3%，大专及以上文化程度者该项数据（84.1%）最高（表 12-7）。

表 12-7　2020 年不同文化程度、性别青岛市居民过去 30 天体重测量率

文化程度	合计 /%			城市居民过去 30 天体重测量率 /%			农村居民过去 30 天体重测量率 /%		
	小计	男性	女性	小计	男性	女性	小计	男性	女性
文盲/半文盲	47.3	46.5	47.6	52.8	46.4	55.1	46.0	46.5	45.8
小学	55.2	49.1	59.9	64.8	58.6	70.3	52.8	46.4	57.6
初中	69.6	64.7	75.0	72.2	65.1	79.6	69.0	64.7	73.9
高中/中专	76.0	71.8	81.6	76.6	70.7	83.3	75.7	72.1	80.9
大专及以上	84.1	80.7	87.8	83.1	79.5	87.3	84.7	81.5	88.1

未婚者过去30天体重测量率(77.2%)最高,离婚/丧偶/分居者过去30天体重测量率(50.9%)最低。无论男、女,还是城乡人群情况均如此(表12-8)。

表12-8 2020年不同婚姻状况、性别青岛市居民过去30天体重测量率

婚姻状况	合计/%			城市居民过去30天体重测量率/%			农村居民过去30天体重测量率/%		
	小计	男性	女性	小计	男性	女性	小计	男性	女性
未婚	77.2	69.7	86.5	84.8	83.1	86.6	74.3	65.1	86.4
已婚/同居	69.9	67.2	72.7	73.9	68.5	79.5	68.6	66.7	70.5
离婚/丧偶/分居	50.9	61.3	46.8	54.0	56.3	52.9	50.0	63.0	45.0

技术人员的过去30天体重测量率最高,为84.2%,农林牧渔水利人员过去30天体重测量率最低,为59.4%。男性、女性中技术人员的过去30天体重测量率均最高,分别为79.9%、91.8%。城市男性中办事人员过去30天体重测量率(80.4%)最高,城市女性中技术人员过去30天体重测量率最高,为97.6%。农村男性中技术人员过去30天体重测量率(80.6%)最高,农村女性中办事人员过去30天体重测量率(90.2%)最高(表12-9)。

表12-9 2020年不同职业、性别青岛市居民过去30天体重测量率

职业	合计/%			城市居民过去30天体重测量率/%			农村居民过去30天体重测量率/%		
	小计	男性	女性	小计	男性	女性	小计	男性	女性
农林牧渔水利	59.4	55.9	63.9	60.9	60.6	61.5	59.4	55.5	63.9
生产运输	72.8	69.9	80.0	75.8	71.4	88.2	71.9	69.5	77.9
商业服务	75.9	75.9	76.0	75.9	72.2	78.6	76.0	77.1	74.6
行政干部	81.3	75.4	89.7	83.2	78.9	90.7	80.1	72.8	89.2
办事人员	83.5	77.5	89.1	84.8	80.4	88.1	82.2	75.0	90.2
技术人员	84.2	79.9	91.8	84.5	78.4	97.6	84.1	80.6	89.9
其他劳动者	69.7	66.4	74.0	70.3	63.5	82.8	69.5	67.5	71.9
在校学生	80.2	72.2	87.1	80.0	68.4	90.5	80.2	72.9	86.5
未就业者	60.7	57.9	62.3	71.0	73.1	69.8	58.4	54.4	60.7
家务劳动者	62.8	52.9	64.9	69.7	65.5	70.7	60.3	47.2	63.0
离退休人员	65.9	64.4	66.9	68.5	61.8	72.4	63.4	66.3	60.7

随着收入升高,居民过去30天体重测量率逐渐上升,低收入者过去30天体重测量率最低,为63.7%,高收入者过去30天体重测量率最高,为79.1%(表12-10)。

表12-10 2020年不同收入、性别青岛市居民过去30天体重测量率

收入情况	合计/%			城市居民过去30天体重测量率/%			农村居民过去30天体重测量率/%		
	小计	男性	女性	小计	男性	女性	小计	男性	女性
低收入	63.7	61.9	65.7	76.8	78.3	75.4	59.0	56.5	62.0
中等收入	72.9	69.5	76.5	74.6	71.9	77.2	72.2	68.6	76.3
高收入	79.1	77.1	81.7	80.4	76.3	85.3	78.4	77.4	79.8

（三）血压测量频率

青岛市18岁及以上居民1个月内血压测量频率占比最高，为44.9%，除记不清外，从未测过血压频率占比最低，为14.3%。按性别和城乡分层显示：1个月内血压测量频率占比均最高，男性和女性该项数据分别为44.1%和45.7%，城市和农村居民该项数据分别为48.0%和43.5%；除记不清外，男性和女性从未测过血压频率占比均最低，分别为15.0%和13.6%，城市居民从未测过血压频率占比最低，为10.5%，农村居民6个月及以上测量血压的频率占比最低，为15.0%。

随着年龄增长，1个月内血压测量的频率占比基本呈上升趋势，到70岁及以上年龄组达到最高，为58.5%。男性也呈现此趋势，70岁及以上年龄组1个月内血压测量的频率占比最高，为62.3%，女性居民60～<70岁年龄组1个月内血压测量频率占比最高，为59.6%。城市居民1个月内血压测量的频率占比也随年龄增长逐渐上升，70岁及以上年龄组的数据最高，为63.8%，农村居民60～<70岁年龄组1个月内血压测量频率占比最高，为56.4%（表12-11）。

表12-11　2020年不同年龄组、性别青岛市居民血压测量频率占比

	年龄组/岁	合计/%					城市居民血压测量频率占比/%					农村居民血压测量频率占比/%				
		从未测过	<1个月	1～6个月	≥6个月	记不清	从未测过	<1个月	1～6个月	≥6个月	记不清	从未测过	<1个月	1～6个月	≥6个月	记不清
全人群	合计	14.3	44.9	17.7	16.4	6.8	10.5	48.0	16.6	19.4	5.5	16.0	43.5	18.2	15.0	7.4
	18～<30	17.7	34.4	19.8	20.5	7.7	17.8	37.2	17.1	20.5	7.4	17.6	33.0	21.0	20.5	7.9
	30～<40	18.9	33.7	19.7	20.3	7.4	14.8	37.7	20.5	22.1	4.8	20.9	31.7	19.2	19.5	8.6
	40～<50	15.2	44.4	18.2	15.9	6.2	9.2	45.3	19.7	21.1	4.7	17.8	44.1	17.5	13.7	6.9
	50～<60	13.6	50.4	16.8	13.0	6.2	8.8	54.0	15.6	16.1	5.5	15.7	48.8	17.3	11.6	6.5
	60～<70	7.9	57.3	14.9	15.5	4.4	4.3	59.1	11.6	20.3	4.7	9.8	56.4	16.6	12.9	4.3
	≥70	6.6	58.5	14.7	10.7	9.6	5.6	63.8	10.2	13.6	6.8	7.1	55.9	16.9	9.3	10.9
男性	合计	15.0	44.1	17.7	16.3	6.9	9.9	46.7	16.3	20.7	6.3	17.3	42.9	18.4	14.2	7.2
	18～<30	20.8	34.1	16.7	19.9	8.6	17.1	37.2	14.0	21.7	10.1	22.6	32.6	17.9	19.0	7.9
	30～<40	17.4	35.3	20.4	19.8	7.1	11.9	38.4	19.6	24.7	5.5	20.1	33.8	20.8	17.4	7.9
	40～<50	15.6	43.1	19.8	15.7	5.7	8.6	41.7	23.5	22.5	3.7	18.5	43.8	18.3	12.9	6.5
	50～<60	14.4	47.4	17.5	13.1	7.6	9.6	51.8	17.3	14.7	6.6	16.4	45.5	17.6	12.4	8.1
	60～<70	9.2	55.0	14.0	16.3	5.6	5.1	58.4	7.3	22.6	6.6	11.3	53.1	17.6	12.9	5.1
	≥70	7.6	62.3	13.1	10.2	6.8	4.9	64.2	7.4	16.0	7.4	9.0	61.3	16.1	7.1	6.5
女性	合计	13.6	45.7	17.6	16.5	6.6	11.2	49.2	16.9	18.1	4.6	14.8	44.0	18.0	15.7	7.5
	18～<30	14.5	34.6	22.9	21.1	6.9	18.6	37.2	19.4	19.4	4.7	12.6	33.5	24.1	21.9	7.9
	30～<40	20.4	32.1	19.0	20.9	7.6	17.8	37.0	21.5	19.5	4.1	21.7	29.7	17.7	21.5	9.3
	40～<50	14.9	45.7	16.4	16.1	6.9	9.8	49.1	15.6	19.7	5.8	16.9	44.5	16.7	14.6	7.3
	50～<60	12.8	53.3	16.1	12.9	4.7	8.0	56.2	13.9	17.4	4.5	15.4	52.2	17.1	10.9	4.8
	60～<70	6.6	59.6	15.7	14.7	3.3	3.6	59.7	15.8	18.0	2.9	8.2	59.6	15.7	12.9	3.5
	≥70	5.8	55.5	15.9	11.0	11.7	6.3	63.5	12.5	11.5	6.3	5.7	51.9	17.5	10.8	14.2

随着文化程度升高，1个月内血压测量频率占比总体呈下降趋势。男性、女性、城市居民均如此。文盲/半文盲1个月内血压测量频率占比最高，为51.4%，大专及以上文化程度者1个月内血压测量

频率占比最低,为42.5%(表12-12)。

表12-12　2020年不同文化程度、性别青岛市居民血压测量频率占比

	文化程度	合计/%					城市居民血压测量频率占比/%					农村居民血压测量频率占比/%				
		从未测过	<1个月	1~6个月	≥6个月	记不清	从未测过	<1个月	1~6个月	≥6个月	记不清	从未测过	<1个月	1~6个月	≥6个月	记不清
合计	文盲/半文盲	11.1	51.4	16.8	11.8	8.9	3.6	60.7	13.4	8.0	14.3	12.9	49.1	17.6	12.7	7.6
	小学	14.8	48.2	16.9	11.1	9.0	8.9	58.2	13.7	8.9	10.3	16.6	45.2	17.8	11.9	8.6
	初中	16.3	43.8	16.5	15.5	7.8	7.0	53.0	16.3	18.7	5.0	19.2	41.0	16.6	14.5	8.7
	高中/中专	13.6	44.7	18.6	17.8	5.4	10.4	46.5	17.6	21.5	3.9	15.2	43.7	19.2	15.8	6.1
	大专及以上	13.0	42.5	19.3	20.7	4.5	14.7	41.0	17.3	22.6	4.4	11.3	44.0	21.3	18.8	4.6
男性	文盲/半文盲	13.9	47.9	14.6	13.2	10.4	6.7	40.0	6.7	20.0	26.7	15.8	50.0	16.7	11.4	6.1
	小学	17.6	47.5	16.5	10.8	7.6	10.4	61.2	14.9	4.5	9.0	19.9	43.1	17.1	12.8	7.1
	初中	16.7	43.8	16.2	14.9	8.3	6.9	53.8	14.1	18.3	6.9	19.8	40.8	16.8	13.9	8.7
	高中/中专	13.4	43.9	19.8	16.7	6.3	6.8	44.3	19.8	23.6	5.5	16.4	43.7	19.8	13.6	6.6
	大专及以上	13.0	42.7	19.0	20.9	4.4	14.4	41.0	16.7	23.7	4.2	11.5	44.5	21.5	17.9	4.5
女性	文盲/半文盲	10.1	52.6	17.5	8.4	11.3	2.4	68.3	15.9	3.7	9.8	12.0	48.8	18.0	13.2	8.1
	小学	12.6	48.7	17.1	11.5	10.1	7.6	55.7	12.7	12.7	11.4	14.0	46.8	18.3	11.2	9.7
	初中	15.7	43.9	16.9	16.1	7.4	7.1	52.1	18.8	19.2	2.9	18.5	41.2	16.4	15.2	8.8
	高中/中专	13.8	45.7	17.1	19.2	4.2	14.3	48.9	15.2	19.3	2.2	13.4	43.8	18.3	19.1	5.4
	大专及以上	13.1	42.2	19.5	20.6	4.6	15.0	41.1	18.0	21.3	4.5	11.0	43.4	21.1	19.8	4.7

未婚者1个月内血压测量频率占比(36.1%)最低,离婚/丧偶/分居者1个月内血压测量频率占比(51.3%)最高。无论男、女还是城乡人群,离婚/丧偶/分居者1个月内血压测量频率占比均最高,分别为52.2%、51.0%、55.2%、50.0%(表12-13)。

表12-13　2020年不同婚姻状况、性别青岛市居民血压测量频率占比

	婚姻状况	合计/%					城市居民血压测量频率占比/%					农村居民血压测量频率占比/%				
		从未测过	<1个月	1~6个月	≥6个月	记不清	从未测过	<1个月	1~6个月	≥6个月	记不清	从未测过	<1个月	1~6个月	≥6个月	记不清
合计	未婚	19.4	36.1	19.1	18.3	7.2	17.9	42.1	17.5	15.5	7.1	20.2	32.8	20.0	19.8	7.2
	已婚/同居	13.8	45.8	17.6	16.3	6.5	9.5	48.7	16.5	20.2	5.1	15.7	44.6	18.0	14.5	7.2
	离婚/丧偶/分居	9.8	51.3	15.6	12.5	10.7	6.9	55.2	15.5	13.8	8.6	10.8	50.0	15.7	12.0	11.4
男性	未婚	22.7	35.9	16.9	16.9	7.6	17.8	43.7	14.8	15.6	8.1	25.3	31.8	18.0	17.6	7.3
	已婚/同居	13.8	45.2	18.0	16.2	6.8	8.3	47.3	16.7	21.6	6.1	16.3	44.2	18.6	13.7	7.1
	离婚/丧偶/分居	13.0	52.2	11.6	15.9	7.2	17.4	43.5	13.0	21.7	4.3	10.9	56.5	10.9	13.0	8.7
女性	未婚	15.2	36.4	21.8	19.9	6.6	17.9	40.2	20.5	15.4	6.0	13.6	34.2	22.6	22.6	7.0
	已婚/同居	13.7	46.5	17.1	16.4	6.3	10.7	49.9	16.4	18.9	4.1	15.2	44.9	17.5	15.2	7.3
	离婚/丧偶/分居	8.4	51.0	17.4	11.0	12.3	0.0	62.9	17.1	8.6	11.4	10.8	47.5	17.5	11.7	12.5

离退休人员1个月内血压测量频率占比最高,为59.2%,在校学生1个月内血压测量频率占比最低,为36.2%。男性、女性中离退休人员1个月内血压测量频率占比均最高,分别为63.1%、56.4%。

城市居民中离退休人员 1 个月内血压测量频率占比最高,为 60.0%,办事人员 1 个月内血压测量频率占比最低,为 34.8%;农村居民中离退休人员 1 个月内血压测量频率占比最高,为 57.7%,在校学生 1 个月内血压测量频率占比最低,为 34.3%(表 12-14)。

表 12-14　2020 年不同职业、性别青岛市居民血压测量频率占比

	职业	合计/%					城市居民血压测量频率占比/%					农村居民血压测量频率占比/%				
		从未测过	<1个月	1~6个月	≥6个月	记不清	从未测过	<1个月	1~6个月	≥6个月	记不清	从未测过	<1个月	1~6个月	≥6个月	记不清
合计	农林牧渔水利	16.6	44.3	18.5	12.7	7.9	10.4	52.1	20.8	8.3	8.3	16.9	43.9	18.4	12.9	7.8
	生产运输	15.7	39.2	18.5	20.7	6.0	11.9	38.1	19.0	22.6	8.3	17.0	39.6	18.3	20.0	5.1
	商业服务	15.5	39.9	18.7	19.0	6.9	13.9	40.8	17.2	24.4	3.8	16.4	39.4	19.6	15.7	8.9
	行政干部	12.4	45.6	21.2	16.5	4.4	9.6	45.5	18.0	21.3	5.6	15.1	45.7	24.2	11.8	3.2
	办事人员	11.1	40.6	21.8	22.1	4.4	12.8	34.8	23.2	27.4	1.8	8.4	49.5	19.6	14.0	8.4
	技术人员	12.1	47.9	18.8	16.4	4.7	11.0	48.7	18.3	18.8	3.1	12.8	47.5	19.1	15.1	5.5
	其他劳动者	19.3	40.4	15.7	16.1	8.3	12.8	45.7	17.3	15.5	8.9	22.1	38.6	15.0	16.3	8.0
	在校学生	13.8	36.2	19.2	24.2	6.5	13.2	43.4	17.0	18.9	7.5	14.0	34.3	19.8	25.6	6.3
	未就业者	16.5	44.6	14.5	14.5	9.8	14.6	44.9	11.2	22.5	6.7	17.1	44.5	15.5	12.3	10.6
	家务劳动者	10.6	51.0	18.8	12.2	7.4	5.6	59.0	16.8	10.6	8.1	12.5	48.0	19.5	12.8	7.2
	离退休人员	5.9	59.2	13.8	17.0	4.2	6.0	60.0	11.2	19.5	3.3	5.6	57.7	18.3	12.7	5.6
男性	农林牧渔水利	19.7	42.5	18.1	11.7	8.0	11.8	52.9	17.6	8.8	8.8	20.3	41.8	18.2	11.9	7.9
	生产运输	13.9	35.5	20.8	23.4	6.5	9.4	32.8	20.3	29.7	7.8	15.6	36.5	21.0	21.0	6.0
	商业服务	13.5	40.9	19.5	19.8	6.3	10.2	39.8	16.7	27.8	5.6	15.2	41.4	21.0	15.7	6.7
	行政干部	14.2	44.5	19.0	18.0	4.3	10.2	42.6	16.7	25.0	5.5	18.4	46.6	21.4	10.7	2.9
	办事人员	9.7	40.3	23.4	23.4	3.2	11.8	33.8	27.9	26.5	0.0	7.1	48.2	17.9	19.6	7.1
	技术人员	13.2	43.6	19.9	18.1	5.3	11.9	43.7	19.0	21.4	4.0	13.9	43.5	20.4	16.2	6.0
	其他劳动者	17.8	42.8	16.4	14.0	8.9	10.1	47.8	17.9	14.0	10.1	21.6	40.4	15.7	14.0	8.3
	在校学生	17.9	37.4	17.1	18.7	8.9	18.5	48.1	11.1	18.5	3.7	17.7	34.4	18.8	18.8	10.4
	未就业者	17.8	51.3	14.5	11.8	4.6	15.8	50.0	7.9	18.4	7.9	18.4	51.8	16.7	9.9	3.5
	家务劳动者	10.8	48.0	17.6	11.8	11.8	3.3	56.7	16.7	10.0	13.3	13.9	44.4	18.1	12.5	11.1
	离退休人员	5.0	63.1	10.4	16.2	5.4	4.3	64.3	6.4	20.7	4.3	5.6	61.4	15.8	9.9	6.9
女性	农林牧渔水利	12.7	46.6	19.0	13.9	7.7	7.1	50.0	28.6	7.1	7.1	12.9	46.5	18.7	14.2	7.7
	生产运输	20.5	48.9	12.5	13.6	4.5	20.0	55.0	15.0	0.0	10.0	20.6	47.1	11.8	17.6	2.9
	商业服务	17.5	38.9	17.9	18.2	7.6	16.9	41.5	17.7	21.5	2.3	17.9	37.0	17.9	15.6	11.6
	行政干部	9.8	47.1	24.2	14.4	4.6	8.6	50.0	20.0	15.7	5.7	10.8	44.6	27.7	13.3	3.6
	办事人员	12.2	40.8	20.4	21.1	5.4	13.5	35.4	19.8	28.1	3.1	9.8	51.0	21.6	7.8	9.8
	技术人员	10.3	55.7	17.0	13.4	3.6	9.2	58.5	16.9	13.8	1.5	10.8	54.3	17.1	13.2	4.6
	其他劳动者	21.2	37.9	14.8	18.6	7.4	17.1	41.9	16.3	17.8	7.0	22.7	36.5	14.3	18.9	7.6
	在校学生	10.2	35.0	21.2	29.2	4.4	7.7	38.5	23.1	19.2	11.5	10.8	34.2	20.7	31.5	2.7
	未就业者	15.8	40.5	14.6	16.2	13.0	13.7	41.2	13.7	25.5	5.9	16.3	40.3	14.8	13.8	14.8
	家务劳动者	10.6	51.6	19.0	12.2	6.5	6.1	59.5	16.8	10.7	6.9	12.5	48.7	19.8	12.8	6.4
	离退休人员	6.5	56.4	16.3	17.5	3.3	7.1	57.3	14.2	18.7	2.7	5.4	54.5	20.5	15.2	4.5

随着收入升高,1个月内血压测量频率占比呈下降趋势,低收入者该项数据最高,为55.8%,高收入者该项数据最低,为46.7%。无论男、女还是城乡人群均是此趋势(表12-15)。

表12-15　2020年不同收入、性别青岛市居民血压测量频率占比

收入情况		合计/%					城市居民血压测量频率占比/%					农村居民血压测量频率占比/%				
		从未测过	<1个月	1~6个月	≥6个月	记不清	从未测过	<1个月	1~6个月	≥6个月	记不清	从未测过	<1个月	1~6个月	≥6个月	记不清
合计	低收入	11.5	55.8	15.4	13.0	4.3	6.0	66.7	11.3	11.3	4.7	13.7	51.5	17.0	13.7	4.1
	中等收入	13.2	48.7	18.0	15.2	4.9	7.2	54.6	18.9	16.2	3.1	16.2	45.7	17.6	14.7	5.9
	高收入	12.6	46.7	17.0	20.0	3.7	11.0	48.7	14.7	23.7	1.8	14.0	44.9	19.0	16.7	5.4
男性	低收入	13.0	55.3	15.8	10.9	4.9	5.3	69.3	13.3	6.7	5.3	15.8	50.2	16.7	12.4	4.8
	中等收入	12.9	47.8	18.1	15.6	5.6	7.7	53.5	19.0	16.9	2.8	15.4	45.1	17.6	15.0	6.9
	高收入	13.1	45.3	16.6	20.9	4.0	9.0	47.2	15.6	25.7	2.6	16.5	43.9	17.4	17.0	5.2
女性	低收入	9.8	56.3	15.4	15.4	3.3	6.7	64.0	9.3	16.0	4.0	11.2	53.1	17.3	15.1	3.4
	中等收入	13.5	49.6	18.0	14.7	4.3	6.7	55.7	17.5	15.4	3.4	17.2	45.7	17.5	14.2	4.7
	高收入	12.0	48.3	17.5	18.9	3.3	13.3	50.4	13.8	21.5	1.0	10.7	46.2	21.2	16.3	5.6

(四)血糖测量频率

青岛市18岁及以上居民6个月内测过血糖者所占比例最高,为35.1%,除记不清外,≥1年血糖测量频率占比最低,为13.0%。男性从未测过血糖者所占比例(33.7%)最高,除记不清外,≥1年血糖测量频率占比(11.6%)最低;女性6个月内测过血糖者所占比例(37.2%)最高,除记不清外,6~<12个月血糖测量频率占比(12.8%)最低。无论城乡居民,6个月内测过血糖者所占比例均最高,分别为35.9%和34.7%;除记不清外,城市居民≥1年血糖测量频率占比(14.6%)最低,农村居民6~<12个月血糖测量频率占比(11.0%)最低。

18~<30岁年龄组6~<12个月血糖测量频率占比(10.2%)最低,70岁及以上年龄组该项数据(14.4%)最高。无论男、女,70岁及以上年龄组6~<12个月血糖测量频率占比均最高,分别为12.6%、15.9%;18~<30岁年龄组该项数据最低,分别为9.9%、10.5%。城市居民中40~<50岁年龄组6~<12个月血糖测量频率占比(18.6%)最高,18~<30岁年龄组该项数据(11.3%)最低;农村居民中70岁及以上年龄组6~<12个月血糖测量频率占比(12.5%)最高,18~<30岁年龄组该项数据(9.7%)最低(表12-16)。

表12-16　2020年不同年龄组、性别青岛市居民血糖测量频率占比

年龄组/岁		合计/%					城市居民血糖测量频率占比/%					农村居民血糖测量频率占比/%				
		从未测过	<6个月	6~<12个月	≥1年	记不清	从未测过	<6个月	6~<12个月	≥1年	记不清	从未测过	<6个月	6~<12个月	≥1年	记不清
合计	合计	30.5	35.1	12.3	13.0	9.2	25.1	35.9	15.1	14.6	9.3	33.0	34.7	11.0	12.2	9.1
	18~<30	38.5	26.4	10.2	11.7	13.2	40.6	24.1	11.3	12.0	12.0	37.5	27.5	9.7	11.5	13.8
	30~<40	35.5	25.2	12.2	17.5	9.6	30.3	25.0	14.2	22.1	8.4	38.1	25.3	11.3	15.2	10.2
	40~<50	33.6	31.5	12.7	13.0	9.2	26.8	30.5	18.6	13.5	10.5	36.5	31.8	10.2	12.8	8.6
	50~<60	29.7	39.5	12.5	11.5	6.9	22.2	41.2	16.0	12.8	7.7	33.2	38.7	10.8	10.8	6.5

	年龄组/岁	合计/%					城市居民血糖测量频率占比/%					农村居民血糖测量频率占比/%				
		从未测过	<6个月	6~<12个月	≥1年	记不清	从未测过	<6个月	6~<12个月	≥1年	记不清	从未测过	<6个月	6~<12个月	≥1年	记不清
合计	60~<70	20.6	50.1	12.1	10.9	6.3	14.8	50.5	11.9	13.7	9.0	23.7	49.9	12.1	9.4	4.9
	≥70	14.6	49.2	14.4	10.2	11.5	8.3	57.2	18.3	7.2	8.9	17.7	45.2	12.5	11.7	12.8
男性	合计	33.7	33.0	11.8	11.6	9.9	27.5	33.5	14.5	13.8	10.7	36.7	32.8	10.4	10.6	9.5
	18~<30	43.5	23.4	9.9	8.7	14.5	45.2	20.7	11.1	8.9	14.1	42.7	24.7	9.3	8.6	14.7
	30~<40	39.0	25.0	12.5	13.7	9.7	33.2	23.9	15.5	19.0	8.4	41.9	25.6	11.0	11.0	10.4
	40~<50	35.0	30.5	12.5	11.7	10.3	28.4	30.4	17.0	12.4	11.9	37.9	30.6	10.5	11.4	9.6
	50~<60	33.4	34.8	11.6	11.5	8.7	23.5	37.0	15.0	14.5	10.0	37.8	33.8	10.1	10.1	8.1
	60~<70	23.1	47.7	10.9	11.2	7.1	14.5	48.6	10.9	15.2	10.9	27.7	47.3	10.9	9.0	5.1
	≥70	16.4	50.4	12.6	11.8	8.8	12.0	54.2	16.9	7.2	9.6	18.7	48.4	10.3	14.2	8.4
女性	合计	27.2	37.2	12.8	14.3	8.5	22.8	38.3	15.6	15.4	7.9	29.3	36.6	11.5	13.8	8.8
	18~<30	33.5	29.4	10.5	14.7	12.0	35.9	27.5	11.9	15.3	9.9	32.4	30.2	10.1	14.4	12.9
	30~<40	31.9	25.4	12.0	21.3	9.5	27.4	26.1	12.8	25.2	8.4	34.1	25.1	11.5	19.3	10.0
	40~<50	32.1	32.4	13.0	14.5	8.0	25.0	30.7	16.2	14.8	9.1	35.1	33.2	9.9	14.4	7.5
	50~<60	26.0	44.2	13.3	11.4	5.0	21.0	45.4	17.1	11.2	5.4	28.4	43.7	11.5	11.5	4.9
	60~<70	18.0	52.5	13.2	10.7	5.6	15.1	52.5	12.9	12.2	7.2	19.6	52.5	13.3	9.8	4.7
	≥70	13.3	48.2	15.9	9.1	13.6	5.2	59.8	19.6	7.2	8.2	17.0	42.9	14.2	9.9	16.0

初中文化程度者6~<12个月血糖测量频率占比最低，为10.4%，大专及以上文化程度者6~<12个月血糖测量频率占比最高，为14.9%。男性中初中文化程度者6~<12个月血糖测量频率占比（9.6%）最低，大专及以上文化程度者6~<12个月血糖测量频率占比（16.3%）最高；女性中小学文化程度者6~<12个月血糖测量频率占比（10.3%）最低，高中/中专文化程度者6~<12个月血糖测量频率占比（15.6%）最高。城市居民中小学文化程度者6~<12个月血糖测量频率占比（11.4%）最低，大专及以上文化程度者6~<12个月血糖测量频率占比（16.6%）最高；农村居民初中专文化程度者6~<12个月血糖测量频率占比（9.4%）最低，大专及以上文化程度者6~<12个月血糖测量频率占比（13.0%）最高（表12-17）。

表12-17　2020年不同文化程度、性别青岛市居民血糖测量频率占比

	文化程度	合计/%					城市居民血糖测量频率占比/%					农村居民血糖测量频率占比/%				
		从未测过	<6个月	6~<12个月	≥1年	记不清	从未测过	<6个月	6~<12个月	≥1年	记不清	从未测过	<6个月	6~<12个月	≥1年	记不清
合计	文盲/半文盲	21.6	45.5	12.9	9.3	10.7	6.3	59.8	13.4	6.3	14.3	25.4	42.0	12.7	10.0	9.8
	小学	29.5	39.8	11.6	9.9	9.2	18.1	51.0	11.4	9.4	10.1	32.9	36.4	11.7	10.0	9.0
	初中	33.7	34.9	10.4	12.1	8.9	26.1	39.8	13.5	11.3	9.4	36.2	33.3	9.4	12.4	8.8
	高中/中专	32.3	33.0	12.8	13.0	8.9	27.3	31.4	16.1	15.9	9.3	34.9	33.9	11.1	11.5	8.6
	大专及以上	27.6	31.1	14.9	17.3	9.2	27.4	29.1	16.6	18.6	8.2	27.8	33.2	13.0	15.9	10.2

文化程度		合计/%					城市居民血糖测量频率占比/%					农村居民血糖测量频率占比/%				
		从未测过	<6个月	6~<12个月	≥1年	记不清	从未测过	<6个月	6~<12个月	≥1年	记不清	从未测过	<6个月	6~<12个月	≥1年	记不清
男性	文盲/半文盲	29.9	41.0	9.7	7.6	11.8	13.3	40.0	13.3	6.7	26.7	34.2	41.2	8.8	7.9	7.9
	小学	32.5	36.8	13.2	8.6	8.9	21.7	49.3	14.5	5.8	8.7	36.0	32.7	12.8	9.5	9.0
	初中	35.7	34.0	9.6	10.8	10.0	27.8	38.7	9.8	12.4	11.3	38.2	32.5	9.5	10.2	9.5
	高中/中专	34.4	32.6	10.7	12.4	10.0	26.4	32.1	14.2	16.3	11.0	38.0	32.8	9.0	10.5	9.6
	大专及以上	31.1	28.9	16.3	14.2	9.5	30.1	27.1	18.4	15.3	9.0	32.1	30.9	13.9	13.0	10.0
女性	文盲/半文盲	18.8	47.1	13.9	9.9	10.3	3.7	67.1	13.4	6.1	9.8	22.5	42.2	14.1	10.8	10.5
	小学	27.1	42.2	10.3	10.9	9.5	15.0	52.5	8.8	12.5	11.3	30.6	39.2	10.8	10.4	9.0
	初中	31.5	35.8	11.2	13.6	7.8	24.3	40.9	17.4	10.1	7.3	33.9	34.2	9.2	14.8	8.0
	高中/中专	29.6	33.6	15.6	13.9	7.4	28.3	30.5	18.1	15.5	7.5	30.4	35.5	14.0	12.9	7.3
	大专及以上	23.9	33.3	13.4	20.5	8.8	24.5	31.3	14.7	22.1	7.4	23.3	35.5	11.9	18.9	10.4

未婚者6~<12个月血糖测量频率占比最低,为10.0%,已婚/同居者6~<12个月血糖测量频率占比最高,为12.7%。无论男、女还是城乡居民,已婚/同居者6~<12个月血糖测量频率占比最高,分别为12.1%、13.2%、15.6%、11.3%,男性中离婚/丧偶/分居者6~<12个月血糖测量频率占比最低,为7.1%,女性中未婚者6~<12个月血糖测量频率占比最低,为9.7%。城市居民中离婚/丧偶/分居者6~<12个月血糖测量频率占比最低,为11.7%,农村居民中未婚者6~<12个月血糖测量频率占比最低,为8.7%(表12-18)。

表12-18 2020年不同婚姻状况、性别青岛市居民血糖测量频率占比

婚姻状况		合计/%					城市居民血糖测量频率占比/%					农村居民血糖测量频率占比/%				
		从未测过	<6个月	6~<12个月	≥1年	记不清	从未测过	<6个月	6~<12个月	≥1年	记不清	从未测过	<6个月	6~<12个月	≥1年	记不清
合计	未婚	41.1	26.8	10.0	9.7	12.4	41.5	26.2	12.3	9.2	10.8	40.9	27.2	8.7	10.0	13.3
	已婚/同居	29.2	35.9	12.7	13.6	8.7	22.8	36.7	15.6	15.6	9.2	32.2	35.5	11.3	12.6	8.4
	离婚/丧偶/分居	24.8	44.7	10.6	9.3	10.6	16.7	56.7	11.7	10.0	5.0	27.7	40.4	10.2	9.0	12.7
男性	未婚	44.4	25.2	10.2	8.5	11.7	42.9	25.7	12.1	8.6	10.7	45.2	24.9	9.2	8.4	12.3
	已婚/同居	32.0	34.2	12.1	12.1	9.6	24.6	34.5	15.1	14.8	11.0	35.4	34.0	10.7	10.8	9.0
	离婚/丧偶/分居	35.7	37.1	7.1	12.9	7.1	33.3	45.8	8.3	12.5	0.0	37.0	32.6	6.5	13.0	10.9
女性	未婚	37.0	28.8	9.7	11.3	13.2	40.0	26.7	12.5	10.0	10.8	35.2	30.2	8.0	12.1	14.6
	已婚/同居	26.4	37.5	13.2	15.1	7.7	21.0	38.9	16.5	16.5	7.5	29.0	36.7	11.9	14.5	7.8
	离婚/丧偶/分居	19.9	48.1	12.2	7.7	12.2	5.6	63.9	13.9	8.3	8.3	24.2	43.3	11.7	7.5	13.3

办事人员6~<12个月血糖测量频率占比最高,为18.9%,生产运输和未就业者6~<12个月血糖测量频率占比最低,均为10.0%。男性办事人员6~<12个月血糖测量频率占比最高,为23.8%;女性中技术人员6~<12个月血糖测量频率占比最高,为15.3%。城市居民中办事人员6~<12个月血糖测量频率占比最高,为22.0%;农村居民中技术人员6~<12个月血糖测量频率占比最高,为15.1%(表12-19)。

表 12-19　2020 年不同职业、性别青岛市居民血糖测量频率占比

职业		合计/%					城市居民血糖测量频率占比/%					农村居民血糖测量频率占比/%				
		从未测过	<6个月	6～<12个月	≥1年	记不清	从未测过	<6个月	6～<12个月	≥1年	记不清	从未测过	<6个月	6～<12个月	≥1年	记不清
合计	农林牧渔水利	35.6	34.1	11.1	9.8	9.4	25.0	35.4	16.7	8.3	14.6	36.2	34.1	10.8	9.9	9.1
	生产运输	35.5	31.5	10.0	13.4	9.7	30.2	36.0	14.0	11.6	8.1	37.4	29.8	8.5	14.0	10.2
	商业服务	37.6	27.6	12.8	14.8	7.2	37.3	25.8	16.8	14.3	5.7	37.9	28.7	10.2	15.1	8.1
	行政干部	27.0	38.0	13.4	14.5	7.1	23.9	35.6	16.7	17.2	6.7	30.1	40.3	10.2	11.8	7.5
	办事人员	22.2	31.3	18.9	20.7	6.9	19.6	28.0	22.0	25.6	4.8	26.2	36.4	14.0	13.1	10.3
	技术人员	24.8	35.7	16.2	14.3	9.0	21.1	37.7	18.1	11.1	12.1	27.0	34.5	15.1	16.2	7.2
	其他劳动者	36.6	31.2	10.3	12.3	9.7	30.8	30.3	9.8	14.7	14.4	39.1	31.6	10.5	11.3	7.6
	在校学生	35.0	26.9	10.4	11.2	16.5	39.6	24.5	11.3	9.4	15.1	33.8	27.5	10.1	11.6	16.9
	未就业者	29.9	37.3	10.0	12.9	10.0	37.0	28.3	12.0	15.2	7.6	27.7	40.0	9.4	12.3	10.6
	家务劳动者	23.0	41.6	13.0	12.3	10.1	10.6	49.1	16.1	13.7	10.6	27.6	38.7	11.8	11.8	10.0
	离退休人员	17.1	49.4	13.2	12.8	7.5	17.2	48.4	14.2	12.9	7.3	16.9	51.2	11.3	12.7	8.0
男性	农林牧渔水利	38.8	33.7	9.9	7.8	9.7	26.5	35.3	17.6	2.9	17.6	39.7	33.6	9.4	8.1	9.2
	生产运输	37.3	28.3	10.7	12.9	10.7	31.8	36.0	16.7	13.6	7.6	39.5	27.5	8.5	12.6	12.0
	商业服务	39.9	26.5	12.1	13.4	8.1	38.7	21.6	16.2	15.3	8.1	40.5	29.0	10.0	12.4	8.1
	行政干部	30.2	37.3	15.1	12.3	5.2	25.7	32.1	18.3	18.3	5.5	35.0	42.7	11.7	5.8	4.9
	办事人员	22.2	33.3	23.8	14.3	6.3	17.1	32.9	25.7	20.0	4.3	28.6	33.9	21.4	7.1	8.9
	技术人员	29.6	31.0	16.7	12.6	10.1	24.2	34.8	18.2	9.8	12.9	32.9	28.7	15.7	14.4	8.3
	其他劳动者	37.3	32.6	8.7	11.0	10.4	30.4	33.6	7.5	13.1	15.4	40.9	32.1	9.3	10.0	7.8
	在校学生	40.7	24.4	8.9	8.1	17.9	51.9	18.5	11.1	11.1	7.4	37.5	26.0	8.3	7.3	20.8
	未就业者	37.7	37.7	5.2	11.0	8.4	47.5	30.0	7.5	2.5	12.5	34.2	40.4	4.4	14.0	7.0
	家务劳动者	21.6	31.4	13.7	17.6	15.7	3.3	46.7	13.3	20.0	16.7	29.2	25.0	13.9	16.7	15.3
	离退休人员	16.0	47.1	12.7	13.9	10.2	16.8	44.8	13.3	16.1	9.1	14.9	50.5	11.9	10.9	11.9
女性	农林牧渔水利	31.7	34.6	12.5	12.3	8.9	21.4	35.7	14.3	21.4	7.1	32.1	34.6	12.4	11.9	9.0
	生产运输	30.7	39.8	8.0	14.8	6.8	25.0	55.0	5.0	5.0	10.0	32.4	35.3	8.8	17.6	5.9
	商业服务	35.3	28.8	13.4	16.3	6.2	36.1	29.3	17.3	13.5	3.8	34.7	28.3	10.4	18.5	8.1
	行政干部	22.7	39.0	11.0	17.5	9.7	21.1	40.8	14.1	15.5	8.5	24.1	37.3	8.4	19.3	10.8
	办事人员	22.1	29.5	14.8	26.2	7.4	21.4	24.5	19.4	29.6	5.1	23.5	39.2	5.9	19.6	11.8
	技术人员	16.3	43.9	15.3	17.3	7.1	14.9	43.3	17.9	13.4	10.4	17.1	44.2	14.0	19.4	5.4
	其他劳动者	35.6	29.4	12.3	13.9	8.7	31.6	24.8	13.5	17.3	12.8	37.0	31.1	11.9	12.7	7.3
	在校学生	29.9	29.2	11.7	13.9	15.3	26.9	30.8	11.5	7.7	23.1	30.6	28.8	11.7	15.3	13.5
	未就业者	25.0	37.1	12.9	14.1	10.9	28.8	26.9	15.4	25.0	3.8	24.0	39.8	12.2	11.2	12.8
	家务劳动者	23.3	43.7	12.9	11.2	9.0	12.2	49.6	16.8	12.2	9.2	27.3	41.5	11.4	10.9	8.9
	离退休人员	17.9	51.0	13.5	12.0	5.6	17.5	50.7	14.8	10.9	6.1	18.8	51.8	10.7	14.3	4.5

　　6～<12 个月血糖测量频率占比随收入增加呈上升的趋势,低收入者该项数据(11.2%)最低,高收入者该项数据(13.8%)最高,男性、农村居民该项数据变化趋势与总人群的相同,女性、城市居民中中

等收入者该项数据最低,高收入者该项数据最高(表12-20)。

表12-20 2020年不同收入、性别青岛市居民血糖测量频率占比

	收入情况	合计/%					城市居民血糖测量频率占比/%					农村居民血糖测量频率占比/%				
		从未测过	<6个月	6～<12个月	≥1年	记不清	从未测过	<6个月	6～<12个月	≥1年	记不清	从未测过	<6个月	6～<12个月	≥1年	记不清
合计	低收入	25.5	44.1	11.2	11.5	7.8	14.0	55.3	15.3	9.3	6.0	29.9	39.7	9.5	12.4	8.5
	中等收入	29.9	36.9	11.5	14.6	7.1	18.9	42.8	14.8	16.8	6.7	35.5	34.0	9.8	13.4	7.2
	高收入	30.3	34.5	13.8	14.8	6.6	28.2	32.9	16.1	16.5	6.3	32.2	36.0	11.6	13.3	6.9
男性	低收入	28.9	43.3	10.2	9.5	8.1	17.3	62.7	9.3	4.0	6.7	33.0	36.4	10.5	11.5	8.6
	中等收入	33.0	34.1	11.9	12.4	8.6	22.6	37.7	16.4	15.8	7.5	37.9	32.4	9.8	10.8	9.2
	高收入	33.4	32.2	12.5	14.0	7.7	29.5	31.2	15.4	16.6	8.4	36.8	34.3	10.0	11.9	7.1
女性	低收入	21.7	44.9	12.2	13.8	7.5	10.7	48.0	21.3	14.7	5.3	26.3	43.6	8.4	13.4	8.4
	中等收入	26.6	40.0	11.1	16.9	5.4	15.2	47.7	13.2	17.9	6.0	32.8	35.8	9.9	16.4	5.1
	高收入	26.4	37.1	15.3	15.8	5.3	26.8	36.0	16.9	16.4	4.0	26.0	38.3	13.8	15.3	6.6

(五)血脂测量频率

青岛市18岁及以上居民从未测过血脂者所占比例最高,为45.0%,除记不清外,6～<12个月测量频率占比最低,为10.4%。无论男、女,从未测过血脂者所占比例均最高,分别为45.4%和44.6%;除记不清外,男性、女性6～<12个月测量频率占比均最低,分别为10.5%和10.4%。无论城乡居民,从未测过血脂者所占比例均最高,分别为36.5%和49.1%;除记不清外,城市居民≥1年测量频率占比(13.1%)最低,农村居民6～<12个月测量频率占比(8.7%)最低。

6～<12个月血脂测量频率占比呈现随着年龄增长而上升的趋势,18～<30岁年龄组该项数据(9.4%)最低,70岁及以上年龄组该项数据(13.2%)最高。城市居民6～<12个月血脂测量频率与总人群的变化趋势类似,18～<30岁年龄组该项数据最低,为10.9%,70岁及以上年龄组该项数据最高,为17.2%(表12-21)。

表12-21 2020年不同年龄组、性别青岛市居民血脂测量频率占比

	年龄组/岁	合计/%					城市居民血脂测量频率占比/%					农村居民血脂测量频率占比/%				
		从未测过	<6个月	6～<12个月	≥1年	记不清	从未测过	<6个月	6～<12个月	≥1年	记不清	从未测过	<6个月	6～<12个月	≥1年	记不清
合计	合计	45.0	22.3	10.4	11.5	10.8	36.5	26.2	14.1	13.1	10.1	49.1	20.4	8.7	10.7	11.1
	18～<30	53.5	16.0	9.4	8.3	12.9	54.1	15.0	10.9	7.9	12.0	53.1	16.5	8.6	8.4	13.3
	30～<40	49.9	17.3	9.5	13.5	9.8	41.8	18.6	14.2	16.4	9.1	54.0	16.6	7.2	12.1	10.2
	40～<50	47.3	20.8	9.9	12.2	9.8	36.5	24.1	14.1	15.1	10.3	51.9	19.4	8.1	11.0	9.6
	50～<60	45.9	23.9	10.5	10.6	9.0	33.8	30.9	15.1	12.1	8.1	51.5	20.6	8.4	9.9	9.5
	60～<70	34.1	31.3	12.1	11.7	10.8	24.9	37.2	13.7	11.9	11.6	39.1	27.8	11.5	11.5	10.4
	≥70	28.7	30.9	13.2	11.2	16.1	21.1	37.2	17.2	12.8	11.7	32.4	27.8	11.2	10.4	18.3
男性	合计	45.4	21.6	10.5	11.2	11.3	35.7	26.5	12.9	13.2	11.7	50.1	19.2	9.3	10.2	11.2
	18～<30	53.9	16.2	10.6	6.5	12.8	53.3	14.8	11.9	5.9	14.1	54.1	16.8	10.0	6.8	12.2

	年龄组/岁	合计/%					城市居民血脂测量频率占比/%					农村居民血脂测量频率占比/%				
		从未测过	<6个月	6~<12个月	≥1年	记不清	从未测过	<6个月	6~<12个月	≥1年	记不清	从未测过	<6个月	6~<12个月	≥1年	记不清
男性	30~<40	50.8	16.9	9.4	12.1	10.8	41.6	17.7	12.8	15.5	12.4	55.4	16.6	7.7	10.4	9.9
	40~<50	45.5	21.2	10.3	12.3	10.7	31.4	28.9	12.9	15.5	11.3	51.6	17.9	9.2	10.9	10.5
	50~<60	46.1	21.7	11.2	10.9	10.1	33.0	28.5	15.0	14.0	9.5	52.0	18.7	9.5	9.5	10.4
	60~<70	35.0	29.9	11.2	11.4	12.4	25.4	38.4	10.9	10.9	14.5	40.2	25.4	11.3	11.7	11.3
	≥70	30.7	31.1	10.9	13.9	13.4	24.1	39.8	13.3	15.7	7.2	34.2	26.5	9.7	12.9	16.8
女性	合计	44.6	23.0	10.4	11.8	10.2	37.4	25.8	15.3	13.0	8.5	48.1	21.7	8.1	11.1	11.0
	18~<30	53.1	15.9	8.1	10.0	13.0	55.0	15.3	9.9	9.9	9.9	52.2	16.2	7.2	10.1	14.4
	30~<40	49.0	17.6	9.6	14.9	8.9	42.0	19.5	17.3	17.3	5.8	52.5	16.6	6.7	13.7	10.4
	40~<50	49.3	20.3	9.5	12.1	8.8	42.0	18.8	15.3	14.8	9.1	52.2	20.9	7.1	11.1	8.7
	50~<60	45.8	26.0	9.9	10.3	8.0	34.6	33.2	15.1	10.2	6.8	51.0	22.6	7.4	10.4	8.5
	60~<70	33.2	32.7	13.0	11.9	9.2	24.5	37.4	16.5	12.9	8.6	38.0	30.2	11.0	11.4	9.4
	≥70	27.2	30.7	14.9	9.1	18.1	18.6	35.1	20.6	10.3	15.5	31.1	28.8	12.3	8.5	19.3

小学文化程度者6~<12个月血脂测量频率占比（7.7%）最低，大专及以上文化程度者该项数据（14.9%）最高。男性中小学文化程度者6~<12个月血脂测量频率占比（6.8%）最低，大专及以上文化程度者该项数据（16.8%）最高，女性中初中文化程度者该项数据（8.2%）最低，大专及以上文化程度者该项数据（12.8%）最高。城市居民中小学文化程度者6~<12个月血脂测量频率占比（9.4%）最低，大专及以上文化程度者该项数据（16.5%）最高，农村居民初中文化程度者该项数据（7.1%）最低，大专及以上文化程度者该项数据（13.1%）最高（表12-22）。

表12-22 2020年不同文化程度、性别青岛市居民血脂测量频率占比

	文化程度	合计/%					城市居民血脂测量频率占比/%					农村居民血脂测量频率占比/%				
		从未测过	<6个月	6~<12个月	≥1年	记不清	从未测过	<6个月	6~<12个月	≥1年	记不清	从未测过	<6个月	6~<12个月	≥1年	记不清
合计	文盲/半文盲	40.7	27.7	10.2	7.3	14.1	28.6	41.1	12.5	5.4	12.5	43.8	24.3	9.6	7.8	14.5
	小学	47.3	22.7	7.7	10.2	12.1	32.9	33.6	9.4	14.1	10.1	51.7	19.4	7.2	9.0	12.7
	初中	49.7	21.6	8.0	10.1	10.6	40.2	27.7	10.9	10.3	10.9	52.8	19.6	7.1	10.0	10.5
	高中/中专	44.9	21.7	11.2	11.8	10.4	37.1	24.8	15.9	11.7	10.6	49.1	20.0	8.7	11.8	10.3
	大专及以上	38.5	21.6	14.9	15.6	9.4	35.5	22.0	16.5	17.2	8.8	41.8	21.1	13.1	13.9	10.0
男性	文盲/半文盲	50.0	23.6	7.6	5.6	13.2	50.0	36.7	10.0	0.0	3.3	50.0	20.2	7.0	7.0	15.8
	小学	48.9	22.1	6.8	10.4	11.8	33.3	33.3	5.8	17.4	10.1	54.0	18.5	7.1	8.1	12.3
	初中	49.1	21.1	7.9	10.2	11.7	39.8	27.8	8.6	10.5	13.2	51.9	19.0	7.7	10.1	11.3
	高中/中专	44.9	22.1	10.4	11.2	11.3	32.9	28.9	11.8	13.4	13.0	50.5	19.0	9.8	10.2	10.5
	大专及以上	37.8	21.2	16.8	14.1	10.1	33.7	21.9	18.4	15.3	10.7	42.4	20.3	15.2	12.7	9.4
女性	文盲/半文盲	37.5	29.1	11.1	7.9	14.4	20.7	42.7	13.4	7.3	15.9	41.6	25.7	10.5	8.1	14.1
	小学	46.1	23.2	8.4	10.1	12.3	32.5	33.3	12.5	11.3	10.0	50.0	20.1	7.2	9.7	12.9

续表

文化程度		合计/%					城市居民血脂测量频率占比/%					农村居民血脂测量频率占比/%				
		从未测过	<6个月	6~<12个月	≥1年	记不清	从未测过	<6个月	6~<12个月	≥1年	记不清	从未测过	<6个月	6~<12个月	≥1年	记不清
女性	初中	50.5	22.1	8.2	9.9	9.3	40.5	27.5	13.4	10.1	8.5	53.7	20.3	6.5	9.8	9.6
	高中/中专	45.0	21.1	12.2	12.5	9.2	41.6	20.4	20.4	9.7	8.0	47.0	21.5	7.3	14.2	9.9
	大专及以上	39.3	22.1	12.8	17.2	8.7	37.5	22.1	14.5	19.2	6.8	41.2	22.0	11.0	15.1	10.7

未婚者6～<12个月血脂测量频率占比(8.5%)最低,已婚/同居者该项数据(10.8%)最高。男性、女性、城市居民、农村居民中未婚者6～<12个月血脂测量频率占比均为最低,分别为9.7%、6.9%、10.4%、7.4%,男性已婚/同居者、女性已婚/同居者、城市居民离婚/丧偶/分居者、农村居民已婚/同居者该项数据分别最高,分别为10.6%、10.9%、15.0%、8.9%(表12-23)。

表 12-23 2020年不同婚姻状况、性别青岛市居民血脂测量频率占比

婚姻状况		合计/%					城市居民血脂测量频率占比/%					农村居民血脂测量频率占比/%				
		从未测过	<6个月	6~<12个月	≥1年	记不清	从未测过	<6个月	6~<12个月	≥1年	记不清	从未测过	<6个月	6~<12个月	≥1年	记不清
合计	未婚	54.6	16.8	8.5	7.5	12.6	53.1	18.5	10.4	7.3	10.8	55.4	15.9	7.4	7.6	13.7
	已婚/同居	44.0	22.9	10.8	12.0	10.3	34.2	27.1	14.7	14.2	9.9	48.7	20.9	8.9	11.0	10.5
	离婚/丧偶/分居	37.2	25.7	9.7	11.9	15.5	28.3	33.3	15.0	10.0	13.3	40.4	22.9	7.8	12.7	16.3
男性	未婚	56.1	16.2	9.7	6.2	11.7	50.7	19.3	10.7	6.4	12.9	59.0	14.6	9.2	6.1	11.1
	已婚/同居	43.9	22.5	10.6	11.8	11.2	33.0	27.7	13.2	14.4	11.7	49.0	20.0	9.4	10.6	11.0
	离婚/丧偶/分居	41.4	20.0	10.0	15.7	12.9	37.5	29.2	16.7	12.5	4.2	43.5	15.2	6.5	17.4	17.4
女性	未婚	52.7	17.6	6.9	9.1	13.8	55.8	17.5	10.0	8.3	8.3	50.8	17.6	5.0	9.5	17.1
	已婚/同居	44.2	23.3	10.9	12.2	9.4	35.3	26.5	16.1	13.9	8.1	48.4	21.8	8.4	11.4	10.0
	离婚/丧偶/分居	35.3	28.2	9.6	10.3	16.7	22.2	36.1	13.9	8.3	19.4	39.2	25.8	8.3	10.8	15.8

技术人员6～<12个月血脂测量频率占比(16.5%)最高,农林牧渔水利人员该项数据(7.1%)最低。男性中办事人员6～<12个月血脂测量频率占比(20.6%)最高,女性中技术人员该项数据(18.4%)最高。城市居民中办事人员6～<12个月血脂测量频率占比(20.2%)最高,农村居民中技术人员该项数据(14.5%)最高(表12-24)。

表 12-24 2020年不同职业、性别青岛市居民血脂测量频率占比

职业		合计/%					城市居民血脂测量频率占比/%					农村居民血脂测量频率占比/%				
		从未测过	<6个月	6~<12个月	≥1年	记不清	从未测过	<6个月	6~<12个月	≥1年	记不清	从未测过	<6个月	6~<12个月	≥1年	记不清
合计	农林牧渔水利	53.2	18.0	7.1	9.5	12.3	37.5	27.1	14.6	8.3	12.5	54.0	17.5	6.7	9.5	12.3
	生产运输	50.5	22.1	7.5	11.8	8.1	44.2	26.7	12.8	8.1	8.1	52.8	20.4	5.5	13.2	8.1
	商业服务	50.7	19.9	9.6	11.3	8.5	48.4	18.9	9.6	11.1	7.6	52.2	20.6	7.3	11.5	8.4
	行政干部	35.0	29.0	13.4	14.5	8.2	31.1	27.8	15.0	17.2	8.9	38.7	30.1	11.8	11.8	7.5

续表

职业		合计/%					城市居民血脂测量频率占比/%					农村居民血脂测量频率占比/%				
		从未测过	<6个月	6~<12个月	≥1年	记不清	从未测过	<6个月	6~<12个月	≥1年	记不清	从未测过	<6个月	6~<12个月	≥1年	记不清
合计	办事人员	33.1	20.4	16.4	18.9	11.3	25.6	20.2	20.2	23.8	10.1	44.9	20.6	10.3	11.2	13.1
	技术人员	36.2	22.6	16.5	14.3	10.3	29.6	27.6	20.1	11.6	11.1	40.0	19.7	14.5	15.9	9.9
	其他劳动者	50.6	20.2	9.1	10.5	9.7	42.1	23.6	9.2	12.7	12.4	54.4	18.7	9.0	9.5	8.5
	在校学生	52.7	16.2	8.1	6.9	16.2	60.4	13.2	11.3	5.7	9.4	50.7	16.9	7.2	7.2	17.9
	未就业者	49.0	23.1	8.5	8.7	10.7	50.0	19.6	15.2	8.7	6.5	48.7	24.2	6.5	8.7	11.9
	家务劳动者	45.1	23.6	8.6	9.3	13.3	37.9	30.4	7.5	11.8	12.4	47.8	21.1	9.0	8.4	13.7
	离退休人员	26.2	33.0	15.0	14.5	11.3	25.5	35.8	16.1	13.4	9.1	27.2	28.2	13.1	16.4	15.0
男性	农林牧渔水利	53.2	18.3	7.6	8.0	12.9	41.2	26.5	14.7	2.9	14.7	54.1	17.7	7.1	8.4	12.7
	生产运输	51.1	18.5	8.6	12.9	9.0	43.9	22.7	13.6	10.6	9.1	53.9	16.8	6.6	13.8	9.0
	商业服务	50.2	20.2	9.3	10.3	10.0	45.9	18.0	10.8	12.6	12.6	52.4	21.4	8.6	9.0	8.6
	行政干部	32.5	30.2	17.0	12.3	8.0	27.5	25.7	19.3	16.5	11.0	37.9	34.9	14.6	7.8	4.8
	办事人员	31.0	20.6	20.6	16.7	11.1	20.0	22.9	24.3	22.9	10.0	44.6	17.9	16.1	8.9	12.5
	技术人员	39.4	21.0	15.5	13.5	10.6	30.3	28.8	17.4	10.6	12.9	44.9	16.2	14.4	15.3	9.3
	其他劳动者	49.4	21.1	8.7	10.4	10.4	40.2	27.1	7.5	13.1	12.1	54.2	18.1	9.3	9.0	9.5
	在校学生	53.6	16.3	9.7	4.1	16.3	63.0	14.8	11.1	3.7	7.4	51.0	16.7	9.4	4.2	18.8
	未就业者	55.2	22.7	6.5	7.8	7.8	57.5	27.5	5.0	0.0	10.0	54.4	21.1	7.0	10.5	7.0
	家务劳动者	45.1	15.7	6.9	11.8	20.6	26.7	26.7	6.7	20.0	20.0	52.8	11.1	6.9	8.3	20.8
	离退休人员	24.2	32.8	11.1	17.6	14.3	25.2	36.4	11.2	16.8	10.5	22.8	27.7	10.9	18.8	19.8
女性	农林牧渔水利	53.1	17.5	6.5	11.3	11.5	28.6	28.6	14.3	21.4	7.1	54.0	17.2	6.2	10.9	11.7
	生产运输	48.9	31.8	4.5	9.1	5.7	45.0	40.0	10.0	0.0	5.0	50.0	29.4	2.9	11.8	5.9
	商业服务	51.3	19.6	9.8	12.4	6.9	50.4	19.5	15.0	9.8	5.3	52.0	19.7	5.8	14.5	8.1
	行政干部	38.3	27.3	8.4	17.5	8.4	36.6	31.0	8.5	18.3	5.6	39.8	24.1	8.4	16.9	10.8
	办事人员	34.9	20.1	12.8	20.8	11.4	29.6	18.4	17.3	24.5	10.2	45.1	23.5	3.9	13.7	13.7
	技术人员	30.6	25.5	18.4	15.8	9.7	28.4	25.4	25.4	13.4	7.5	31.8	25.6	14.7	17.1	10.9
	其他劳动者	52.1	19.1	9.5	10.5	8.7	45.1	18.0	12.0	12.0	12.8	54.6	19.5	8.6	10.0	7.3
	在校学生	51.8	16.1	6.6	9.5	16.1	57.7	11.5	11.5	7.7	11.5	50.5	17.1	5.4	9.9	17.1
	未就业者	45.2	23.4	9.7	9.3	12.5	44.2	13.5	23.1	15.4	3.8	45.4	26.0	6.1	7.7	14.8
	家务劳动者	45.1	25.3	9.0	8.8	11.8	40.5	31.3	7.6	9.9	10.7	46.8	23.1	9.5	8.4	12.3
	离退休人员	27.6	33.1	17.9	12.3	9.1	25.8	35.4	19.2	11.4	8.3	31.3	28.2	15.2	14.3	10.7

低收入者1年内血脂测量频率占比最低，为8.0%，高收入者该项数据最高，为12.8%。无论男、女、城市居民、农村居民低收入者1年内血脂测量频率占比均最低，分别为9.2%、6.7%、6.7%、8.5%，高收入者1年内血脂测量频率占比均最高，分别为12.1%、13.6%、16.5%、9.4%（表12-25）。

表 12-25 2020 年不同收入、性别青岛市居民血脂测量频率占比

		合计 /%					城市居民血脂测量频率占比 /%					农村居民血脂测量频率占比 /%				
	收入情况	从未测过	<6个月	6~<12个月	≥1年	记不清	从未测过	<6个月	6~<12个月	≥1年	记不清	从未测过	<6个月	6~<12个月	≥1年	记不清
合计	低收入	44.4	24.2	8.0	11.0	12.5	34.7	40.7	6.7	8.0	10.0	48.2	17.8	8.5	12.1	13.4
	中等收入	43.0	23.9	10.4	13.9	8.8	30.0	32.0	13.1	15.8	9.1	49.7	19.8	9.0	12.9	8.6
	高收入	40.7	23.4	12.8	14.0	9.0	35.1	25.4	16.5	14.8	8.3	46.0	21.7	9.4	13.2	9.7
男性	低收入	42.6	22.5	9.2	10.6	15.1	32.0	45.3	4.0	5.3	13.3	46.4	14.4	11.0	12.4	15.8
	中等收入	42.7	22.3	11.7	13.1	10.2	30.8	30.1	12.3	16.4	10.3	48.4	18.6	11.4	11.4	10.1
	高收入	42.4	21.9	12.1	14.5	9.0	34.9	24.3	15.2	15.6	10.0	48.7	19.9	9.6	13.6	8.2
女性	低收入	46.5	26.0	6.7	11.4	9.4	37.3	36.0	9.3	10.7	6.7	50.3	21.8	5.6	11.7	10.6
	中等收入	43.3	25.6	8.9	14.8	7.3	29.1	33.8	13.9	15.2	7.9	51.1	21.2	6.2	14.6	6.9
	高收入	38.7	25.3	13.6	13.3	9.1	35.2	26.6	17.9	13.9	6.5	42.3	24.0	9.2	12.8	11.7

（六）自报慢性病患病率

青岛市 18 岁及以上居民自报慢性病患病率中,慢性消化系统疾病患病率(8.6%)最高,脑卒中患病率(1.1%)最低。随着年龄增长,各类慢性病自报患病率基本皆呈现逐渐上升趋势(表 12-26)。

表 12-26 2020 年不同年龄组、性别青岛市居民自报慢性病患病率

		合计 /%					城市居民自报慢性病患病率 /%					农村居民自报慢性病患病率 /%				
	年龄组 /岁	冠心病	脑卒中	痛风	慢性阻塞性肺部疾病	慢性消化系统疾病	冠心病	脑卒中	痛风	慢性阻塞性肺部疾病	慢性消化系统疾病	冠心病	脑卒中	痛风	慢性阻塞性肺部疾病	慢性消化系统疾病
合计	合计	4.1	1.1	2.5	2.0	8.6	5.4	1.4	2.4	2.0	10.0	3.5	0.9	2.5	2.0	8.1
	18~<30	0.6	0.6	1.6	0.5	6.1	0.8	0.8	1.0	0.0	7.3	0.5	0.5	1.8	0.7	5.7
	30~<40	0.3	0.2	1.8	0.7	7.0	0.4	0.6	0.6	0.6	9.3	0.4	0.4	2.2	0.7	6.2
	40~<50	1.1	0.6	2.2	0.5	8.5	1.4	0.5	2.3	0.4	11.3	1.0	0.6	2.2	0.6	7.7
	50~<60	3.8	0.9	3.0	2.2	10.6	4.4	1.0	3.7	1.5	9.2	3.5	0.8	2.7	2.4	11.1
	60~<70	10.5	2.4	3.2	4.5	9.6	13.4	3.2	2.8	5.1	11.3	9.0	2.0	3.3	4.3	9.0
	≥70	17.2	3.5	4.3	6.9	10.2	24.4	5.0	5.6	8.8	12.8	13.6	2.7	3.8	6.3	9.3
男性	合计	3.8	1.3	3.6	2.1	7.9	5.5	2.1	3.6	2.1	9.5	2.9	1.0	3.6	2.1	7.4
	18~<30	0.5	0.5	2.7	0.3	3.5	0.7	0.7	2.2	0.0	6.5	0.4	0.4	2.9	0.4	2.5
	30~<40	0.3	0.3	3.3	0.8	8.2	0.0	0.4	1.3	0.6	9.4	0.4	0.2	4.0	0.9	7.7
	40~<50	1.4	0.6	3.6	0.8	8.3	2.1	0.5	3.5	0.7	9.8	1.0	0.6	3.3	0.8	7.8
	50~<60	4.5	1.2	4.3	2.4	9.4	6.5	1.5	6.5	1.4	10.1	3.6	1.1	3.6	2.7	9.2
	60~<70	8.1	3.0	3.5	5.0	9.4	10.1	5.1	2.4	6.0	10.7	7.0	2.0	3.9	4.7	9.0
	≥70	16.8	4.6	4.8	7.2	7.7	26.5	7.2	7.4	9.3	11.1	11.6	3.2	3.9	6.5	6.5
女性	合计	4.5	0.8	1.4	1.9	9.2	5.3	0.7	1.2	1.9	10.4	4.0	0.8	1.5	1.9	8.8
	18~<30	0.7	0.7	0.7	0.8	8.8	1.0	1.0	0.0	0.0	8.2	0.7	0.7	0.7	1.1	9.0
	30~<40	0.3	0.1	0.3	0.5	5.8	0.0	0.0	0.0	0.7	9.2	0.4	0.2	0.4	0.5	4.7

续表

年龄组/岁		合计/%					城市居民自报慢性病患病率/%					农村居民自报慢性病患病率/%				
		冠心病	脑卒中	痛风	慢性阻塞性肺部疾病	慢性消化系统疾病	冠心病	脑卒中	痛风	慢性阻塞性肺部疾病	慢性消化系统疾病	冠心病	脑卒中	痛风	慢性阻塞性肺部疾病	慢性消化系统疾病
女性	40～<50	0.8	0.3	0.9	0.2	8.8	0.6	0.0	0.8	0.0	13.0	0.9	0.5	0.9	0.2	7.5
	50～<60	3.1	0.5	1.6	1.9	11.8	2.4	0.5	0.7	1.5	8.2	3.5	2.4	1.8	2.1	12.9
	60～<70	12.9	1.8	2.9	4.0	9.8	16.5	1.4	3.2	4.3	11.8	11.0	2.0	2.7	3.9	9.0
	≥70	17.5	2.6	3.9	6.7	12.0	22.7	3.1	4.2	8.5	14.1	15.1	2.4	3.8	6.1	11.3

随着文化程度升高，冠心病、慢性阻塞性肺部疾病自报患病率呈现降低趋势。高中/中专文化程度者脑卒中自报患病率高于小学、初中文化程度者脑卒中自报患病率。痛风自报患病率随着文化程度升高总体呈降低趋势，但高中/中专文化程度者该项数据高于初中、大专及以上文化程度者该项数据。慢性消化系统疾病自报患病率随着文化程度升高总体呈现降低趋势，但大专及以上文化程度者该项数据高于初中、高中/中专文化程度者该项数据（表12-27）。

表12-27　2020年不同文化程度、性别青岛市居民自报慢性病患病率

	文化程度	合计/%					城市居民自报慢性病患病率/%					农村居民自报慢性病患病率/%				
		冠心病	脑卒中	痛风	慢性阻塞性肺部疾病	慢性消化系统疾病	冠心病	脑卒中	痛风	慢性阻塞性肺部疾病	慢性消化系统疾病	冠心病	脑卒中	痛风	慢性阻塞性肺部疾病	慢性消化系统疾病
合计	文盲/半文盲	11.8	2.0	4.2	5.4	10.6	18.8	2.7	6.6	3.8	15.1	10.0	1.8	3.6	5.8	9.6
	小学	6.1	0.9	3.1	4.7	9.0	7.4	0.7	3.3	7.4	10.7	5.7	1.0	3.1	4.1	8.6
	初中	4.3	0.8	2.0	1.4	8.3	8.2	1.6	2.4	1.9	9.8	3.0	0.5	1.9	1.2	8.0
	高中/中专	2.6	1.7	2.6	1.2	7.8	4.2	2.8	1.6	1.3	8.8	1.8	1.1	3.0	1.1	7.4
	大专及以上	1.3	0.6	2.0	0.7	8.6	1.7	0.6	1.6	0.7	9.6	0.9	0.9	2.3	0.8	7.6
男性	文盲/半文盲	10.4	2.1	5.6	8.5	8.5	10.0	3.3	14.3	7.1	21.4	10.5	1.8	3.5	8.8	5.3
	小学	5.7	1.1	3.7	5.9	7.4	11.6	0.0	5.2	8.6	12.1	3.8	1.4	3.3	5.2	6.2
	初中	4.2	1.2	3.1	1.9	8.5	8.7	2.6	3.7	1.9	8.0	2.8	0.7	2.9	1.9	8.6
	高中/中专	3.2	2.1	4.0	0.9	7.2	4.9	4.5	2.4	0.6	9.1	2.4	0.9	4.5	0.9	6.6
	大专及以上	1.6	0.7	3.4	0.7	8.0	2.2	0.7	0.3	0.3	9.0	1.2	0.7	3.9	0.3	7.3
女性	文盲/半文盲	12.3	1.9	3.6	4.4	11.4	22.0	2.4	3.8	2.6	12.8	9.9	1.8	3.6	4.8	11.1
	小学	6.4	0.8	2.6	3.8	10.2	3.8	1.3	1.6	6.3	9.4	7.2	0.7	2.9	3.2	10.4
	初中	4.3	0.3	0.9	1.0	8.1	7.7	0.4	1.1	2.2	11.6	3.0	0.5	0.8	1.3	7.3
	高中/中专	1.8	1.2	0.8	1.6	8.5	3.5	0.9	0.7	2.1	8.3	0.8	1.3	0.8	1.3	8.6
	大专及以上	1.1	0.5	0.6	0.8	9.4	1.2	0.3	0.5	0.0	10.2	0.6	0.6	1.3	0.8	8.8

未婚者各类慢性病自报患病率均最低，离婚/丧偶/分居者各类慢性病自报患病率均最高（表12-28）。

表 12-28 2020 年不同婚姻状况、性别青岛市居民自报慢性病患病率

	婚姻状况	合计 /%					城市居民自报慢性病患病率 /%					农村居民自报慢性病患病率 /%				
		冠心病	脑卒中	痛风	慢性阻塞性肺部疾病	慢性消化系统疾病	冠心病	脑卒中	痛风	慢性阻塞性肺部疾病	慢性消化系统疾病	冠心病	脑卒中	痛风	慢性阻塞性肺部疾病	慢性消化系统疾病
合计	未婚	0.8	0.6	1.3	0.6	6.8	0.4	0.8	0.6	0.6	8.2	1.1	0.4	1.5	0.7	6.3
	已婚/同居	4.3	1.1	2.7	2.0	8.6	5.9	1.5	2.5	2.1	10.2	3.6	0.9	2.7	2.0	8.1
	离婚/丧偶/分居	10.6	2.7	2.8	4.6	12.5	15.0	1.7	6.0	4.0	10.0	9.0	3.0	1.8	4.8	13.3
男性	未婚	1.0	0.5	1.7	0.6	5.4	0.7	0.7	1.1	1.1	7.9	1.1	0.4	1.9	0.4	4.6
	已婚/同居	4.2	1.4	3.1	2.3	8.3	6.4	2.3	3.7	2.3	9.7	3.1	1.0	3.9	2.3	7.9
	离婚/丧偶/分居	5.7	2.9	4.8	3.2	8.1	4.2	0.0	12.5	0.0	12.5	6.5	4.3	2.2	4.3	6.5
女性	未婚	0.6	0.6	0.7	0.7	8.5	0.0	0.0	0.0	0.0	8.5	1.0	0.5	1.0	1.0	8.5
	已婚/同居	4.4	0.7	1.5	1.8	8.9	5.4	0.7	1.3	2.0			0.7	1.6	1.7	8.4
	离婚/丧偶/分居	12.8	2.6	1.9	5.2	14.3	22.2	2.8	2.9	5.9	8.8	10.0	2.5	1.7	5.0	15.8

离退休人员的各类慢性病自报患病率均最高,冠心病、脑卒中、痛风、慢性阻塞性肺部疾病、慢性消化系统疾病的自报患病率分别为 13.0%、3.4%、4.3%、5.0%、15.1%（表 12-29）。

表 12-29 2020 年不同职业、性别青岛市居民自报慢性病患病率

	职业	合计 /%					城市居民自报慢性病患病率 /%					农村居民自报慢性病患病率 /%				
		冠心病	脑卒中	痛风	慢性阻塞性肺部疾病	慢性消化系统疾病	冠心病	脑卒中	痛风	慢性阻塞性肺部疾病	慢性消化系统疾病	冠心病	脑卒中	痛风	慢性阻塞性肺部疾病	慢性消化系统疾病
合计	农林牧渔水利	4.4	1.5	2.8	3.2	7.1	12.5	4.2	6.5	4.3	6.5	4.0	1.4	2.6	3.2	7.2
	生产运输	0.6	0.3	1.3	1.7	4.0	1.2	1.2	3.0	0.0	4.5	0.4	0.0	0.9	2.1	3.8
	商业服务	1.8	0.8	1.8	0.4	8.3	2.5	1.6	1.2	0.0	8.3	1.3	0.3	2.1	0.5	8.4
	行政干部	2.7	0.3	2.0	2.6	11.1	3.3	0.0	2.5	0.8	13.4	2.2	0.5	1.6	3.8	9.7
	办事人员	2.2	0.4	2.4	0.0	11.8	1.8	0.0	2.9	0.0	14.3	2.8	0.9	1.9	0.0	9.3
	技术人员	0.4	0.9	2.5	0.7	8.2	0.0	1.0	2.3	0.0	7.0	0.9	0.9	2.6	0.6	8.4
	其他劳动者	2.4	0.8	3.2	1.1	8.4	2.3	1.2	2.4	1.6	7.7	2.4	0.6	3.4	0.9	8.6
	在校学生	1.5	0.4	1.2	0.4	6.5	1.9	0.0	0.0	0.0	10.0	1.4	0.5	1.4	0.5	5.8
	未就业者	5.7	1.0	2.9	1.8	5.8	4.3	1.1	0.0	4.3	10.1	6.1	0.9	3.2	1.3	4.8
	家务劳动者	7.9	0.5	1.4	3.6	9.6	9.9	0.0	0.0	4.6	10.5	7.2	0.7	1.9	3.2	9.3
	离退休人员	13.0	3.4	4.3	5.0	15.1	14.8	3.5	4.4	4.9	13.3	9.9	3.3	4.2	5.2	16.9
男性	农林牧渔水利	3.5	1.8	3.5	3.9	5.9	11.8	2.9	6.1	6.1	6.1	2.9	1.7	3.3	3.8	5.8
	生产运输	0.9	0.4	1.9	1.4	4.2	1.5	1.5	4.1	0.0	4.1	0.6	0.0	1.2	1.8	4.2
	商业服务	1.9	0.6	3.2	0.5	7.5	2.7	0.0	2.8	0.0	2.8	1.4	0.8	3.3	0.5	9.0
	行政干部	3.3	0.5	3.4	2.2	12.8	4.6	0.0	3.9	1.3	15.8	1.9	1.0	2.9	2.9	10.7
	办事人员	3.2	0.4	2.0	0.0	9.8	2.9	0.0	4.3	0.0	10.9	3.6	1.8	3.6	0.0	8.9
	技术人员	0.6	0.9	3.6	0.7	8.2	0.0	0.8	3.4	0.0	8.0	0.9	0.9	3.7	0.9	8.3

	职业	合计/%					城市居民自报慢性病患病率/%					农村居民自报慢性病患病率/%				
		冠心病	脑卒中	痛风	慢性阻塞性肺部疾病	慢性消化系统疾病	冠心病	脑卒中	痛风	慢性阻塞性肺部疾病	慢性消化系统疾病	冠心病	脑卒中	痛风	慢性阻塞性肺部疾病	慢性消化系统疾病
男性	其他劳动者	2.4	0.8	4.8	1.4	9.1	2.8	1.4	2.5	1.9	10.1	2.1	0.5	5.7	1.2	8.8
	在校学生	1.6	0.8	0.9	0.0	3.5	3.7	0.0	0.0	0.0	5.3	1.0	1.0	1.0	0.0	3.1
	未就业者	7.1	1.9	3.6	1.4	6.4	5.0	2.5	3.8	7.7	15.4	7.9	1.8	3.5	0.0	4.4
	家务劳动者	12.7	0.0	1.0	5.9	7.9	20.0	0.0	0.0	6.1	10.3	9.7	0.0	1.4	4.2	6.9
	离退休人员	13.9	5.7	5.6	6.2	13.0	16.8	7.7	6.6	3.9	13.2	9.9	3.0	5.0	7.9	12.9
女性	农林牧渔水利	5.5	1.2	1.9	2.4	8.7	14.3	7.1	7.7	0.0	7.7	5.2	1.0	1.7	2.5	8.7
	生产运输	0.0	0.0	0.0	2.4	3.5	0.0	0.0	0.0	0.0	5.9	0.0	0.0	0.0	2.9	2.9
	商业服务	1.6	1.0	0.4	0.4	9.2	2.3	1.5	0.0	0.0	12.2	1.2	0.6	0.6	0.6	7.5
	行政干部	1.9	0.0	0.0	3.2	8.7	1.4	0.0	0.0	0.0	9.3	2.4	0.0	0.0	4.8	8.4
	办事人员	1.3	0.0	0.9	0.0	13.6	1.0	0.0	1.7	0.0	16.9	2.0	0.0	0.0	0.0	9.8
	技术人员	0.0	1.0	0.6	0.0	8.2	0.0	1.5	0.0	0.0	7.3	0.0	0.8	0.8	0.0	8.5
	其他劳动者	2.4	0.8	1.1	0.7	7.4	1.5	0.8	2.3	1.1	3.4	2.7	0.8	0.8	0.5	8.4
	在校学生	1.5	0.0	1.5	0.8	9.1	0.0	0.0	0.0	0.0	14.3	1.8	0.0	1.8	0.9	8.1
	未就业者	4.8	0.4	2.5	2.1	5.4	3.8	0.0	0.0	2.3	7.0	5.1	0.5	3.1	2.0	5.1
	家务劳动者	6.9	0.6	1.5	3.1	10.0	7.6	0.0	0.0	3.3	10.6	6.7	0.8	1.9	3.1	9.7
	离退休人员	12.3	1.8	3.3	4.2	16.7	13.5	0.9	3.1	5.5	13.4	9.8	3.6	3.6	2.7	20.5

低收入者冠心病、脑卒中、痛风和慢性阻塞性肺疾病自报患病率均最高，分别为9.1%、2.6%、3.2%和3.4%；中等收入者和高收入者的这四类慢性病自报患病率差别均不大；高收入者慢性消化系统疾病自报患病率最高，为9.8%（表12-30）。

表12-30　2020年不同收入、性别青岛市居民自报慢性病患病率

	收入情况	合计/%					城市居民自报慢性病患病率/%					农村居民自报慢性病患病率/%				
		冠心病	脑卒中	痛风	慢性阻塞性肺部疾病	慢性消化系统疾病	冠心病	脑卒中	痛风	慢性阻塞性肺部疾病	慢性消化系统疾病	冠心病	脑卒中	痛风	慢性阻塞性肺部疾病	慢性消化系统疾病
合计	低收入	9.1	2.6	3.2	3.4	9.7	10.7	2.0	3.6	2.9	10.9	8.5	2.8	3.1	3.6	9.3
	中等收入	3.9	1.1	2.4	2.0	9.4	6.8	2.0	2.6	4.0	12.3	2.4	0.7	2.2	1.2	8.3
	高收入	3.4	1.0	2.6	1.5	9.8	4.9	1.3	2.2	2.0	9.4	2.1	0.8	2.7	1.3	10.0
男性	低收入	8.1	3.2	3.6	5.0	7.9	8.0	2.7	1.4	5.8	8.7	8.1	3.3	4.3	4.8	7.7
	中等收入	4.4	1.8	3.6	2.6	9.1	9.0	3.4	3.5	4.4	13.3	2.3	1.0	3.6	2.0	7.5
	高收入	3.3	1.3	4.3	2.0	9.6	5.2	1.3	4.1	1.6	8.6	1.7	1.0	4.4	2.1	10.2
女性	低收入	10.2	2.0	2.8	1.6	11.7	13.3	1.3	5.8	0.0	13.0	8.9	2.2	1.7	2.2	11.2
	中等收入	3.3	0.5	1.0	1.3	9.8	4.6	0.7	1.8	3.5	11.4	2.6	0.4	0.7	0.4	9.1
	高收入	3.5	0.6	0.3	1.0	9.9	4.5	0.7	0.0	2.5	10.3	2.6	0.5	0.5	0.3	9.7

报告十三
食物与营养摄入状况

一、能量及主要营养素摄入量

2020 年青岛 18 岁及以上居民平均每标准人日能量摄入量为 6 473.4 kJ（1 546.5 kcal），城市居民该项数据为 6 434.5 kJ（1 537.2 kcal），农村居民该项数据为 6 493.5 kJ（1 551.3 kcal）。达到膳食营养素参考摄入量（dietary reference intake，DRI）的人数所占比例为 15.1%，城市居民该比例为 16.6%，农村居民该比例为 14.4%。平均每标准人日蛋白质摄入量为 74.0 g，城市居民该数据为 73.7 g，农村居民该数据为 74.1 g，两者基本持平，达到 DRI 的人数所占比例为 48.2%，城市居民该比例为 48.0%，农村居民该比例为 48.2%。平均每标准人日脂肪摄入量为 35.6 g，城市居民该数据为 39.2 g，农村居民该数据为 33.7 g。平均每标准人日碳水化合物摄入量为 233.2 g，城市居民该数据为 223.0 g，农村居民该数据为 238.4 g（表 13-1、表 13-2）。

表 13-1　2020 年青岛市城乡居民每日人均能量及主要营养素摄入量

	城市居民每日人均能量及主要营养素摄入量	农村居民每日人均能量及主要营养素摄入量	合计
能量 /kJ	6 434.5	6 493.5	6 473.4
蛋白质 /g	73.7	74.1	74.0
脂肪 /g	39.2	33.7	35.6
碳水化合物 /g	223.0	238.4	233.2
膳食纤维 /g	12.2	13.2	12.8
维生素 A/μg	350.4	296.0	314.3
维生素 B_1/mg	1.1	1.3	1.3
维生素 B_2/mg	0.8	0.8	0.8
维生素 B_3/mg	13.3	13.1	13.2
维生素 C/mg	63.5	48.3	53.4
维生素 E/mg	11.2	9.9	10.3
钾 /mg	1 741.5	1 628.5	1 666.6
钠 /mg	914.0	694.8	768.7
钙 /mg	420.1	339.2	366.5
磷 /mg	934.0	891.0	905.5
镁 /mg	288.6	270.8	276.8

	城市居民每日人均能量及主要营养素摄入量	农村居民每日人均能量及主要营养素摄入量	合计
铁/mg	16.8	13.3	14.5
锰/mg	2.9	2.6	2.7
锌/mg	7.9	6.8	7.2
铜/mg	1.3	1.2	1.3
硒/μg	64.2	56.2	58.9

表 13-2　2020 年青岛市城乡居民每日人均能量及主要营养素摄入量达标率

	城市居民每日人均能量及主要营养素摄入量达标率/%	农村居民每日人均能量及主要营养素摄入量达标率/%	合计/%
能量	16.6	14.4	15.1
蛋白质	48.0	48.2	48.2
维生素 A	4.6	3.6	4.0
维生素 B_1	25.8	31.9	29.8
维生素 B_2	6.9	7.0	7.0
维生素 B_3	33.4	30.0	31.1
维生素 C	18.4	9.9	12.7
钙	8.4	4.3	5.7
铁	54.6	43.7	47.4
锌	14.3	8.2	10.2
硒	40.8	31.1	34.4

　　2020 年青岛 18 岁及以上居民平均每标准人日维生素 A（视黄醇当量）摄入量为 314.3 μg，城市居民该数据为 350.4 μg，农村居民该数据为 296.0 μg；平均每标准人日维生素 B_1（硫胺素）摄入量为 1.3 mg，城市居民该数据为 1.1 mg，农村居民该数据为 1.3 mg；平均每标准人日维生素 B_2（核黄素）摄入量为 0.8 mg，城市、农村居民该数据均为 0.8 mg；平均每标准人日维生素 B_3（烟酸）摄入量为 13.2 mg，城市居民该数据为 13.3 mg，农村居民该数据为 13.1 mg；平均每标准人日维生素 C（抗坏血酸）摄入量为 53.4 mg，城市居民该数据为 63.5 mg，农村居民该数据为 48.3 mg。城乡居民膳食中维生素 A、维生素 B_1、维生素 B_2、维生素 B_3、维生素 C 存在摄入不足风险的比例均较高，摄入量达标率分别为 4.0%、29.8%、7.0%、31.1%、12.7%（表 13-1、表 13-2）。

　　2020 年青岛 18 岁及以上居民平均每标准人日钾的摄入量为 1 666.6 mg，城市居民该数据为 1 741.5 mg，农村居民该数据为 1 628.5 mg；钠的摄入量为 768.7 mg，城市居民该数据为 914.0 mg，农村居民该数据为 694.8 mg；钙的摄入量为 366.5 mg，城市居民该数据为 420.1 mg，农村居民该数据为 339.2 mg；磷的摄入量为 905.5 mg，城市居民该数据为 934.0 mg，农村居民该数据为 891.0 mg；镁的摄入量为 276.8 mg，城市为居民该数据 288.6 mg，农村居民该数据为 270.8 mg；铁的摄入量为 14.5 mg，城市居民该数据为 16.8 mg，农村居民该数据为 13.3 mg；锰的摄入量为 2.7 mg，城市居民该数据为 2.9 mg，农村居民该数据为 2.6 mg；锌的摄入量为 7.2 mg，城市居民该数据为 7.9 mg，农村居民该数据为 6.8 mg；铜的摄入量为 1.3 mg，城市居民该数据为 1.3 mg，农村居民该数据为 1.2 mg；硒的摄入量为 58.9 μg，城市居民该数据为 64.2 μg，农村居民该数据为 56.2 μg。城市居民钾、钠、钙、磷、镁、铁、锰、锌、铜、硒十种矿物质的摄入量均高于农村居民的摄入量。城乡居民中钙、铁、锌、硒存在摄入不足风险的比例均较高,摄入量达标率分别为 5.7%、47.4%、10.2% 和 34.4%(表 13-1、表 13-2)。

二、膳食构成

2020 年青岛 18 岁及以上居民能量的主要食物来源中,谷类占比最高,为 56.8%(城市居民该数据为 51.7%,农村居民该数据为 58.4%);动物性食物次之,占 20.5%(城市居民该数据为 24.0%,农村居民该数据为 19.7%);薯类、杂豆类占 5.3%(城市居民该数据为 5.0%,农村居民该数据为 6.8%);纯热能食物占 9.3%(城市居民该数据为 10.3%,农村居民该数据为 7.5%);大豆类占 2.3%(城市居民该数据为 2.2%,农村居民该数据为 2.3%);其他食物占 5.8%(城市居民该数据为 6.8%,农村居民该数据为 5.3%)。

蛋白质的食物来源中,谷类占比最高,为 42.9%(城市居民该数据为 38.4%,农村居民该数据为 45.1%);动物性食物次之,占比为 39.9%(城市居民该数据为 45.8%,农村居民该数据为 36.9%);大豆类占 2.5%(城市居民该数据为 2.3%,农村居民该数据为 2.5%);其他食物占 14.8%(城市居民该数据为 13.5%,农村居民该数据为 15.4%)。

脂肪的食物来源中,动物性食物占比为 62.4%(城市居民该数据为 65.5%,农村居民该数据为 60.7%);植物性食物占比为 37.6%(城市居民该数据为 34.5%,农村居民该数据为 39.3%)(表 13-3)。

表 13-3 2020 年青岛市城乡居民膳食构成

食物		城市居民膳食构成/%	农村居民膳食构成/%	合计/%
能量的食物来源	谷类	51.7	58.4	56.8
	大豆类	2.2	2.3	2.3
	薯类、杂豆类	5.0	6.8	5.3
	动物性食物	24.0	19.7	20.5
	纯热能食物	10.3	7.5	9.3
	其他	6.8	5.3	5.8
蛋白质的食物来源	谷类	38.4	45.1	42.9
	大豆类	2.3	2.5	2.5
	动物性食物	45.8	36.9	39.9
	其他	13.5	15.4	14.8
脂肪的食物来源	动物性食物	65.5	60.7	62.4
	植物性食物	34.5	39.3	37.6

三、总结

(一)膳食营养素摄入量

2020 年青岛 18 岁及以上居民平均每标准人日能量摄入量为 6 473.4 kJ(1 546.5 kcal),城市居民该项数据为 6 434.5 kJ(1 537.2 kcal),比农村居民数据低 59 kJ(14.1 kcal),与 2002 年比减少了 3 212.6 kJ(767.5 kal),达到 DRI 标准。但达到 DRI 的人数所占比例仅为 15.1%(城市居民该数据为 16.6%,农村居民该数据为 14.4%),反映出青岛地区能量摄入仍不均衡。

平均每标准人日蛋白质摄入量为 74.0 g(城市居民该数据为 73.7 g,农村居民该数据为 74.1 g),

城乡居民差异不明显。蛋白质摄入量比 2005 年增加了 5.7 g,达到 DRI 标准,达到 DRI 的人数所占比例为 48.2%,城市居民该数据为 48.0%,农村居民该数据为 48.2%,反映出青岛地区蛋白质摄入量达标,但城乡居民仍有 50% 以上的人群未达到推荐标准。平均每标准人日脂肪摄入量为 35.6 g（城市居民该数据为 39.2 g,农村居民该数据为 33.7 g）;脂肪摄入量与 2002 年相比减少了 54.4 g,略高于《中国居民膳食指南（2016）》[①]推荐的摄入量。

平均每标准人日维生素 A、维生素 B_1、维生素 B_2、维生素 B_3、维生素 C 摄入量分别为 314.3 μg、1.3 mg、0.8 mg、13.2 mg、53.4 mg;城市与农村居民相比,城市居民维生素 A、维生素 C 摄入量比农村居民分别增加了 54.4 μg、15.2 mg,其他维生素摄入量差别不大;城乡居民膳食中维生素 A、维生素 B_1、维生素 B_2、维生素 B_3、维生素 C 存在摄入不足风险的比例均较高,摄入量达标率分别为 4.0%、29.8%、7.0%、31.1%、12.7%,应注意对维生素的补充。

矿物质中,钙的平均每标准人日摄入量为 366.5 mg（城市居民该数据为 420.1 mg,农村居民该数据为 339.2 mg）,城市居民该数据比农村居民该数据高 80.9 g,但均远低于推荐摄入量 800 mg,达标率仅为 8.4%。钙的摄入对人体有重要作用,而乳类是钙的最佳食物来源,本次调查结果显示平均每标准人日乳类摄入量为 24.1 g,比 2002 年相比减少了 20.6 g,也远低于中国居民平衡膳食宝塔中推荐的每天摄入 300 g,所以今后应大力提倡乳类的消费。

（二）膳食构成

2020 年青岛 18 岁及以上居民能量的主要食物来源中,谷类占比最高,为 51.7%（城市居民该数据为 52.6%,农村居民该数据为 51.3%）,2002 年占比为 47.3%,占比较 2002 年略有上升;动物性食物次之,占 19.5%（城市居民该数据为 24.6%,农村居民该数据为 17.3%）,2002 年占比为 19.6%,两者基本持平。

蛋白质的食物来源中,动物性食物占比为 39.9%（城市居民该数据为 45.8%,农村居民该数据为 36.9%）,2002 年占比为 39.4%,两者基本持平;谷类占比为 42.9%（城市居民该数据为 38.4%,农村居民该数据为 45.1%）,2002 年占比为 43.5,两者基本持平;大豆类占 2.5%（城市居民该数据为 2.3%,农村居民该数据为 2.5%）,较 2002 年占比（4.4%）略低。

脂肪的食物来源中,动物性食物占比为 62.4%（城市居民该数据为 65.5%,农村居民该数据为 60.7%）,2002 年占比为 35.0%,2020 年动物性食物脂肪占比明显提高;植物性食物占比为 37.6%（城市居民该数据为 34.5%,农村居民该数据为 39.3%）,2002 年占比为 65.0%,2020 年植物性食物脂肪占比明显降低。

---

① 中国营养学会. 中国居民膳食指南（2016）[M]. 北京:人民卫生出版社,2016.

报告十四
主要发现和建议

一、主要发现

（一）慢性病危险因素

（1）男性吸烟率处于高水平流行状态，控烟措施仍需加强。2020年青岛市18岁及以上居民吸烟率、现在吸烟率分别为28.7%、23.5%，吸烟率较2018年山东省数据（29.0%）略有降低，较2002年青岛市数据（25.8%）有明显升高，现在吸烟率较2018年山东省数据（22.6%）略有升高。男性吸烟率和现在吸烟率分别为56.1%、46.0%，青岛市2020年男性吸烟率高于2018年山东省监测数据（55.6%）0.5个百分点，男性现在吸烟率高于2018年山东省监测数据（43.6%）2.4个百分点，与2002年青岛市男性吸烟率（24.4%）相比，2020年青岛市男性吸烟率明显升高。2020年青岛市18岁及以上居民男性吸烟率和现在吸烟率均远高于女性的数据。女性吸烟率（1.5%）和现在吸烟率（1.1%）与2018年山东省数据（1.9%、1.3%）相比均低于同人群监测水平，女性吸烟率较2002年数据（26.9%）亦有明显降低。和2002年青岛市总人群、男性人群的吸烟率相比，2020年数据有明显升高，提示青岛市总体的吸烟水平仍然较高，说明青岛市控烟工作仍需进一步加强，且应该重点针对男性采取控烟措施。

（2）饮酒行为普遍存在。2020年青岛市18岁及以上居民12个月内饮酒率为37.2%，男性饮酒率为61.4%，约为女性该数据（13.1%）的4.7倍。与2018年山东省监测结果（39.2%）相比，青岛市18岁及以上居民过去12个月内饮酒率低于山东省同人群数据2.0个百分点，且饮酒者人均每日酒精摄入量、危险饮酒率和有害饮酒率较2018年山东省数据均有所降低。数据显示，2020年青岛市18岁及以上居民人均每日酒精摄入量为25.9 g，明显低于2018年山东省的30.8 g，但略高于2015年山东省的23.3 g，男性人均每日酒精摄入量（29.8 g）远高于女性人均每日酒精摄入量（4.8 g），城市居民该数据高于农村居民该数据，随着年龄的增长，饮酒者酒精摄入量呈波动趋势。2020年青岛市居民中饮酒者的危险饮酒率为7.2%，较2018年山东省对应人群监测数据（8.7%）有所降低，有害饮酒率为13.9%，亦低于2018年全山东省有害饮酒率（15.1%）。无论男、女还是城乡居民，2020年青岛市危险饮酒率和有害饮酒率较2018年山东省监测数据皆有所降低，但对当前过量饮酒行为仍需重视，特别是针对男性和城市地区。

（3）蔬菜、水果摄入不足的情况普遍存在，猪肉摄入量偏高。青岛市2020年18岁及以上居民蔬菜的平均摄入量为401.7 g/d，达到了《中国居民膳食指南（2016）》的推荐标准（300～500 g/d），略低于2018年山东省同人群的摄入量（424.2 g/d）；水果的平均摄入量为199.6 g/d，略低于《中国居民膳食指南（2016）》的推荐标准（200～400 g/d），但高于2018年山东省的摄入量（147.7 g/d）；蔬菜、水果每天的平均摄入量为 601.2 g/d,高于 2018 年山东省的摄入量(560.0 g/d),也高于 2013 年全国的摄入量(452.9 g/d)。虽然青岛市居民蔬菜、水果每天人均摄入量总体达到《中国居民膳食指南(2016)》推荐标准,但蔬菜、水果摄入不足率仍高达 39.4%。青岛市 2020 年 18 岁及以上居民猪肉的平均摄入量为91.0 g/d,高于 2018 年山东省的摄入量(86.0 g/d),也远远超过了《中国居民膳食指南(2016)》禽畜肉类的推荐标准(40～75 g/d)。这提示青岛市 18 岁及以上居民的膳食结构不均衡,需引起足够重视。

(4)居民经常锻炼率较低,静态生活方式普遍。2020 年青岛市 18 岁及以上居民每周中等强度职业性身体活动累计时间为 6.3 h,女性该数据(7.1 h)高于男性该数据(5.5 h),农村居民该数据(4.8 h)高于城市居民该数据(4.4 h)。每周高强度职业性身体活动累计时间为 2.8 h,明显低于 2018 年山东省18 岁及以上居民每周高强度职业性身体活动累计时间(4.2 h)。交通性身体活动每周累计时间为 3.6 h,男性和女性该数据差别、城市与农村居民该数据差别均不明显。居民的经常锻炼率为 21.9%,与 2018年山东省的 17.1%相比高了 4.8 个百分点,其中,男性经常锻炼率高于女性经常锻炼率,城市居民经常锻炼率高于农村居民经常锻炼率。居民平均每天静态时间为 5.9 h,与 2018 年山东省监测数据(4.5 h)相比增加了 1.4 h,同时高于 2013 年全国水平(4.9 h)1.0 h。

(二)主要慢性病患病情况

(1)成人居民肥胖与中心性肥胖呈持续上升趋势。2020 年青岛市超过 60.0%的 18 岁及以上居民处于超重和肥胖状态,中心性肥胖人群的患病率高达 64.9%,男性、女性超重率相近,男性肥胖率(28.0%)高于女性肥胖率(22.5%),男性中心性肥胖率(68.2%)高于女性中心性肥胖率(61.6%)。城乡居民 BMI 均值、超重率、肥胖率差别不大,农村居民中心性肥胖率(66.5%)高于城市居民中心性肥胖率(61.5%)。2002—2020 年,青岛市居民 BMI 均值、肥胖率均呈上升趋势,2020 年 BMI 均值、肥胖率分别较 2002 年上升 2.4 个百分点、32.6 个百分点。2020 年青岛市居民肥胖率、中心性肥胖率分别较 2018 年山东省慢性病及其危险因素监测结果高出 1.9 个百分点、8.0 个百分点,分别较 2013 年全国水平高出 11.1 个百分点、15.3 个百分点。

(2)成人居民高血压患病形势依然严峻。2020 年青岛市 18 岁及以上居民高血压患病率为27.9%,与 2018 年山东省平均水平(27.6%)、2013 年全国平均水平(27.8%)相近。男性高血压患病率(31.8%)高于女性高血压患病率(24.0%),城乡居民高血压患病率差别不大;而在高血压患者中,仅有 43.2%的高血压患者被医疗机构明确诊断并知晓患病,超过 1/3(34.1%)的患者采取了治疗措施。高血压知晓率和治疗率均存在女性数据高于男性数据,城市居民数据高于农村居民数据的现象。而在所有高血压患者中,仅有 14.2%的高血压患者的血压得到了有效控制,城市居民高血压控制率(20.2%)高于农村高血压控制率(11.4%),男、女高血压控制率差异不大,高血压控制率高于 2018 年山东省平均水平(10.4%)和 2013 年全国平均水平(9.7%)。

(3)成人居民糖尿病患病率呈快速上升趋势。2020 年青岛市 18 岁及以上居民糖尿病患病率为9.9%,与 2010 年全国平均水平(9.7%)相近,略低于 2018 年全省平均水平(10.3%)。男性糖尿病患病率(10.8%)高于女性糖尿病患病率(8.9%),城乡居民糖尿病患病率无明显差异;而在糖尿病患者中,仅有 43.0%的糖尿病患者被医疗机构明确诊断并知晓患病,仅有 26.6%的患者采取了治疗措施。男性与女性糖尿病知晓率、城乡居民糖尿病知晓率均无明显差异。女性糖尿病治疗率(31.7%)高于男性糖尿病治疗率(22.2%),城乡居民糖尿病治疗率无明显差异。而仅有 31.4%的糖尿病患者的血糖得到了有效控制,略高于 2018 年山东省平均水平(29.8%),但低于 2013 年全国平均水平(33.0%)。

(4)成人血脂异常患病率较高。2020 年青岛市 18 岁及以上居民血脂异常患病率为 40.5%,

高于 2018 年全省平均水平(33.0%)。男性血脂异常患病率(47.5%)明显高于女性血脂异常患病率(33.6%),城乡居民血脂异常患病率无明显差别。2020 年,青岛市居民高胆固醇血症患病率为12.9%(高于 2018 年山东省的 10.6%和 2013 年全国的 7.1%),高甘油三酯血症患病率为 21.1%(高于 2018 年山东省的 14.2%和 2013 年全国的 13.8%),高低密度脂蛋白血症患病率为 7.5%(低于2018 年山东省的 11.2%和 2013 年全国的 8.0%),低高密度脂蛋白血症患病率为 15.2%(与 2018 年山东省的 15.5%相近,但低于 2013 年全国的 20.3%)。

(三)自报健康状况

自报健康行为率较低。2020 年青岛市 18 岁及以上居民健康体检率为 64.9%;居民体重测量率为 70.0%;居民 1 个月内血压测量频率占比仅为 44.9%,6 个月内血压测量频率占比为 62.6%,仍有14.3%的居民从未测量过血压;仅有 35.1%的居民 6 个月内测过血糖,30.5%的居民从未测过血糖;仅有 22.3%的居民 6 个月内测过血脂,45.0%的居民从未测过血脂。

二、建议

(一)健全政府主导、多部门协作、全社会共同参与的慢性病综合防控工作机制

(1)坚持政府主导、部门协作、社会参与。逐步建立各级政府主导、相关部门密切配合的跨部门慢性病防控协调机制,完善疾病预防控制机构、基层医疗卫生机构和医院分工合作的慢性病综合防控工作体系,调动全社会力量广泛参与,营造有利于慢性病防控可持续发展的政策环境和社会环境。

(2)各级政府部门领导要高度重视慢性病防控工作,进一步加大对慢性病防控的投入。大力加强全科医生的培养和基层卫生服务机构专业技术人员的继续教育,真正发挥基本公共卫生服务在慢性病防控方面"关口前移"的作用。加强以慢性病健康危险因素监测为主的监测体系建设,了解疾病及其危险因素流行状况,为评价干预效果提供依据。

(3)进一步加强慢性病综合防控示范区建设,有效开展全民健康生活方式行动等系列活动,推进慢性病及其危险因素的防控。

(4)紧密结合疾病预防控制机构和医疗卫生服务机构,建立层次清晰的慢性病监测和防治体系。坚持预防为主、防治结合、重心下沉。加强防治结合,以社区为平台,促进疾病预防、干预、治疗的有机结合。

(二)广泛开展健康促进活动,推广健康生活方式,控制慢性病危险因素流行

(1)大力推进"三减控三高"项目实施。以监测为基础,采取"1+N"工作模式,扎实推进项目工作,通过特色创建,引领全市项目工作,以项目为抓手,引导居民践行健康生活方式。

(2)大力推进专项防控行动。持续深入开展"一评二控三减四健"专项行动,推进专项行动"立体化"开展,针对重点人群、重点场所,统筹推进宣传、健康指导、人员培训等工作,实现社区、餐饮企业、学校、二级以上医疗机构全部覆盖。大力推进骨质疏松防治行动,持续举办"健骨操"比赛、"万步有约"健走激励大赛,不断提升全市职业人群骨骼健康水平。

(3)大力推广全民健身行动。建设居民健身良好环境,将公共体育设施建设纳入国土空间规划,居住区全面配建公共体育设施。建立体医融合服务模式,将运动处方、个性化健身指导与家庭医生签约服务、健康教育、慢病管理等相结合,打造体医融合示范社区。大力开展群众性健身运动,加强民间传统体育项目的发掘、整理和传播推广工作,构建"一区一品牌、一街一特色"的全民健身活动格局。

(4)大力推广医防融合创新引领。落实"健康青岛"建设各项行动,加强医防融合,建立完善疾病

预防控制机构与医疗机构以及上级医院与基层医院相互交流的平台，积极防控心脑血管疾病、癌症、慢性呼吸系统疾病等重大慢性病。

（5）大力实施烟草控制措施。加强控烟法治保障，广泛开展控烟宣传，多渠道营造控烟氛围，大力创建无烟环境，以国际控烟项目合作为引领，提升青岛市控烟水平。

（三）坚持"关口前移"，做细做实慢性病全程管理

（1）防控"关口前移"，加强重点慢性病的早期发现。通过首诊测血压制度化、重点慢性病机会性筛查普及化等措施，加大重点慢性病"早发现"力度。

（2）完善区域信息平台，实现医疗卫生机构间互联互通。建设全市互通的卫生健康专网，建成市级、区（市）级全民健康信息平台，实现包括慢性病在内的医疗数据的快速自动采集，为健康医疗大数据应用发展和医防融合应用打下坚实的基础。

（3）发挥中医药特色，强化慢性病全程管理服务。将中医药健康素养纳入党委政府人口与计划生育责任制考核。

（4）加强医保衔接，为重大慢性病患者提供扎实保障。

（5）促进医养结合，动员社会力量参与慢性病防控。在全市建立"医中有养，养中有医，医联结合，养医签约，两院一体，居家巡诊"六种医养结合类型，为广大老年人提供医养服务，逐步实现预、医、养、康、护有效衔接的服务新格局。

（四）完善监测工作，加强科学研究与合作，不断完善慢性病预防控制策略和措施

不断完善居民健康状况与慢性病监测网络，扩展监测内容、范围，提高监测质量，加强监测信息共享与利用。加强与国内外科研机构的合作，不断拓宽慢性病防控的研究领域，针对各种慢性病危险因素展开专题调查，深入探讨慢性病发病因素，制定有效的慢性病防控策略和措施，并评价防治效果。

附　录
调查问卷

贴问卷编码条处

《中华人民共和国统计法》第三章第十五条规定,"属于私人、家庭的单项调查资料,非经本人同意,不得泄露"。

青岛市居民健康危险因素调查个人问卷

调查对象姓名:＿＿＿＿＿＿　身份证号码:＿＿＿＿＿＿＿＿＿＿＿＿　电话:＿＿＿＿＿＿

调查区/市名称:	调查点代码:	⬜⬜⬜⬜⬜⬜
街道/乡镇名称:	街道/乡镇代码:	⬜
居委会/村名称:	居委会/村代码:	⬜
调查对象	个人代码:⬜⬜　采血编码:⬜⬜⬜⬜	
调查员签名:＿＿＿＿＿＿＿＿＿	日期:⬜⬜⬜⬜ 年 ⬜⬜ 月 ⬜⬜ 日	
调查点质控员签名:＿＿＿＿＿＿	日期:⬜⬜⬜⬜ 年 ⬜⬜ 月 ⬜⬜ 日	

青岛市疾病预防控制中心制

调查开始时间（24 小时制）：□□时□□分

第一部分　基本信息		
A1	您的出生日期 调查员注意：哪项记不清则在相应项内靠右填"－9"	□□□□年□□月□□日
A2	性别	1　男 2　女
A3	您的民族	1　汉族　　　　7　彝族 2　壮族　　　　8　土家族 3　满族　　　　9　蒙古族 4　回族　　　　10　朝鲜族 5　苗族　　　　11　藏族 6　维吾尔族　　88　其他民族
A4	您的文化程度	1　未接受正规学校教育　5　高中/中专/技校 2　小学未毕业　　　　　6　大专毕业 3　小学毕业　　　　　　7　本科毕业 4　初中毕业　　　　　　8　研究生及以上
	文化程度指调查对象接受国内外教育所取得的最高学历或与现有文化水平相当的学历,对于尚未毕业的学生或肄业的调查对象,则指的是已经获得的学历,如调查对象是一名高一学生,则选择选项"初中毕业"。 1. 未接受正规学校教育:指从未上过学,或不能阅读通俗书报,不能写便条的人。 2. 小学未毕业:指接受小学教育,但没有毕业的人,也包括能阅读通俗书报、写便条,达到扫盲标准的人。 3. 小学毕业:指小学毕业,未接受初中教育及以上教育,或者接受初中教育的肄业及在校生。 4. 初中毕业:指初中毕业,未接受高中及以上教育,或者接受高中教育的肄业及在校生。 5. 高中/中专/技校:指接受高中(包括普通高中、职业中学和中等专业学校)教育的毕业生,以及接受大学本科或专科教育的肄业或在校生。 6. 大专毕业:指接受国家大学专科等高等教育的毕业生。 7. 本科毕业:指接受国家大学(国家承认的自考、夜大、电大、函大和其他形式的授予本科学位的大学也在此类)本科高等教育的毕业生,以及接受硕士研究生教育的肄业或在校生。 8. 研究生及以上:指接受过硕士、博士研究生教育的毕业生。		
A5	您目前的婚姻状况	1　未婚　　　4　丧偶 2　已婚　　　5　离婚 3　同居　　　6　分居
	未婚:指从未结过婚。 已婚:处于无婚姻问题的在婚状态,包括因工作等两地分居的情况。 同居:没有婚姻关系,与他人同居。		

第一部分　基本信息		
A5	丧偶:丧偶且未再婚。 离婚:离异且未再婚。 分居:目前有配偶,但因婚姻出现问题与配偶分开居住。	
A6	您的职业	1　农林牧渔水利业生产人员 2　生产、运输设备操作人员及有关人员 3　商业、服务业人员 4　国家机关、党群组织、企业、事业单位负责人 5　办事人员和有关人员 6　专业技术人员 7　军人 8　其他劳动者 9　在校学生 10　未就业者 11　家务劳动者 12　离退休人员

调查对象包括在业人员和不在业人员。对于同时从事几种职业(兼职)的在业人员,以工作时间最为固定、收入为主要经济来源的职业为其职业。对于离退休后又工作的,如果工作时间超过 1 年的,算在业人员并以目前职业计。

在业人员:

1. 农林牧渔水利业生产人员:从事农业、林业、畜牧业、渔业及水利业生产、管理、产品初加工的人员。

2. 生产、运输设备操作人员及有关人员:从事矿产勘查、开采,产品生产制造,工程施工和运输设备操作的人员及有关人员。

3. 商业、服务业人员:从事商业、餐饮、旅游娱乐、运输、医疗辅助及社会和居民生活等服务工作的人员。

4. 国家机关、党群组织、企事业单位负责人:在中国共产党中央委员会和地方各级党组织,各级人民代表大会常务委员会,人民政协,人民法院,人民检察院,国家行政机关,各民主党派,工会、共青团、妇联等人民团体,群众自治组织和其他社团组织及其工作机构,企业、事业单位中担任领导职务并具有决策、管理权的人员。

5. 办事人员和有关人员:在国家机关、党群组织、企业、事业单位中从事行政业务、行政事务工作的人员和从事安全保卫、消防、邮电等业务的人员。

6. 专业技术人员:从事科学研究和专业技术工作的人员,包括科学研究人员、科技管理和辅助人员、飞机和船舶技术人员、医疗卫生人员、法律工作人员、经济管理专业人员、教师、教学辅助人员、文艺和体育工作人员。

7. 军人:指在军队、武警部队正在服役的人员。

8. 其他劳动者:不便分类的其他从业人员。

第一部分　基本信息		
A6	不在业人员： 9. 在校学生：指正在就读的大学生、中学生。 10. 未就业者：指无业在家人员以及毕业尚未找到工作的学生，不包括离退休人员。 11. 家务劳动者：主要从事家务活动（如洗衣、做饭）者，如家庭主妇，下岗在家从事家务者属于未就业者。 12. 离退休人员：指按国家规定而脱离工作岗位，没有再从事固定职业者。	
A7	您目前参加了哪种医疗保险？ **（可多选，调查员注意：须读出答案）**	1　城镇职工基本医疗保险　5　商业医疗保险 2　公费医疗　　　　　　　6　其他 3　城镇居民医疗保险　　　7　没参加 4　新型农村合作医疗　　　99　不清楚
A8	您的户籍所在地是？	1　本县（区） 2　在本地市所属其他区 3　在本地市所属其他县 4　在本省（自治区、直辖市）所属其他地市 5　在其他省（自治区、直辖市）
A9	2018 年，您家的纯收入是多少？ **调查员注意：年收入和月收入只记录其 1 项**	1　□□□，□□□元／月 2　□□□，□□□元／年 8　拒绝回答 9　不知道具体收入额
A10	您家庭有几个人？	□□人

第二部分　吸烟情况			
现在吸烟情况			
B1	您现在吸烟吗？每天吸，不是每天吸，还是不吸？	1　是的，每天吸 ……………→ 2　是的，但不是每天吸 …→ 3　以前吸，但现在不吸 ……→ 4　从不吸 ……………………→	B2 B3 B7 B11
B2	您是从什么时候开始每天吸烟的？ **调查员注意：记不清填"−9"**	□□周岁	
B3	您现在平均每天（每周）吸多少支机制卷烟？ **调查员注意：每日吸烟者回答选项 1，非每日吸烟者回答选项 2**	1　□□支／天 2　□□支／周 3　不吸机制卷烟	

续表

第二部分　吸烟情况			
戒烟行为			
B4	您是否戒过烟？（这里的戒烟指认真考虑过要戒烟并有所行动）	1　是,过去 12 个月内 2　是,12 个月以前 3　否	
B5	下面哪个选项最符合您关于戒烟的想法	1　准备在一个月内戒烟 2　考虑在 12 个月内戒烟 3　会戒烟,但不会在 12 个月内 4　不想戒烟 …………………… ➔ 9　不知道 …………………… ➔	 B9 B9
B6	促使您打算戒烟的一个最主要的原因是	1　因为所患的疾病 2　担心影响今后健康(尚未患病) 3　因经济负担过重 4　家人反对 5　医生建议 8　其他	B9
B7	您停止吸烟多长时间了？ **调查员注意:仅包括调查对象完全戒烟的情况,还在偶尔吸烟的情况不包括在内。注意只能填写一项**	a □□ 年 b □□ 月 c □□ 周 d □□ 日	
	调查员注意:如果 B7<1 年(<12 个月) …………………… ➔		B11
B8	促使您戒烟的一个最主要的原因是	1　因为所患的疾病 2　担心影响今后健康(尚未患病) 3　因经济负担过重 4　家人反对 5　医生建议 8　其他	
B9	在过去的 12 个月内,您看病时,医护人员是否建议您戒烟？	1　没有看过病 2　没有询问过 3　看病时医生曾建议戒烟 4　看病时医生没有建议戒烟	
B10	在过去 12 个月内,您是否使用过尼古丁替代治疗或其他西药尝试戒烟？	1　是 2　否	

续表

第二部分　吸烟情况		
二手烟暴露		
B11	通常情况下,您每周接触二手烟的天数是(二手烟是指吸烟时,吸烟者呼出的以及卷烟末端散发出的烟雾)	1　每天 2　平均每周有 4～6 天 3　平均每周有 1～3 天 4　没有 9　不知道/记不清	

第三部分　饮酒情况			
C1	过去 12 个月里,您喝过酒吗?	1　喝过,在过去 30 天以前 2　喝过,在 30 天内 3　没喝过 ┈┈┈┈┈┈➔	D1
C2	过去 12 个月里,您饮酒的频率如何? **调查员注意:须读出选项**	1　每天 2　5～6 天/周 3　3～4 天/周 4　1～2 天/周 5　1～3 天/月 6　少于 1 天/月	

请回答:过去 12 个月里,您对下列酒类的饮用频率通常是一天喝多少?

调查员注意:记不清在小数点前靠右填"−9",没有饮用则不填饮用频率和饮酒量

		a　是否饮用 1是,2否	b　饮用频率(只填其中 1 项)			过去 12 个月中饮酒的日子里,通常一天的饮用量
			b1 天/周	b2 天/月	b3 天/12月	
C3	a. 白酒(≥42 度)	☐	☐	☐☐	☐☐☐	☐☐☐☐ g
	b. 白酒(<42 度)	☐	☐	☐☐	☐☐☐	☐☐☐ g
	c. 啤酒(4 度)	☐	☐	☐☐	☐☐☐	☐☐☐☐ mL
	d. 黄酒(18 度)	☐	☐	☐☐	☐☐☐	☐☐☐ g
	e. 米酒(18 度)	☐	☐	☐☐	☐☐☐	☐☐☐ g
	f. 葡萄酒(10 度)	☐	☐	☐☐	☐☐☐	☐☐☐ g
	g. 青稞酒(3 度)	☐	☐	☐☐	☐☐☐	☐☐☐☐ g

第四部分 饮食情况

D1	过去 12 个月里,您通常一天吃几顿饭?	☐ 顿		

		就餐地点		
		a 家	b 食堂	c 餐馆
D2	过去 12 个月里,您通常一周在不同就餐地点吃早餐的天数?	☐ 天	☐ 天	☐ 天
D3	过去 12 个月里,您通常一周在不同就餐地点吃午餐的天数?	☐ 天	☐ 天	☐ 天
D4	过去 12 个月里,您通常一周在不同就餐地点吃晚餐的天数?	☐ 天	☐ 天	☐ 天

请回忆在过去 12 个月里通常情况下,您是否吃过下列食物,并估计各类食物的食用频率和食用量。

		a 是否食用 1 是,2 否	b 食用频率(只填其中 1 项)				平均每次食用量
			b1 次数/天	b2 次数/周	b3 次数/月	b4 次数/年	
D5	大米及其制品(按生重记录)	☐	☐	☐	☐	☐☐	☐☐☐☐ g
D6	小麦面粉及其制品(按生重记录)	☐	☐	☐	☐	☐☐	☐☐☐☐ g
D7	豆类及其制品(按豆腐记录)	☐	☐	☐	☐	☐☐	☐☐☐☐ g
D8	猪肉(按生重记录)	☐	☐	☐	☐	☐☐	☐☐☐☐ g
D9	牛、羊等畜肉(按生重记录)	☐	☐	☐	☐	☐☐	☐☐☐☐ g
D10	禽肉(按生重记录)	☐	☐	☐	☐	☐☐	☐☐☐☐ g
D11	水产品(按生重记录)	☐	☐	☐	☐	☐☐	☐☐☐☐ g
D12	新鲜蔬菜(按可食部生重记录)	☐	☐	☐	☐	☐☐	☐☐☐☐ g

第四部分　饮食情况							
D13	新鲜水果（按可食部重量记录）	☐	☐	☐	☐	☐☐	☐☐☐☐ g
D14	含糖碳酸饮料	☐	☐	☐	☐	☐☐	☐☐☐☐ mL

D15	您知道中国居民膳食指南推荐成人每人每天吃盐不应超过几克吗？	1　知道，为 ☐☐ g 9　不知道
D16	您觉得多吃盐会加重或引起下列哪些疾病？ （可多选）	1　高血压　　　　4　肾脏病 2　脑卒中　　　　5　都无关 3　心肌梗死　　　88　其他 　　　　　　　　9　不清楚
D17	您认为自己吃盐过多吗？	1　较少　　　　3　过多 2　适中　　　　9　不清楚
D18	如果您知道多吃盐有害健康的话，您愿意少吃盐吗？	1　愿意 2　不愿意 3　无所谓 9　不清楚
D19	您是否采取过减盐措施？如果是，您具体采取了哪些措施？ （可多选）	1　未采取任何减盐措施 2　减少外出吃饭次数 3　烹调食物时少放盐 4　少吃含盐高的食物，如豆腐乳、咸鸭蛋、大酱、黄酱 5　在餐桌上吃饭时不再额外加任何盐 6　使用限盐工具，如控盐勺 7　使用低钠盐 8　其他

第五部分　身体活动
下列问题是通常一周您进行各类身体活动（包括干农活、工作、家务、交通相关的身体活动、休闲性锻炼或运动等）的情况。请回答：

工作、农业及家务性身体活动			
E1	在您的工作、干农活及家务活动中，有没有高强度活动，并且活动时间持续10分钟以上？ （高强度活动是指搬运重物、挖掘等需要付出较大体力，或引起呼吸、心跳显著增加的活动）	1　有 2　没有 ·····················➡	E4

续表

第五部分　身体活动			
E1	**调查员注意：可出示身体活动分类表**		
E2	在您的工作、农活及家务活动中，<u>通常一周内</u>有多少天会进行上述高强度活动？	□天	
E3	在您的工作、农活及家务活动中，<u>通常一天内累计</u>有多长时间进行上述高强度活动？ **调查员注意：若每次活动时间少于10分钟，则不计算在内**	□□小时□□分钟	
E4	在您的工作、农活及家务活动中，有没有<u>中等强度活动</u>，并且活动时间持续<u>10分钟以上</u>？（中等强度活动是指锯木头、洗衣服、打扫卫生等需要付出中等体力，或引起呼吸、心跳轻度增加的活动） **调查员注意：可出示身体活动分类表**	1　有 2　没有 ·············➔	E7
E5	在您的工作、农活及家务活动中，<u>通常一周内</u>有多少天会进行上述中等强度活动？	□天	
E6	在您的工作、农活及家务活动中，通常一<u>天内累计</u>有多长时间进行上述中等强度活动？ **调查员注意：若每次活动时间少于10分钟，则不计算在内**	□□小时□□分钟	
交通性身体活动			
以下问题不包括上述已提及的农业性身体活动和工作及家务性身体活动。			
E7	您在外出时，有没有步行或骑自行车<u>持续至少10分钟</u>的情况？	1　有 2　没有 ·············➔	E10
E8	<u>通常一周内，</u>您有多少天外出时步行或骑自行车持续至少10分钟？	□天	
E9	<u>通常一天内，</u>您步行或骑自行车多长时间？	□□小时□□分钟	
休闲性身体活动			
以下问题不包括上述已提及的农业性、工作、家务和交通性的身体活动。			
E10	您是否进行<u>持续至少10分钟</u>，引起呼吸、心跳<u>显著增加</u>的高强度活动，如长跑、游泳、踢足球？ **调查员注意：可出示身体活动分类表**	1　有 2　没有 ·············➔	E13

第五部分　身体活动			
E11	<u>通常一周内</u>，您有多少天进行上述高强度的运动或休闲活动？	□ 天	
E12	<u>通常一天内</u>，您累计有多长时间进行上述高强度的运动或休闲活动？	□□ 小时 □□ 分钟	
E13	您是否进行<u>持续至少10分钟</u>，引起呼吸、心跳轻度增加的中等强度运动和休闲活动，如快步走、打太极拳？ **调查员注意：可出示身体活动分类表**	1　有 2　没有 ···················➡	E16
E14	<u>通常一周内</u>，您有多少天进行上述中等强度的运动或休闲活动？	□ 天	
E15	<u>通常一天内</u>，您累计有多长时间进行上述中等强度的运动或休闲活动？ **调查员注意：若每次活动时间少于10分钟，则不计算在内**	□□ 小时 □□ 分钟	
总静态行为			
E16	<u>通常一天内</u>，您累计有多少时间坐着、靠着或躺着？（包括坐着工作、学习、阅读、看电视、用电脑、休息等所有静态行为的时间，但不包括睡觉时间）	□□ 小时 □□ 分钟	
业余时间静态行为			
E17a	您在<u>业余</u>时间里，平均每天看电视的时间为多久？	□□ 小时 □□ 分钟	
E17b	您在<u>业余</u>时间里，平均每天使用电脑（包括台式电脑、笔记本电脑、平板电脑等）的时间为多久？	□□ 小时 □□ 分钟	
E17c	您在<u>业余</u>时间里，平均每天使用手机的时间为多久？	□□ 小时 □□ 分钟	
E17d	您在<u>业余</u>时间里，平均每天用于阅读（纸质读物）的时间为多久？	□□ 小时 □□ 分钟	
睡眠行为			
E18	<u>通常一天内</u>，您睡觉累计有多长时间？	□□ 小时 □□ 分钟	

第六部分　体重、血压、血糖、血脂、既往史等信息		
F1　体重及其控制		
F1a	您最近一次测量体重的时间是？	1　从未量过 2　7 天内 3　1 个月内 4　3 个月内 5　6 个月内 6　12 个月以内 7　12 个月以前 99　记不清
F1b	您的体重与 12 个月之前比有什么变化吗？	1　增加了 2.5 公斤①或以上 2　基本保持不变（增减在 2.5 公斤以内） 3　下降了 2.5 公斤以上 99　不知道
F1c	您认为自己现在的体重状况怎么样？	1　偏瘦 2　正常 3　超重 4　肥胖

F1d	过去 12 个月里，您是否采取过措施控制体重？	1　采取了措施来减轻体重 2　采取了措施来保持体重 3　采取了措施来增加体重 ……→ 4　未采取任何措施 ……………→	 F2a F2a
F1e	您控制或减轻体重的方法有哪些？ （可多选）	1　控制饮食 2　锻炼 3　药物 88　其他	
F2　血压及其控制			
F2a	您最近一次测量血压的时间？	1　7 天内 2　1 个月内 3　6 个月内 4　12 个月内 5　12 个月以前 6　从来没测过血压 …………→ 99　记不清	 F3a

---

① 1 公斤等于 1 千克。

第六部分　体重、血压、血糖、血脂、既往史等信息			
F2b	您是否知道自己的血压情况？	1　高于正常范围 2　属于正常范围 3　低于正常范围 99　不知道	
F2c	您有没有被医生诊断过高血压？	1　有 2　没有·······················➔	F3a
F2d	您被确诊高血压的最高级别医疗单位为	1　省级及以上医院 2　地区级（市）医院 3　县级（区）医院 4　乡镇卫生院（社区卫生服务中心） 5　村卫生室（社区卫生服务站、私人诊所） 99　不知道	
F2e	您采取了什么措施来控制血压？ （可多选）	1　未采取任何措施 2　按医嘱服药 3　有症状时服药 4　控制饮食 5　运动 6　血压监测 88　其他	
F2f	最近 2 周,您是否服用了降压药？	1　是 2　否	
F2g	您是否参加了基层医疗卫生机构提供的高血压病随访管理？ （指在社区卫生服务中心／站、乡镇卫生院／村卫生室接受定期或不定期检查、治疗、合理膳食和运动等指导）	1　是 2　否·······················➔ 99　不知道···················➔	F3a F3a
F2h	过去 12 个月内,基层医疗卫生机构医生是否为您提供过以下检查或指导？ （可多选）	1　测量血压,□□□次／年 2　用药指导,□□次／年 3　饮食指导 4　身体活动指导 5　戒烟或少吸烟 6　戒酒或少饮酒 7　上述检查或指导均没有	

第六部分 体重、血压、血糖、血脂、既往史等信息			
F3 血糖及其控制			
F3a	您最近一次测量血糖距离现在有多长时间?	1 6个月内 2 12个月内 3 12个月前 4 从来没测过血糖 …………➡ 99 记不清	F4a
F3b	您是否知道自己的血糖情况?	1 高于正常范围 2 属于正常范围 3 低于正常范围 99 不知道	
F3c	您有没有被医生诊断患有糖尿病? **调查员注意:不包括妊娠糖尿病**	1 有 2 没有……………………………➡	F4a
F3d	您被确诊糖尿病的最高级别医疗单位为	1 省级及以上医院 2 地区级(市)医院 3 县级(区)医院 4 乡镇卫生院(社区卫生服务中心) 5 村卫生室(社区卫生服务站、私人诊所) 99 不知道	
F3e	您采取了什么措施来控制血糖? (可多选)	1 未采取任何措施 2 口服药 3 注射胰岛素 4 控制饮食 5 运动 6 血糖监测 88 其他	
F3f	您是否参加了基层医疗卫生机构提供的糖尿病随访管理? (指在社区卫生服务中心/站、乡镇卫生院/村卫生室接受定期或不定期检查、治疗、合理膳食和运动等指导)	1 是 2 否……………………………➡ 99 不知道……………………➡	F4a F4a
F3g	过去12个月内,基层医疗卫生机构医生是否为您提供过以下检查或指导? (可多选)	1 测量血压, □□□ 次/年 2 测量血糖, □□□ 次/年 3 用药指导, □□ 次/年 4 饮食指导	

第六部分 体重、血压、血糖、血脂、既往史等信息		
F3g	过去 12 个月内,基层医疗卫生机构医生是否为您提供过以下检查或指导?（可多选）	5 身体活动指导 6 戒烟或少吸烟 7 戒酒或少饮酒 8 上述检查或指导均没有	
F4 血脂及其控制			
F4a	您最近一次测量血脂距离现在有多长时间?	1 6 个月内 2 12 个月内 3 12 个月前 4 从来没测过血脂 ⋯⋯⋯⋯➔ 99 记不清	F5a
F4b	您有没有被乡镇卫生院或社区卫生服务中心或以上级别医疗机构医生诊断为血脂异常或高血脂?	1 有 2 没有 ⋯⋯⋯⋯⋯⋯⋯➔	F5a
F4c	您采取了什么措施来控制血脂?（可多选）	1 未采取任何措施 2 按医嘱服药 3 控制饮食 4 运动 5 血脂监测 88 其他	
F5 既往是否患有以下慢性病			
F5a	冠心病 1是☐ 2否☐ 9不知道☐		
F5b	脑卒中 1是☐ 2否☐ 9不知道☐		
F5c	恶性肿瘤 1是☐ 2否☐ 9不知道☐		
F5d	痛风 1是☐ 2否☐ 9不知道☐		
F5e	慢性阻塞性肺部疾病(如慢性支气管炎、肺气肿) 1是☐ 2否☐ 9不知道☐		
F5f	慢性消化系统疾病(如胃炎、胃溃疡、肝硬化) 1是☐ 2否☐ 9不知道☐		
F5g	甲状腺疾病(如甲状腺功能亢进症、甲状腺功能减退症、甲状腺结节) 1是☐ 2否☐ 9不知道☐		

第七部分 健康状况		
G1 总体健康状况		
G1a	总体上看,您认为您的健康状况如何?	1 非常好 2 好 3 一般 4 差 5 非常差
G1b	在过去30天里,<u>患病</u>造成您健康状况不好的天数为	☐☐ 天
G1c	在过去30天里,<u>伤害</u>造成您健康状况不好的天数为	☐☐ 天
G1d	在过去30天里,<u>紧张、压抑或情绪问题</u>造成您健康状况不好的天数为	☐☐ 天
G2 健康体检		
G2a	您最近一次进行健康体检距现在多长时间了? (不包括看病时的体检)	1 ☐☐ 年 ☐☐ 月 2 从未体检过 ·············➔ ‖ H1
G2b	您健康体检的原因?	1 单位免费提供 2 社区免费提供 3 自我保健 88 其他

H 慢性病核心知识知晓率

H1	心脑血管病、癌症、糖尿病和慢性呼吸系统疾病等慢性病发病广、致残致死率高,严重危害健康和生命,给个人、家庭和社会带来沉重负担。这样的观点对吗? (1)正确 (2)不正确 (3)不知道	
H2	知晓自己的身高、体重、腰围、血压、血糖值,定期体检,尽早发现早期征兆,以便及时采取有效措施,降低患慢性病风险,对吗? (1)正确 (2)不正确 (3)不知道	
H3	为减少居民患癌症、糖尿病、高血压等慢性病,除了医院、疾病控制中心等卫生机构外,您认为需要政府其他部门的参与吗? (1)需要 (2)不需要 (3)不知道	
H4	经济社会、生活方式、____、遗传是影响慢性病发生与流行的主要因素。 (1)经济条件 (2)物理环境 (3)人文社会 (4)生态环境	
H5	高血压、高血脂、_____等生物因素是慢性病的重要危险因素。 (1)高尿酸 (2)高血黏 (3)高血糖 (4)高血铅	

H6	吸烟、不健康饮食、缺乏运动、_____等行为因素是慢性病的重要危险因素。 （1）习惯饮茶　（2）坚持素食　（3）不服用保健品　（4）过量饮酒	
H7	坚持合理饮食、适量运动、戒烟限酒、____的健康生活方式可以有效预防慢性病。 （1）心理平衡　（2）静坐方式　（3）常吃保健品　（4）纯素饮食	
H8	降低自己患慢性病风险就应遵循_____原则。 （1）每月到医院检查　　　（2）定期体检、早发现自己早期征兆 （3）加强营养摄入就可以　（4）多服用保健品是最好的	
H9	慢性病患者应_____，规范治疗，合理用药，预防并发症，提高生活质量。 （1）及时就诊　（2）提前用药　（3）及时体检　（4）常服保健品	
H10	防治_____的重要措施是预防和控制高血压、高血脂等危险因素，及早发现冠心病和脑卒中的早期症状，及时治疗。 （1）消化系统疾病　（2）心脑血管疾病　（3）泌尿系统疾病　（4）神经系统疾病	
H11	多数癌症是可以防治的，_____是提高治疗效果，改善生活质量的重要手段。 （1）早检查、早住院、早治疗　（2）早发现、早预防、早诊疗 （3）早发现、早诊断、早治疗　（4）早检查、早住院、早诊疗	
H12	糖尿病的治疗除了要血糖控制达标，血脂、血压正常或接近正常外，还主要应该做到____。 （1）坚持正常体重、坚持平衡膳食　（2）坚持饥饿疗法、保持正常体重 （3）坚持正常体重、坚持血糖监测　（4）坚持饥饿疗法，坚持血糖监测	
H13	避免烟草使用，减少室内外空气污染，是预防___发生发展的关键。 （1）慢性呼吸系统疾病　（2）慢性消化系统疾病 （3）慢性循环系统疾病　（4）慢性泌尿系统疾病	

调查结束时间（24 小时制）：□□**时**□□**分**

身体活动分类表				
农活、工作及家务中的身体活动		休闲性身体活动		静态行为
中等强度身体活动 使呼吸、心跳轻度加快	高强度身体活动 使呼吸、心跳明显加快	中等强度 身体活动 使呼吸、心跳轻度加快	高强度身体活动 使呼吸、心跳明显加快	睡眠时间之外的坐着、靠着或躺着
例： • 清洁（如吸尘、拖地、抛光地板、擦桌子、扫地、熨衣服） • 洗涤（刷洗地毯、手洗衣物等） • 园艺工作（如浇水、翻土、施肥） • 手工挤牛奶 • 手工编织 • 木工（錾、锯软木材） • 用铣、铲等工具和水泥、沙子等 • 携带一般重量的东西行走 • 提水、担水 • 放养家畜	例： • 林业工人砍伐、搬运木材 • 锯切硬木 • 耕地 • 插秧 • 收割庄稼（小麦、水稻、甘蔗等） • 园艺工作（挖掘、搬重物等） • 人工碾磨（用槌子或石磨等） • 建筑工种工作（搬运建筑材料、砌墙等） • 搬运重物（粮食、水泥或其他较重货物） • 健身教练工作（做健美操、瑜伽等有氧运动） • 速递工人步行或骑车工作 • 蹬人力车、推独轮车、操作手提钻等	例： • 骑车 • 慢跑 • 跳舞 • 骑马 • 打太极拳 • 练瑜伽、普拉提 • 扭秧歌	例： • 长跑 • 踢足球 • 打橄榄球 • 打网球 • 使用健身房动感单车 • 举哑铃、杠铃 • 跳芭蕾舞 • 游泳	例： • 工作 • 学习 • 阅读 • 看电视 • 用电脑 • 乘坐机动车 • 休息

青岛市居民健康危险因素调查

身体测量记录表

个人编码：▢▢▢▢▢▢▢▢▢

身高、体重、腰围、臀围询问		
您好，下面我们会问您几个关于身高、体重、腰围、臀围和血压的问题。		
K1	您知道自己的身高吗？	1　知道，为 ▢▢▢ . ▢ 厘米（cm） 99　不知道
K2	您知道自己的体重吗？	1　知道，为 ▢▢▢ . ▢ 公斤（kg） 99　不知道
K3	您知道自己的腰围吗？	1　知道，为 ▢▢▢ . ▢ 厘米（cm） 99　不知道
K4	您知道自己的臀围吗？	1　知道，为 ▢▢▢ . ▢ 厘米（cm） 99　不知道
身体测量		
您好，下面我们将测量您的身高、体重、腰围、臀围和血压，请您配合。		
M1a	测量员姓名 1	＿＿＿＿＿＿＿＿＿＿
M1b	测量员姓名 2	＿＿＿＿＿＿＿＿＿＿
M2	身高 调查员注意：如果身高超过量程，记录"－9"	▢▢▢ . ▢ 厘米（cm）
M3	体重 调查员注意：如果体重超过量程，记录"－9"	▢▢▢ . ▢ 公斤（kg）
腰围		
M4	腰围	▢▢▢ . ▢ 厘米（cm）
臀围		
M5	臀围	▢▢▢ . ▢ 厘米（cm）

血压和心率				
M6	室内温度	□□ . □ ℃		
M7	测量员姓名	_____		
M8a	第 1 次读数	收缩压	□□□ mmHg	
M8b	调查员注意:测量对象休息 5 分钟后第 1 次测量并记录血压,休息 1 分钟后第 2 次测量血压和心率	舒张压	□□□ mmHg	
M8c		心率	□□□ 次/分	
M9a	第 2 次读数	收缩压	□□□ mmHg	
M9b	调查员注意:记录第 2 次测量结果,待测量对象再休息 1 分钟后第 3 次测量血压和心率	舒张压	□□□ mmHg	
M9c		心率	□□□ 次/分	
M10a		收缩压	□□□ mmHg	
M10b	第 3 次读数 记录第 3 次测量结果	舒张压	□□□ mmHg	
M10c		心率	□□□ 次/分	

《中华人民共和国统计法》第三章第十五条规定，"属于私人、家庭的单项调查资料，非经本人同意，不得泄露"。

膳食调查问卷

入户访问时间：

月	日	入户时间（24 小时制）	出户时间（24 小时制）	调查员姓名
□□	□□	□□：□□	□□：□□	
□□	□□	□□：□□	□□：□□	
□□	□□	□□：□□	□□：□□	
□□	□□	□□：□□	□□：□□	

审核员签字：

表1　3天家庭食用油和调味品称重登记表

食物名称 HD1	食用油1 花生油		食用油2		食用油3		普通食盐		低钠盐		酱油		醋		糖		甜面酱	
食物编码 HD2																		
结存量（g）HD3																		
	购进量/自产量（g）HD4	废弃量（g）HD5	购进量/自产量（g）HD4	废弃量（g）HD5	购进量/自产量（g）HD4	废弃量（g）HD5	购进量/自产量（g）HD4	废弃量（g）HD5	购进量/自产量（g）HD4	废弃量（g）HD5	购进量/自产量（g）HD4	废弃量（g）HD5	购进量/自产量（g）HD4	废弃量（g）HD5	购进量/自产量（g）HD4	废弃量（g）HD5	购进量/自产量（g）HD4	废弃量（g）HD5
第1日																		
第2日																		
第3日																		
第4日																		
总量（g）HD6																		
剩余总量（g）HD7																		
实际摄入量（g）HD8																		

表 2　3 天家庭烹调用餐人次数登记表

姓名	张三			张三媳妇			张小三		
个人代码 ID									
年龄 HD9									
性别 HD10									
生理状况 HD11									
劳动强度 HD12									
时间	早 HD13	中 HD14	晚 HD15	早 HD13	中 HD14	晚 HD15	早 HD13	中 HD14	晚 HD15
第 1 日（1）									
第 2 日（2）									
第 3 日（3）									
第 4 日（4）									
在家用餐人次数 HD16									
餐次比 HD17									
在家用餐人日总数 HD18									

注：1. 个人代码 ID 一行中，如果是客人，填 -1～-9。

2. 性别 HD10 一行中，"1"表示男性，"2"表示女性。

3. 生理状况 HD11 一行中，"1"表示正常，"2"表示孕妇，"3"表示孕乳母。

4. 劳动强度 HD12 一行中，按劳动强度、工作时间分级，分为"轻""中""重"，分别以"1""2""3"来表示。例如，办公室工作、修理电器和钟表、售货、酒店服务、化学实验操作、讲课等工作是 75% 的时间坐或站立、25% 的时间进行特殊职业活动，劳动强度为"轻"，以"1"表示；学生日常活动、机动车驾驶、电工安装、车床操作、金工切割等是 25% 的时间坐或站立、75% 的时间进行特殊职业活动，劳动强度为"中"，以"2"表示；非机械化农业劳动、炼钢、舞蹈、体育运动、装卸、采矿等是 40% 的时间坐或站立、60% 的时间进行特殊职业活动，劳动强度为"强"，以"3"表示。

5. 用餐记录 HD13—HD15 中，"0"表示在家外用餐（或虽在家用餐但不是家庭烹调）或不吃该餐，"1"表示在家用餐（且至少有一种食物在家烹调）。

表3　24 小时膳食回顾询问表

姓名：　　　　　　　　　　　　　　　个人代码 ID：□□

当日人日数 HE1：□.□　　　　　　　　调查日 HE2：1. 第一天　2. 第二天　3. 第三天 □

食物编号	食物名称	原料名称	原料编码 HE3	原料重量(g) HE4	是否为可食部重量 HE4a	进餐时间 HE5	进餐地点 HE6	制作方法 HE7	制作地点 HE8

注：1. HE4a 一列中，"1"表示"是"，"2"表示"否"。

2. HE5 一列中，"1"表示"早上"，"2"表示"上午"，"3"表示"中午"，"4"表示"下午"，"5"表示"晚上"，"6"表示"用宵夜时间"。

3. HE6 一列中，"1"表示"在家"，"2"表示"单位"，"3"表示"饭馆"，"4"表示"亲戚／朋友家"，"5"表示"学校或幼儿园"，"6"表示"摊点"，"7"表示"其他"。

4. HE7 一列中，"1"表示"煮"，"2"表示"炒"，"3"表示"炸"，"4"表示"蒸"，"5"表示"烙"，"6"表示"熟食（在外购买的）"，"7"表示"烤"，"8"表示"生吃"，"9"表示"其他"。

5. HE8 一列中，"1"表示"在家（调查3天内制作）"，"2"表示"单位"，"3"表示"饭馆"，"4"表示"亲戚／朋友家"，"5"表示"学校或幼儿园"，"6"表示"摊点"，"7"表示"其他"，"8"表示"食品加工厂制作（预包装食品）"，"9"表示"在家（调查前制作）"。